放射学家掌中宝

PocketRadiologist®

Obstetrics Top 100 Diagnoses

产科百例疾病影像诊断精粹

放射学家掌中宝系列丛书

产科百例疾病影像诊断精粹
儿科百例疾病影像诊断精粹
儿科百例神经疾病影像诊断精粹
妇科百例疾病影像诊断精粹
腹部百例疾病影像诊断精粹
肌肉骨骼百例疾病影像诊断精粹
急诊创伤影像诊断百例精粹
脊柱百例疾病影像诊断精粹
介入技术百例精粹
脑部百例疾病影像诊断精粹
颞骨百例疾病影像诊断精粹
乳腺百例疾病影像诊断精粹
头颈百例疾病影像诊断精粹
心脏百例疾病影像诊断精粹
胸部百例疾病影像诊断精粹
血管百例疾病影像诊断精粹

Pocket Radiologist® 英文版系列丛书

Abdominal，Top 100 Diagnoses
Brain，Top 100 Diagnoses
Breast，Top 100 Diagnoses
Cardiac，Top 100 Diagnoses
Chest，Top 100 Diagnoses
ER Trauma，Top 100 Diagnoses
Gynecology，Top 100 Diagnoses
Head & Neck，Top 100 Diagnoses
Musculoskeletal，Top 100 Diagnoses
Obstetrics，Top 100 Diagnoses
Pediatrics，Top 100 Diagnoses
PedsNeuro，Top 100 Diagnoses
Spine，Top 100 Diagnoses
Temporal Bone，Top 100 Diagnoses
Vascular，Top 100 Diagnoses
and
Interventional，Top 100 Diagnoses

放射学家掌中宝
PocketRadiologist®
Obstetrics Top 100 Diagnoses
产科百例疾病影像诊断精粹

Paula J Woodward MD
Chief of Genitourinary Radiology
Armed Forces Institute of Pathology
Washington DC, USA
Adjunct Associate Professor of Radiology
University Hospitals and Clinics
University of Utah
Salt Lake City, Utah
Adjunct Associate Professor of Radiology
University of Maryland
Baltimore, Maryland

Anne Kennedy MD
Associate Professor of Radiology
Director of Women's Imaging
Co-Director of OB Diagnostic Center
University Hospitals and Clinics
University of Utah
Salt Lake City, Utah

Roya Sohaey MD
Associate Professor of Radiology and Obstetrics and Gynecology
Director of Ultrasound
Oregon Health and Science University
Portland, Oregon

With 200 drawings and radiographic images
Drawings: *Lane R Bennion MS*
Richard Coombs MS
James A Cooper MD
Image Editing: *Melissa Petersen*
Danielle Morris
Ming Q Huang MD
Cassie Dearth
Medical Text Editing: *Richard H Wiggins III MD*

译 者 名 单

主译 陈 倩

译者 陈 倩 王肖智 于 洁

AMIRSYS® ELSEVIER 北京大学医学出版社

AMIRSYS®

A medical reference publishing company
PocketRadiologist®
Obstetrics Top 100 Diagnoses

First Edition

First Printing: May 2003

Composition by Amirsys Inc, Salt Lake City, Utah

Printed by K/P Corporation, Salt Lake City, Utah

ISBN: 0-7216-0442-0

Authorized translation from English language edition published by the Proprietor.
ISBN: 981-259-073-0

Elsevier (Singapore) Pte Ltd
3 Killiney Road, #08-01 Winsland House I, Singapore 239519
Tel: (65) 6349-0200, Fax: (65) 6733-1817
First Published 2006
2006 年初版

北京市版权局著作权合同登记号：01-2004-2740

图书在版编目（CIP）数据

产科百例疾病影像诊断精粹/（美）伍德沃德（Woodward，P.）等著；陈倩译．—北京：北京大学医学出版社，2006.1

（放射学家掌中宝）

书名原文：Pocket Radiologist Obstetrics Top 100 Diagnoses

ISBN 7-81071-667-0

Ⅰ．产…　Ⅱ．①伍…②陈…　Ⅲ．产科病—影像诊断　Ⅳ．RR714.04

中国版本图书馆 CIP 数据核字（2005）第 090019 号

产科百例疾病影像诊断精粹

主　　译：陈　倩

出版发行：北京大学医学出版社（电话：010-82802230）

地　　址：（100083）北京市海淀区学院路 38 号　北京大学医学部院内

网　　址：http：//www. pumpress. com. cn

E - mail：booksale@bjmu. edu. cn

印　　刷：莱芜市圣龙印务书刊有限责任公司

经　　销：新华书店

责任编辑：冯智勇　**责任校对**：蓝　叶　**责任印制**：张京生

开　　本：889mm×1194mm　1/32　**印张**：17.25　**字数**：433 千

版　　次：2006 年 2 月第 1 版　2006 年 2 月第 1 次印刷

书　　号：ISBN 7-81071-667-0/R・667

定　　价：99.90 元

前　　言

放射学家掌中宝系列手册丛书是一套以创新、速查为特点的参考书，其形式简洁、内容新颖，能够指导放射学专业医师的临床实践。本系列各个分册均为全球著名专家所著，由这些世界级的专家分别就人体各个主要部位选定“100 种最重要的”诊断或介入技术专题予以讲解。每个专题的讲解以事实为基础涵盖了各种疾病诊断的精华，并都配有高清晰度、极具参考价值的影像学图像或示意图，及方便您进一步阅读的参考资料。各个分册还提供了很多计算机制作的彩色解剖学、病理学图像模拟真实的疾病。您拥有这套手册，就好像您拥有一位近在咫尺的咨询专家。

放射学家掌中宝各个分册的格式统一，以圈点的方式表述各种疾病的要点，任何时候同类信息归集在相同的标题下——从要点到影像学表现，从鉴别诊断、病理学表现、临床要点到参考文献，有利于您快速地获取您需要的信息。介入分册提供给您的则是重要介入技术的基本要点和“操作方法”，包括介入技术实施前后的核查单、常见的问题和并发症。

放射学家掌中宝系列目前已出版的有：脑部、头颈、骨骼肌肉、儿科、脊柱、胸部、心脏、血管、腹部、乳腺、产科、妇科颞骨、儿科神经、急诊创伤和介入技术分册，以后还会有更多相关科目的分册，希望您喜欢！

Anne G Osborn MD
Executive Vice President
Editor-in-Chief，Amirsys Inc

H Ric Harnsberger MD
Chairman and CEO，Amirsys Inc

注意及声明

本书读者对象为临床相关执业医生，仅供参考。不允许直接引用于其他形式医学诊断、治疗及其他用途。全部或者部分应用本书内容并不代表 Amirsys 公司与使用者之间构成或存在医一患关系、治疗师一患者、或健康职业关联。本书可能没有反映全部当前医学发展，且 Amirsys 公司没有对本书及其相关信息的准确性、适当性、完整性进行声明、承诺。本书不是对于医药专业判断力的代替物，Amirsys 公司及其附属机构、作者、投资者、合作伙伴及其赞助者否认对基于本书信息所造成的任何人员或财物造成的伤害、损失负有任何责任。

当开毒麻药或其他药物处方时，患者均被告知检查制造商提供的产品生产信息，来证实建议剂量、服用方法和服药时间，及其禁忌证。治疗医师的责任在于根据临床经验及患者情况来决定药物剂量大小和对于患者最佳治疗手段。

放射学家掌中宝

产科百例疾病影像诊断精粹

本手册中所包括的诊断精粹按照下列顺序分为 15 个部分：

妊娠早期
中枢神经系统
头颈部
胸部
心脏
腹壁
消化道
泌尿生殖道
骨骼
脐带
胎盘 /宫颈
双胎
染色体病
综合征
其他

目　　录

妊娠早期

正常早期妊娠

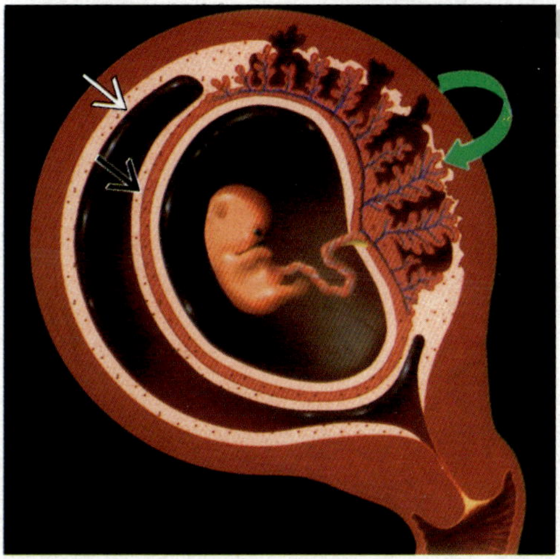

正常早期妊娠。彩图显示蜕膜层的双环征，真蜕膜（白色箭头）包绕子宫腔，包蜕膜（黑色箭头）包绕孕囊，底蜕膜（弯箭头）与叶状绒毛膜融合形成胎盘

要点

- 定义：发生在 13 周之内的妊娠
  - 计算从末次月经第一天起
- 典型影像学表现：宫内妊娠
  - 蜕膜内囊性征（IDSS）（也称妊娠囊）为经阴道超声最早期的表现
  - 蜕膜双环征（DDSS）为经腹部超声的最早期表现
- 正常早期妊娠的标志：见“无胚妊娠”

影像学表现

一般特征

- 最佳影像学线索
  - 最早期：妊娠囊（IDSS）和蜕膜双环征（DDSS）

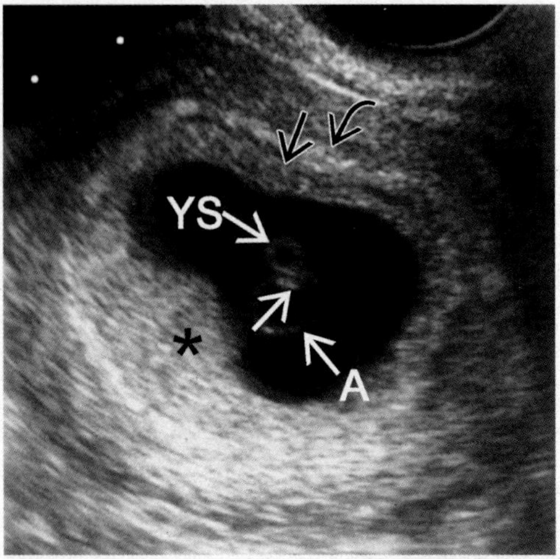

正常早期妊娠。经阴道超声显示在羊膜腔内（A）紧邻卵黄囊（YS）可见胚胎（白色箭头）及双泡征，较厚区域（底蜕膜＋叶状绒毛膜）为发展为胎盘的部位（光标显示）。子宫腔为包蜕膜（黑色箭头）与真蜕膜（弯箭头）之间的潜在间隙

- 特异表现：见到卵黄囊可证实宫内孕

超声表现

- 妊娠囊
  - 妊娠囊"植入"蜕膜化子宫内膜内
  - 假妊娠囊：在有回声的蜕膜内
  - 为证实宫内孕必须随访胚胎/卵黄囊的发育
- 蜕膜双环征
  - 增大的妊娠囊使子宫腔中央轮廓变形
  - 底蜕膜：妊娠囊的基底
    - 底蜕膜＋叶状绒毛膜形成胎盘
  - 包蜕膜：在胚胎周边的内层小囊结构
  - 真蜕膜：沿子宫腔外层的蜕膜
  - 包蜕膜＋真蜕膜形成"双囊"
- 卵黄囊：直径≤6mm

  - 在羊膜腔外
- 胎膜
  - 绒毛膜：厚，有回声
    - 妊娠囊超声实为绒毛膜囊
    - 环绕羊膜囊外面，有回声
  - 羊膜：薄，在绒毛膜内
    - 环绕在胚胎周围，伴有无回声液体
- 胚胎
  - 在羊膜内形成
  - “双泡征”：早在妊娠 4～4.5 周
    - 羊膜囊-胚盘-卵黄囊
  - 6 周起可测量
  - 在≥5mm 时可见胎心活动
  - 后脑
    - 正常胎儿脑结构
    - 囊性：第四脑室的前体
    - 最早 7 周可见
  - 肢芽
    - 妊娠 8～9 周可见
    - 妊娠 9～10 周可见胎动

影像学建议

- 标准
  - 平均孕囊直径：妊娠 8 周后应用
    - 三个直径的平均值：仅为孕囊，不包括绒毛膜反应
  - 头臀长度（CRL）：妊娠 6～10 周最精确
    - 在妊娠 10～12 周前无生物学差异
  - 记录每分钟胎心次数
    - ＜6 周：100～115 次/分
    - 8 周：144～159 次/分
    - ＞9 周：137～144 次/分
    - 胚胎心动过缓：＜90 次/分
    - 8 周前心动过缓→80％流产率

- 其他
  - 颈后皮肤透明带厚度
  - 鼻骨
    - 缺失与21-三体综合征相关
  - 静脉导管血流
    - 异常波形与非整倍体相关
  - 脐带直径
    - 画制正常直径的曲线
    - 脐带直径＞第95百分位时⟶提示胚胎/胎盘的非整倍体
  - 胎盘体积：需要三维超声
    - 胎盘系数＝胎盘体积/头臂长度
    - 非整倍体与正常者之间有统计学明显差异

鉴别诊断

假妊娠囊

- 在子宫内膜中央：**无内囊性征**
- 单一回声环：**无双环征**

病理

概述

- 胚胎学：明显进展性变化
  - 受精卵⟶桑葚胚⟶胚泡
  - 三胚层胚胎
  - 三维超声“C形”胚胎：5～6周时
    - 头、尾和侧部折叠部
  - 神经管关闭
  - 心脏分隔/主动脉弓形成：8周可见
  - 脐带发育：8周可见
    - 卵黄管＋体茎＋卵黄囊＋尿囊
  - 肠疝
    - ≥11.2周，所有肠管退回至腹腔

- 正常情况下肝脏从不在腹腔外

临床要点

临床表现

- 月经过期

治疗

- 产前叶酸补充可降低神经管缺陷发生

预后

- 宫内活胎预后极好
  - 证实 6～10mm 活胎（6.4～7.1 周）
    - 0.05％死亡
- 异常妊娠早期表现：见
  - “异位妊娠（附件部位）/异位妊娠（少见）”
  - “无胚妊娠”

参考文献

1. Metzenbauer M et al: First-trimester placental volume as a marker for chromosomal anomalies: Preliminary results from an unselected population. Ultrasound Obstet Gynecol 19:240-2, 2002
2. Oh JS et al: Gestational sac diameter in very early pregnancy as a predictor of fetal outcome. Ultrasound Obstet Gynecol 20:267-9, 2002
3. Matias A et al: Hemodynamic evaluation of the first trimester fetus with special emphasis on venous return. Hum Reprod Update 6:177-89, 2000

异位妊娠（附件部位）

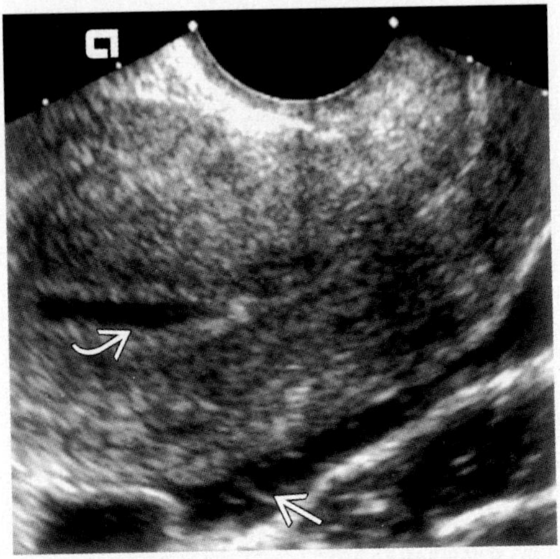

附件部位异位妊娠。在异位妊娠者可见假孕囊和盆腔少量液体。子宫内膜下的液体（弯箭头）为泪滴样结构。注意其不是蜕膜囊征象。在后道格拉斯窝有少量带有回声的液区（箭头）

要点

- 同义词：输卵管妊娠，异位妊娠
- 定义：妊娠发生在子宫以外，位于输卵管
- 典型影像学表现：无宫内妊娠＋附件包块＋盆腔积血
- 经阴道超声对诊断很必要
- 98％异位妊娠发生在输卵管
- 是导致妊娠早期孕妇死亡的主要原因：10％表现休克
- 更易发生在既往有输卵管病史者
    - 不孕症，既往异位妊娠史，感染性疾病
- 诊断异位妊娠
    - 排除异位妊娠的方法是宫内孕的存在
    - 如果明确无宫内孕则增加异位妊娠的可能性
    - 如果宫内物不像宫内孕时要考虑异位妊娠的可能

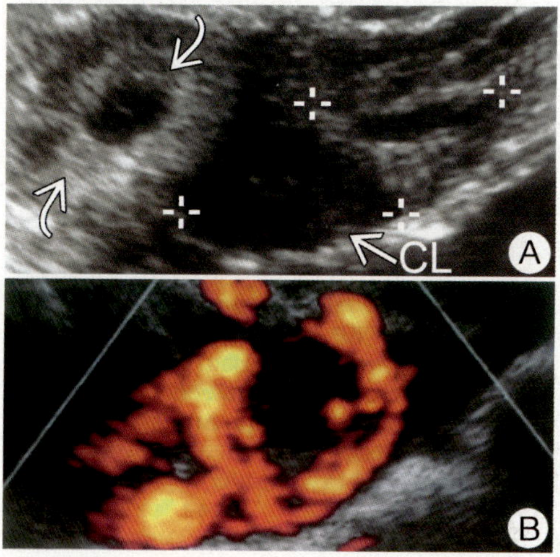

附件部位异位妊娠。(A) 在卵巢旁但与其有界限处可见一回声环状区并模糊的卵黄囊（弯箭头）。注意低回声的卵巢黄体（CL，箭头）。(B) 彩色多普勒显示异位妊娠典型的“火焰环”

- 如果附件部位无阳性发现不能排除异位妊娠，如果有则增加更高的危险性

影像学表现

一般特征

- 最佳影像学线索：宫腔空虚＋附件部位发现孕囊（不在卵巢内）

超声表现

- 子宫表现多样性
    - 宫腔空虚（子宫内膜薄）
    - 蜕膜反应（子宫内膜厚）：伴有或不伴有囊性结构
    - 假孕囊
        - 子宫内膜液体呈泪滴状，缺乏正常的双环征（通常是出血）
    - 宫内孕合并异位妊娠者罕见

- 附件部位表现多样性
  - 附件包块：通常有回声，提示出血
  - 孕囊：回声环
    - 有或无内部结构：卵黄囊，活胚胎
    - 彩色多普勒显示“火焰环”
  - 附件部位表现也不特异
    - 灰阶超声正常时，彩色多普勒可显示“火焰环”
- 卵巢表现
  - 异位妊娠通常发生在有黄体的卵巢的同侧
    - 黄体可以表现为有回声的环，囊性，或实性结构
  - 不要把正常的黄体误认为是异位妊娠
- 盆腔/腹腔液体＝出血
  - 寻找在道格拉斯窝内液体内部的回声（高分辨）
  - 经阴道超声：寻找在结肠旁沟和 Morrison 窝内的液体
  - 道格拉斯窝液体可以是唯一的表现（85％可能为异位妊娠）

影像学建议

- 需做经腹和经阴道超声
- 结合超声检查和血清 HCG、孕酮水平

鉴别诊断

正常早期宫内妊娠

- 孕囊太小时超声检查还不能证实为宫内孕
- 相关 HCG 水平

异位妊娠子宫内膜表现类似早期宫内孕

- 子宫内膜囊性改变和假孕囊类似早期宫内孕
  - 寻找蜕膜双环征，以及多普勒显示宫内孕时滋养层血管信号的证据

正常妊娠黄体类似异位妊娠

- 黄体是位于卵巢内，但异位妊娠是与卵巢分离的
  - 经阴道探头压迫可以显示分离的部位

宫内外同孕

- 定义：宫内妊娠和异位妊娠并存

- 罕见：在低危人群中1∶10 000，在高危人群中1∶4 000（比如助孕药物等）

病理

概述

- 流行病学
  - 在美国异位妊娠发病率增加：1970年5∶1 000；1992年2∶100
  - 继发于高危因素的增加
  - 发病率的增加与早期检测有关，部分经早期治疗可以自动吸收

临床要点

临床表现

- 超声表现可以先于症状
- 妊娠早期出血，侧腹疼痛，可以很严重，10%表现为休克
- 体检：50%可触及附件包块，不特异
- 超声检查结合血清HCG水平（3rd IRP）（阳性诊断率95%）
  - 可见的正常宫内孕，血清HCG＞2000
  - 如果无宫内孕，血清HCG＞2000，则可能为异位妊娠或自然流产
  - 如果HCG很低，但超声诊断异位妊娠则可诊断
  - 如果血清HCG＜2000，但超声是阴性的（无宫内孕，无异位妊娠），则要鉴别诊断，包括宫内孕、异位妊娠、自然流产；要追踪血清HCG
- 血清孕酮水平可有助于鉴别正常宫内孕和异位妊娠/自然流产
  - 如果小于5ng/ml，则100%没有存活妊娠的可能（异位妊娠和自然流产）
    - 应做诊断性刮宫，寻找宫内绒毛组织
  - ＞25ng/ml可以排除异位妊娠，敏感率97.5%

治疗

- 腹腔镜手术+/-输卵管切除：仅当破裂时选择

- 甲氨蝶呤
  - 无破裂的病情平稳的异位妊娠患者
  - 异位妊娠直径小于 4cm
  - 一般不联合用药，追踪 HCG（建议单一剂量疗法）

预后

- 早期治疗预后好
  - 20 世纪 90 年代：因异位妊娠孕妇死亡率 9%（80 年代 13%）
- 60%患者以后可有宫内妊娠机会
- 6%～13%患者将有可能再次发生异位妊娠
- 极少发展为滋养细胞疾病：绒癌

参考文献

1. Frates MC et al: Sonographic evaluation of ectopic pregnancy: An update. AJR 165:251-9, 1995
2. Brown DL et al: Transvaginal sonography for diagnosing ectopic pregnancy: Positivity criteria and performance characteristic. J Ultrasound Med 13:259-66, 1994
3. Nyberg DA et al: Endovaginal sonographic evaluation of ectopic pregnancy: A prospective study. AJR 149:1181-6, 1987

异位妊娠（少见）

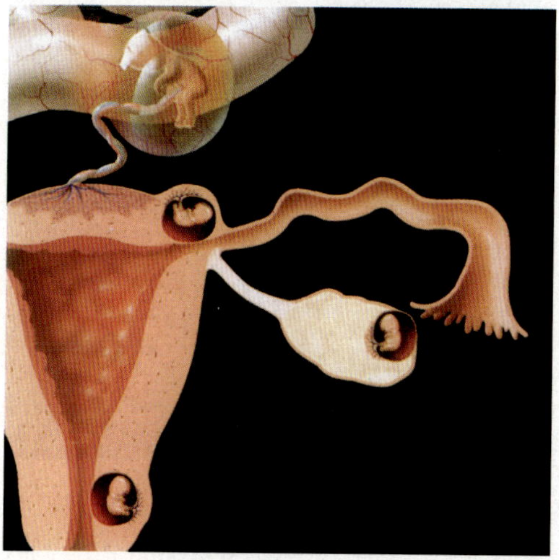

少见的异位妊娠。彩图显示发生在不典型部位的异位妊娠，包括输卵管间质部、宫颈、卵巢和腹腔

要点

- 定义：发生在输卵管峡部和壶腹部以外的异位妊娠
- 典型影像学表现：孕囊不在宫腔内，而位于非典型部位
- 构成：占异位妊娠中的5%
  - 间质部（2%～4%）
  - 宫颈（～1%）
  - 卵巢（～1%）
  - 腹腔（罕见）
  - 剖宫产瘢痕处（罕见）
- 通常比输卵管妊娠胚胎更大，表现更晚
- 有危及生命的大出血的危险

影像学表现

一般特征

- 最佳影像学线索：由于临床表现较晚，所以，一般可以确定

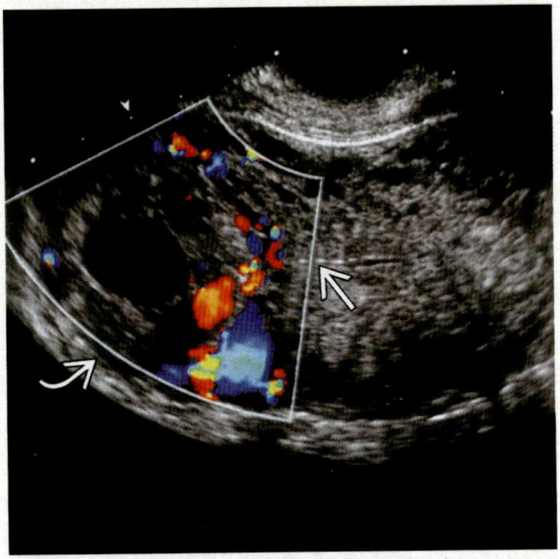

宫角妊娠。近宫底部位彩色多普勒横切面显示一孕囊位于右宫角（弯箭头）。无正常情况下子宫内膜的包绕。注意从子宫内膜至孕囊的回声线（直箭头）

一个孕囊

超声表现

- 宫内无孕囊
- 间质部妊娠（宫角部）
  - 发生在输卵管的间质部
    - 穿过子宫肌壁的部位
  - 在少见的异位妊娠中最常见
  - 因为有子宫肌层的包绕生长比输卵管妊娠者更大
  - 位于宫底较高的部位
  - 相对子宫内膜腔偏离
  - 周围肌层＜5mm
  - 间质线征（interstitial line sign）
    - 从子宫内膜延伸至异位妊娠囊
  - 彩色多普勒超声可探测到滋养叶周围的血流
  - 治疗通常是手术，但药物治疗也有报道
- 宫颈

  - 既往有手术史
    - 子宫内膜受到损伤影响植入
  - 孕囊在宫颈内口下方
  - 存在于宫颈管内
    - 当很大时很难确定
  - 宫颈由于滋养细胞侵入变薄
    - 彩色多普勒显示滋养细胞周围的血流
  - 经常可见有胎心搏动的胚胎
  - 严重出血的危险因素
    - 宫颈明显纤维化
    - 收缩的肌纤维极少
  - 80％保守治疗成功
    - 甲氨蝶呤，氯化钾
  - 可能需要子宫动脉栓塞、结扎、和/或子宫切除术
- 卵巢
  - 罕见
  - 双环或厚的，不规则的环
  - 可以是外生性的，或累及输卵管的壶腹端
  - 卵巢内带有回声的环更像黄体囊肿
- 腹腔
  - 胎盘可种植在子宫的浆膜、肠系膜、肠管或腹膜表面
  - 有多个寄生血管
  - 核磁共振并核磁血管造影可有助于评价解剖和供养血管
  - 可表现在妊娠中、晚期三个月
  - 也有足月妊娠的报道
- 剖宫产瘢痕
  - 在瘢痕内种植
  - 孕囊在子宫下段前壁接近子宫内膜处

影像学建议

- 在纵切面和横切面评价孕囊和子宫内膜

鉴别诊断

输卵管妊娠

- 无宫内妊娠
- 在卵巢外的附件包块
- 子宫内假孕囊

自然流产

- 可能与宫颈妊娠相混淆
- 孕囊变形
  - 在检查中形态变化
- 无胎心搏动
- 彩色多普勒无血流显示
- 宫颈外口通常松弛

正常早期妊娠

- 与 HCG 水平相关
- 追踪孕囊，显示正常发育

病理

概述

- 流行病学
  - 在异位妊娠中占不足 5%

临床要点

临床表现

- 通常比输卵管妊娠表现晚
- 盆腔/腹部疼痛
- 破裂后表现为低血压和休克

治疗

- 甲氨蝶呤（全身或局部注药）
- 氯化钾注射
- 清宫前子宫动脉栓塞
- 如果保守失败，可能子宫切除/卵巢切除

预后

- 治疗适当预后较好
- 如果破裂或不可控制的出血有潜在致命的危险

、

参考文献

1. Sergent F et al: [Ovarian pregnancies: Revaluation of diagnostic criteria]. J Gynecol Obstet Biol Reprod (Paris) 31:741-6, 2002
2. Frates MC et al: Cervical ectopic pregnancy: Results of conservative treatment. Radiology 191:773-5, 1994
3. Ackerman TE et al: Interstitial line: Sonographic finding in interstitial (cornual) ectopic pregnancy. Radiology 189:83-7, 1993

无胚妊娠

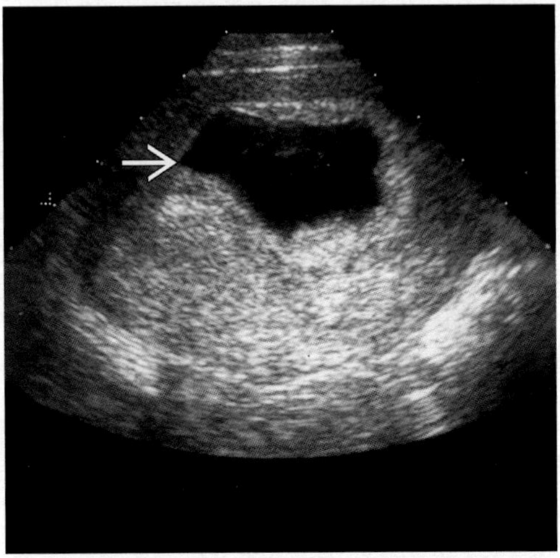

无胚妊娠。经阴道超声显示一孕囊，平均直径为30mm（妊娠8周大小）。无内部结构，形态不规则，类似蜕膜样反应（箭头）。此例诊断为无胚妊娠

要点

- 同义词：枯卵，早孕失败，早孕未成功
- 定义：根据孕囊大小预期可有胚胎时，但无可确认的胚胎
- 典型影像学表现：经阴道超声显示平均孕囊直径>18mm时未见胚胎
- 正常早期妊娠的诊断
  - 经阴道超声孕囊平均直径10mm一定可见卵黄囊
    - 有些学者应用8mm作为可识别的孕囊大小
  - 经阴道超声孕囊平均直径18mm一定可见胚胎
    - 某些学者应用16mm
    - 经腹部超声可识别胚胎的孕囊大小为25mm
  - “5 alive”原则：在所有胚胎≥5mm时可见胎心搏动
  - 孕囊平均直径一天增大1mm
  - 孕囊平均直径至少比头臀长度大5mm

颈后透明带增宽

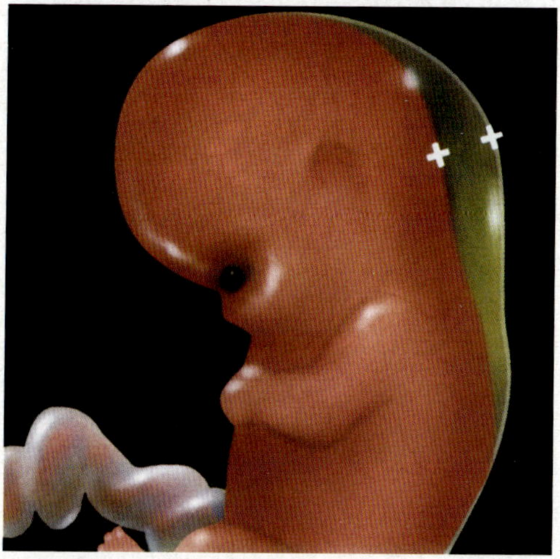

颈后透明带增宽。颈后透明带必须如上测量。＋号表示测量皮下最宽液体范围

要点

- 同义词：颈后透明带增厚
- 定义：胎儿颈后皮下液体增加
  - 在妊娠 11～14 周测量
  - 胎儿 21 三体综合征风险性增加
- 典型影像学表现：在胎儿颈部后面纵切面可见皮下连续的液性暗区增宽，但不伴有分隔
- 颈后透明带测量可以作为 21 三体综合征的筛查方法之一
  - 有报道检出率在 75％～90％
- 胎儿医学基金会（FMF）为颈后透明带测量标准进行规定
- 正常范围取决于胎龄和孕妇年龄
  - 通常认为＞3mm 为异常
  - ＜3mm 如诊断异常依赖于胎龄和孕妇年龄
- 其他染色体异常、非染色体结构异常以及心脏畸形使颈后透明带增宽风险增加

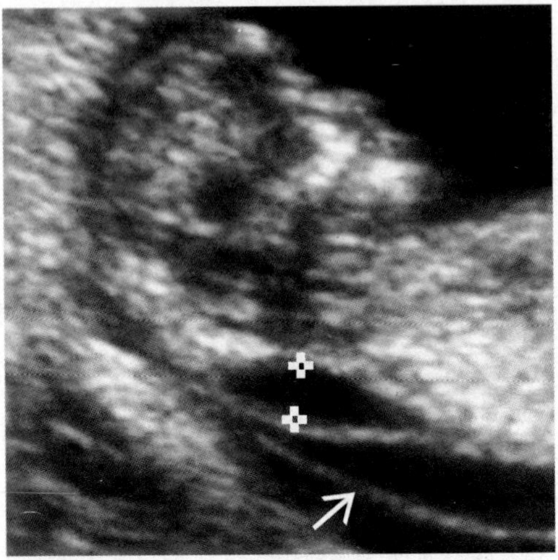

颈后透明带增宽的 21 三体综合征的妊娠 13 周胎儿。清楚显示羊膜（箭头）与颈后透明带的分离

影像学表现

一般特征　颈后透明带的测量

- 最佳影像学线索：颈后透明带＞3mm
- 大约 95％可以通过经腹部超声波检查获得
- 头臀长度（CRL）为 45～84mm
- 胎儿应采用纵切面检查较好
- 影像放大
    - 胎儿占据影像至少 75％
    - 光标本身增加为 0.1mm
        - 例如：可以测量 2.1mm 和 2.2mm
- 羊膜与胎儿皮肤容易混淆
    - 可以等待胎儿从羊膜处移开
- 光标放置准确
    - 不包括皮肤的最大透明带厚度
- 胎头应处于适中的位置，避免过度屈曲或伸展
- 颈部的脐带可与颈后透明带混淆
- 颈后透明带的测量原则上必须是在 FMF 确认的实验室内进行

超声检查

- 颈后透明带＞3mm，通常被认为异常
- ＜3mm：必须结合其他指标分析（如胎龄和孕妇年龄）
- 颈后透明带增宽增加不良结局的风险
- 液体中有分隔应认为囊性水囊瘤

影像学建议

- 寻查水肿胎儿（胎体水肿、腹水、胸水等）
- 对阳性病例在妊娠中期进行胎儿超声心动图检查

鉴别诊断

囊性水囊瘤

- 颈部透明区内有分隔
- 通常较大，可与羊水混淆
- 通常与水肿儿相关联
- 2/3 与染色体异常有关
  - 最常见是特纳综合征
  - 21 三体综合征

早期妊娠期间的胎儿水肿

- 颈后透明带增宽＋弥漫性胎体水肿
- 腹水和胸水（通常在妊娠早期少见）
- 预后不良，但有些可吸收

由羊膜引起的假阳性

- 胎儿靠近羊膜会认为颈后透明带增宽
- 必须确认羊膜与胎儿皮肤之间有间隔

病理

概述

- 病因-病理机制（假设的）
  - 淋巴系统发育异常或延迟
    - 特纳综合征和 21 三体综合征的胎儿淋巴引流系统异常
  - 淋巴引流障碍是源于胎儿运动削弱
    - 骨骼肌肉系统异常

  - 心力衰竭
  - 细胞外基质组成异常
  - 胎儿贫血
  - 先天性感染
- 与非染色体异常相关的结构异常
  - 骨骼发育不良
  - 心脏发育异常
  - 膈疝
  - 脐膨出
  - VACTERL 相关异常

临床要点

临床表现

- 在超声检查中明显发现
- 在确认的实验室进行染色体核型检查

自然病程

- 有可能自动吸收
- 有可能在妊娠中期增加颈部皮肤厚度
- 严重时可发生胎儿水肿

治疗

- 遗传咨询
- 对有非整倍体的风险的行绒毛活检和早期羊膜腔穿刺

预后

- 如染色体核型正常时，90％有正常的结局
- 当颈后透明带宽度大于第 99 百分位但染色体核型正常时，8％伴有心脏缺陷

参考文献

1. Nicolaides KH et al: Nuchal translucency and chromosome defects, in Diploma in Fetal Medicine Series: The 11-14 week scan. Parthenon Publishing group 1:1-50, 1999
2. Pandya PP et al: Chromosome defects and outcome in 1,015 fetuses with increased nuchal translucency. Ultrasound Obstet Gynecol 5:15-9, 1995
3. Pandya PP et al: Natural history of trisomy 21 fetuses with fetal nuchal translucency. Ultrasound Obstet Gynecol 5:381-3, 1995

孕囊周围出血

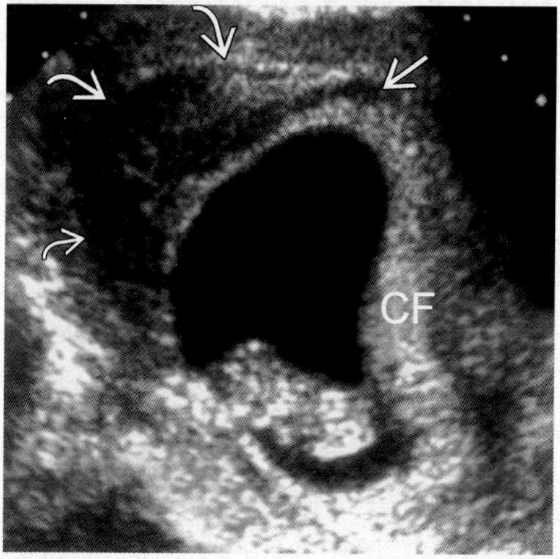

孕囊周围出血。早期妊娠经腹超声波检查纵切面显示在孕囊上方的新月形血肿（弯箭头），叶状绒毛膜的边缘有轻度分离（箭头）。此次妊娠结局无并发症

要点

- 同义词：绒毛膜下出血，宫内血肿
- 定义：在妊娠 13 周以前发生的叶状绒毛膜出血（早期胎盘）
- 典型影像学表现：邻近孕囊的不同大小和回声的血肿
- 出血在绒毛膜下
    - 在子宫底蜕膜和绒毛之间
- 少量的孕囊周围出血妊娠预后较好
- 表现为先兆流产的症状
    - 阴道出血，宫颈口闭合
    - 大约有 25％的妊娠都有先兆流产症状
        - 其中大约 50％妊娠失败
    - 在 20％先兆流产病例中可见孕囊周围出血
- 机制与妊娠中期的胎盘早剥相似

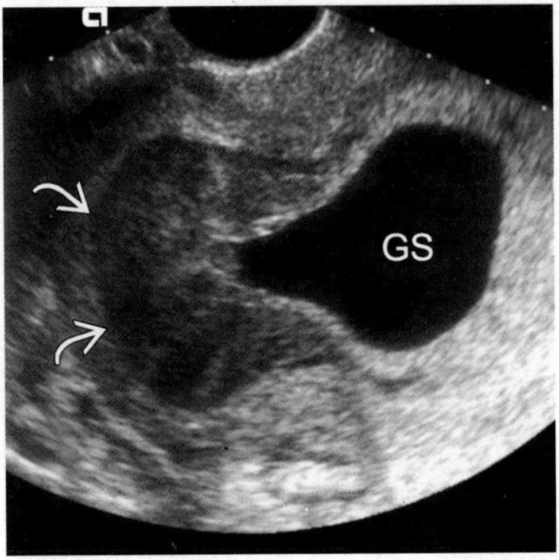

孕囊周围出血。妊娠早期先兆流产患者经阴道超声检查显示相对较大的低回声的血肿（弯箭头）与变形的孕囊相邻近。超声随访，无活胚胎发育，妊娠失败

- 可以有类似异位妊娠的表现

影像学表现

一般特征

- 最佳影像学线索：早期妊娠时在发育中的胎盘和孕囊附近可见局限性低回声液体聚积

超声表现

- 随出血时间长短血肿表现各异
  - 急性血肿
    - 与叶状绒毛膜回声相近或强
  - 亚急性血肿
    - 多表现低回声或复合回声
  - 血肿吸收
    - 液化：超声显示透明的
- 形状通常是弯曲的
  - 沿早期胎盘的边缘扩展

  - 甚至可以扩展至整个孕囊的周围
  - 出血在绒毛下
- 大量的孕囊周围出血可以表现呈团块状
  - 明显压迫孕囊
  - 似无胚孕囊
  - 与异位妊娠的“假孕囊”相似
  - 与第二个孕囊相似
- 相关发现对判断预后很重要
  - 预后不良
    - 无卵黄囊存在
    - 无胚胎存在
    - 孕囊不规则或位置低
    - 胎心心动过缓，≤90 次/分
    - 叶状绒毛膜附着少于 50%
    - 宫颈内口扩张导致流产

影像学建议

- 经阴道超声可获得最佳图像
- 仔细检查孕囊以判断预后
- 有时可误以为孕囊或双胎妊娠

鉴别诊断

羊膜绒毛膜分离

- 在妊娠 14 周前可见正常的羊膜和绒毛膜分离
- 患者通常无症状
- 在胎盘的胎儿面可见胎膜
- 胎盘边缘通常附着完好

早期双绒毛膜双胎妊娠失败

- 在另一个孕囊周围可见相同回声的蜕膜反应
- 近似少量的孕囊周围出血
- 随访可见第二个孕囊内出现胎心搏动

病理

概述

- 病因-病理机制
  - 出血源于叶状绒毛膜或蜕膜
  - 出血可在胎盘下或孕囊周围
  - 可造成孕囊完全剥离
  - 进展通常是自限性的
- 流行病学
  - 在所有妊娠中 25%有先兆流产的表现
    - 20%伴有孕囊周围出血

临床要点

临床表现

- 出血
- 子宫收缩
- 宫颈内口闭合

治疗

- 如果激素水平正常、超声检查异常轻微
  - 超声跟踪观察
  - 患者如果出血增多要就诊
- 如果妊娠失败（胚胎停育、激素水平下降）
  - 清宫
  - 期待疗法和流产

预后

- 早期、出血量少时（尚未有活胚胎形成时）以及少/中等量出血时观察
  - 50%先兆流产者流产
- 当可见成活胚胎或孕囊周围少/中等量出血时预后好
  - 90%以上妊娠成功
- 如果出血量多要观察预后
- 如果胎盘剥离 50%以上或胎心心动过缓时预后不良

- 如宫颈内口扩张，流产率接近100％

参考文献

1. Dickey RP et al: Relationship of first trimester subchorionic bleeding detected by color Doppler ultrasound to subchorionic fluid, clinical bleeding, and pregnancy outcome. Obstet Gynecol 80:415-20, 1992
2. Jarjour L et al: Reliability of transvaginal ultrasound in detecting first trimester pregnancy abnormalities. Fertil Steril 56:202-7, 1991
3. Rempen A: Diagnosis of viability in early pregnancy with vaginal sonography. J Ultrasound Med 9:711-6, 1990

中枢神经系统

无 脑 儿

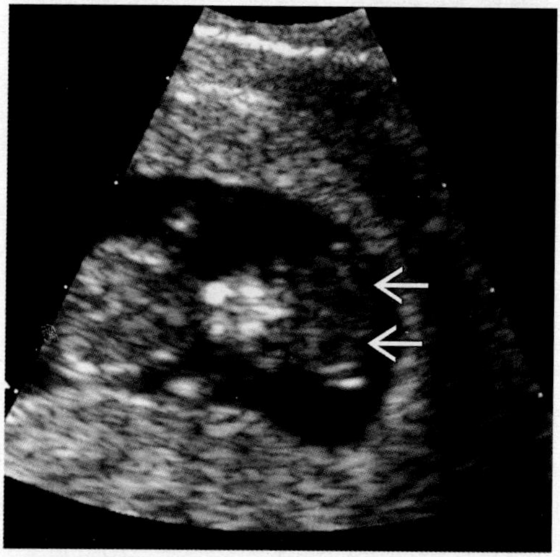

孕早期的无脑儿。头部冠状面的图像显示没有头颅穹隆，呈叶状的米奇鼠的形状

要点

- 同义词：露脑畸形，无脑儿序列征
- 定义：颅骨穹隆缺失和大脑半球量的变化
- 典型影像学表现：没有颅盖或神经组织在眶的上方
- 以露脑畸形开始
  - 由于羊水和胎儿运动使组织呈虫蚀样改变
- 可以在孕早期诊断
- 以叶酸治疗来减少再发的风险

影像学表现

一般特征

- 最佳影像学线索：没有颅盖，眶上的组织扁平

超声表现

- 孕早期
  - 神经组织仍然存在

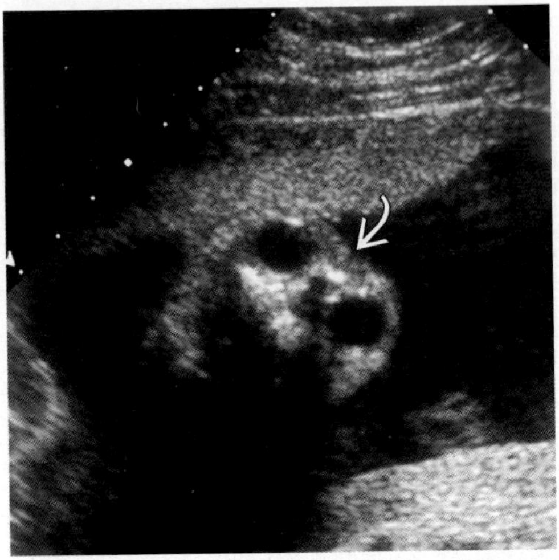

孕中期的无脑儿。胎儿面部冠状面的图像显示两个突出的眶，眶上方没有神经组织和颅骨。这种表现称为“青蛙样”

- 正常的头的轮廓消失
- 头呈不规则、扁平、扩张表现
- 大脑外露呈叶状米奇鼠或波峰样
- 头臀长度小于期望值

- 孕中晚期
  - 神经组织消失
  - 冠状面呈青蛙样改变
  - 通常羊水过多
    - 继发于胎儿吞咽的减弱
  - 可以伴有其他的开放的神经管缺损（ONTD）
    - 枕骨裂脑露畸形（Iniencephaly）
    - 腰椎脑脊膜膨出
  - 伴有其他畸形
    - 马蹄足
    - 唇腭裂
    - 脐膨出

        - 尿道畸形

MR 表现

- 可用于明确诊断

影像学建议

- 在孕早期的早期诊断可应用经阴道扫描
- 孕中期的常规检查可以发现所有的无脑儿

鉴别诊断

无颅畸形

- 神经组织仍然存在
- 由于没有颅骨，大脑比正常胎儿更易看见
- 认为是无脑儿的一种
- 致死性的

脑膨出

- 颅骨存在
- 神经组织从裂隙中膨出

羊膜带综合征

- 缺失是不对称的
- 可以看见羊膜带
- 可以有身体其他部分的缺失

小头畸形

- 颅骨完整

病理

概述

- 一般病理描述
    - 缺损可以被血管瘤基质覆盖（脑血管区域）
- 遗传学
    - 多因素
- 病因及发病机制
    - 风险因素
        - 叶酸缺乏

    - 甲氨蝶呤、丙戊酸、卡马西平、氨基蝶呤（叶酸拮抗剂）
    - 胰岛素依赖型糖尿病
    - 高热
  - 胚胎学
    - 23 天时神经管前部闭锁
    - 闭锁失败导致包括无脑儿、露脑畸形、枕骨裂脑露畸形在内的畸形
    - 在 10 周的时候头颅完全形成
- 流行病学
  - 发病率 1/1000
    - 英国发病率最高
  - 女：男＝4：1

临床要点

临床表现

- 孕早期的异常影像学表现
  - 10 周后可以明确诊断
- 母血清甲胎蛋白（MSAFP）升高
  - ＞2.5MOM（mutiples of the median）认为异常
  - 可发现 90％无脑儿
- 时间长，可以继发羊水过多

治疗

- 建议终止妊娠
- 对计划怀孕的妇女建议提前使用预防量的叶酸
  - 至少怀孕前 1 个月开始服用叶酸 4mg/d，坚持至整个孕早期
    - 减少所有 ONTD 的风险将近 70％
  - 建议所有计划怀孕的妇女服用叶酸 0.4mg/d

预后

- 致死性的
- 任何一种 ONTD 都有 2％～3％的复发风险

参考文献

1. Chatzipapas IK et al: The 'Mickey Mouse' sign and the diagnosis of anencephaly in early pregnancy. Ultrasound Obstet Gynecol 13:196-9, 1999
2. Johnson SP et al: Ultrasound screening for anencephaly at 10-14 weeks of gestation. Ultrasound Obstet Gynecol 9:14-6, 1997
3. Timor-Tritsch IE et al: Exencephaly-anencephaly sequence: Proof by ultrasound imaging and amniotic fluid cytology. J Matern Fetal Med 5:182-5, 1996

脑脊膜膨出

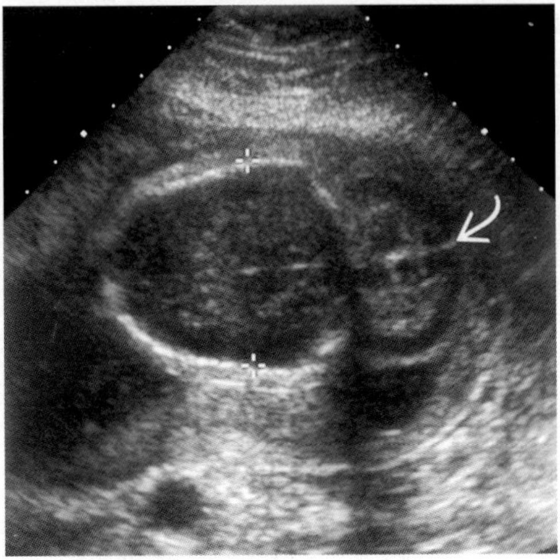

大枕骨脑膨出。胎儿头部横扫图像显示后方颅骨有大的缺损伴有神经组织疝

要点

- 定义：颅内容物通过骨性缺损形成疝
    - 如果脑组织和脑脊膜一同疝出为脑膨出
    - 仅仅为脑脊膜疝出则为脑脊膜膨出
- 典型影像学表现：脑组织明显突出于颅骨缺损
- 75%发生在枕部
- 其余的在侧壁和额部的发生几率大致相当
    - 额部的脑脊膜膨出在亚洲人中常见
- 80%伴有畸形
    - 身体结构、染色体和各种综合征

影像学表现

一般特征

- 最佳影像学线索：必须有**颅骨缺损**的存在

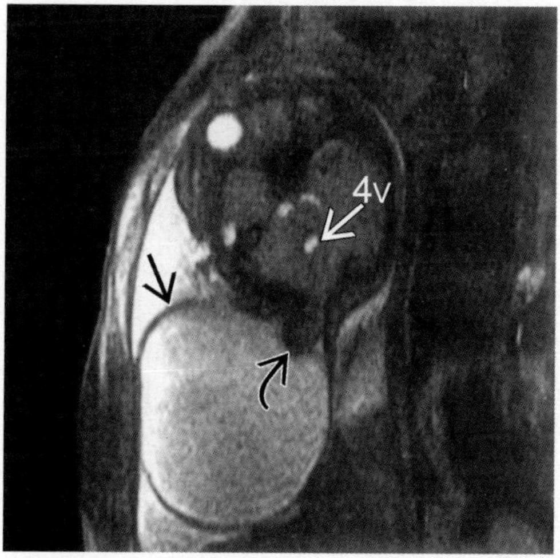

枕骨脑膨出。后颅窝 SSFSE 轴位图像显示一个大的液体囊（黑箭头）伴有少量的小脑膨出（弯箭头）（4V：第四脑室，白箭头）

超声表现

- **枕部**脑疝
  - 疝的内容物多样，从全部囊性到整个脑组织
  - **脑回模式**可以认出
    - 明确诊断
  - 囊中有囊说明有第 4 脑室脱垂
- **额部**脑疝
  - 突出的面部肿物
    - 侧面像最有利于诊断
  - **器官距离过远**
  - 疝可以完全向内进入喉部
    - 很难诊断
- 其他的表现
  - 中枢神经系统
    - 脑积水最常见
    - 小头畸形占 25％

    - Dandy-Walker 畸形
    - 胼胝体发育不全
  - 躯体
    - 面裂
    - 心脏缺损

MR 表现

- 更好地显示解剖结构
  - 包括大脑的部分
  - 共存的中枢神经系统畸形
  - 和血管结构的关系

影像学建议

- 随访扫描可以了解脑积水的发展情况
- 监测头的大小变化
- 疑难病例可以用 MRI 检查

鉴别诊断

囊性水囊瘤

- 有分隔的囊性颈部肿物
- 颅骨完整
- 无神经组织

头皮肿物

- 血管瘤、上皮囊肿、头颅血肿
- 颅骨完整
  - 必须从**多角度扫描**来确诊
    - 边缘的伪像可以导致颅骨缺损的假象
- 可以定位在头皮的任何部位
  - 头裂伴有裂缝存在

羊膜带综合征

- 可以引起颅骨缺损和脑膨出
- 可以发现羊膜带
- 经常出现其他部位的异常
  - 与大的面部斜裂多相关

无颅畸形

- 没有颅骨

枕骨裂脑露畸形

- 脑膨出
- 椎管积液
- 颈部过伸呈“占星师”体位

病理

一般特征

- 可以伴有多发的综合征
    - Meckel-Gruber 综合征
        - 脑膨出、多指畸形、多囊肾
        - 常染色体隐性遗传
    - Walker -Warburg 综合征
        - 无脑回畸形、脑积水、脑膨出、小眼球
        - 常染色体隐性遗传
- 染色体核型
    - 13-三倍体、18-三倍体
- 遗传学
    - 多因素
- 病因及发病机制
    - 胚胎学
        - 颅神经管闭锁失败
- 流行病学
    - 在美国和欧洲（1～3）∶10 000
        - 大多为枕部
    - 在东南亚更常见
        - 多为额部

临床要点

临床表现

- 可在孕早期发现异常

- 母亲血清甲胎蛋白升高

治疗

- 所有的胎儿应测染色体核型
- 建议终止妊娠
- 遗传咨询
- 产前向神经外科咨询手术计划

预后

- 可因严重程度和伴随畸形不同而有差异
- 40%的新生儿致死率
- 存活的 80%伴有神经系统发育不全
- 如果皮肤覆盖没有神经或血管组织，预后较好
- 不伴综合征的有 2%～5%的复发风险

参考文献

1. Bannister CM et al: Can prognostic indicators be identified in a fetus with an encephalocele? Eur J Pediatr Surg 10 Suppl 1:20-3, 2000
2. Budorick NE et al: Cephalocele detection in utero: Sonographic and clinical features. Ultrasound Obstet Gynecol 5:77-85, 1995
3. Goldstein RB et al: Fetal cephaloceles: Diagnosis with US. Radiology 180:803-8, 1991

枕裂露脑畸形

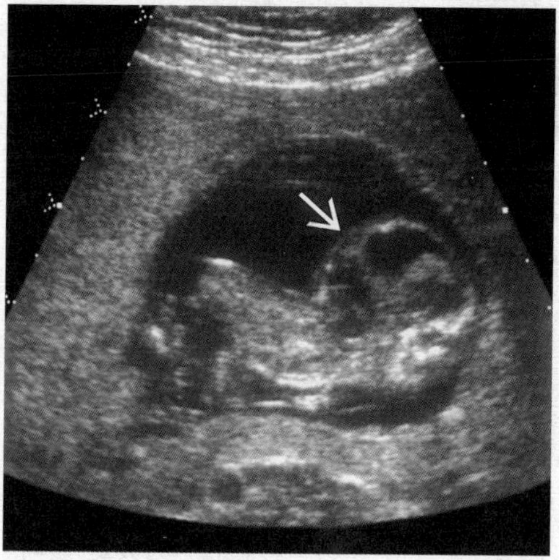

一 12 周胎儿的枕裂脑露畸形。可见头部明显仰伸（箭头所示），同时可见由于颈部缩短导致躯体相对变小

要点

- 定义：以下述三联征为特征的广泛性开放神经管缺损（ONTD）
  - 枕骨缺损
  - 颈部闭合不全
  - 头部过度仰伸且固定
- 典型影像学表现：颈部有广泛的开放性神经管缺损，头部过度仰伸且处于固定位置
  - 即“占星师”体位
- 可于孕早期诊断

影像学表现

一般特征

- 最佳影像学线索：同时合并存在颈部固定仰伸、脑膨出和脊

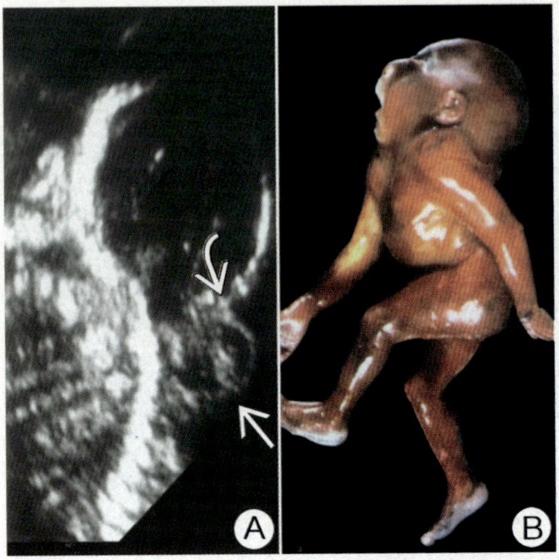

枕裂露脑畸形。(A) 纵向图所示，胎儿头部过度仰伸，枕骨不连续（弯箭头），存在脑膨出（箭头），同时该缺损延至腰椎形成脊柱裂；(B) 为典型的头部位置

柱裂

超声表现

- 孕早期
  - 头部过度仰伸
  - 头臀径小于正常
  - 大头
    - 原因是躯体椎骨缺失导致身体缩短
- 颈椎
  - 固定性过度前凸
    - >150°
    - 使颜面转向上方形成“占星师”体位
  - 较大的神经管缺损可能延及胸腰椎（脊柱裂）
  - 因椎体缺失或融合而变短
- 常同时存在其他中枢神经系统异常
  - 无脑儿
  - 小头畸形

  - 脑积水
  - Dandy-Walker 畸形
  - 全前脑无裂畸形
- 躯体异常
  - 唇/腭裂
  - 消化道：脐膨出，膈疝
  - 泌尿系统：肾积水，多囊肾
- 常见羊水过多

影像学建议

- 对脊柱进行全面彻底的评估
- 进行随访
  - 仅有头部过度仰伸而不存在开放性神经管缺损者在随访过程中可自动纠正

鉴别诊断

单纯颈部过度仰伸

- 往往在检查过程中始终处于仰伸位
- 不存在结构异常
- 若在随访中消失，则结局正常
- 若为持续性，则
  - 73%正常
  - 27%出现分娩异常

Klippel-Feil 综合征

- 有颈椎融合
- 短颈
- 固定于转头位
- 无开放性神经管缺损
- 有人把它当作是枕裂脑露畸形的最轻型

颈部脑脊膜膨出

- 颅骨完整

脑膨出

- 颈部脊柱完整

病理

概述

- 病因及发病机制
  - 胚胎学：提出两种理论依据
    - 前神经孔未闭合（其发生较无脑儿的神经孔不闭合稍晚）
    - 胚胎持续性颈部脊柱前凸导致神经管不闭合
- 流行病学
  - 发病率为（1～6）/100 000
  - 在英国发生率稍高
  - 男女发生率比例 1∶9

大体病理及外科特点

- 缺损常波及枕骨大孔，共有两型：
  - 无孔型：无相关联的脑膨出
  - 有孔型：此型最常见，可见脑膨出

临床要点

临床表现

- 孕早期超声即可发现异常
- 母血清甲胎蛋白升高

自然史

- 多数死产

治疗

- 建议终止妊娠
- 过度仰伸可造成难产
  - 可考虑早期引产
  - 避免施行剖宫产

预后

- 为致死性畸形

参考文献

1. Sahid S et al: Iniencephaly: Prenatal diagnosis and management. Prenat Diagn 20:202-5, 2000
2. Shipp TD et al: The prognostic significance of hyperextension of the fetal head detected antenatally with ultrasound. Ultrasound Obstet Gynecol 15:391-6, 2000
3. Shoham Z et al: Iniencephaly: Prenatal ultrasonographic diagnosis--a case report. J Perinat Med 16:139-43, 1988

Chiari Ⅱ畸形

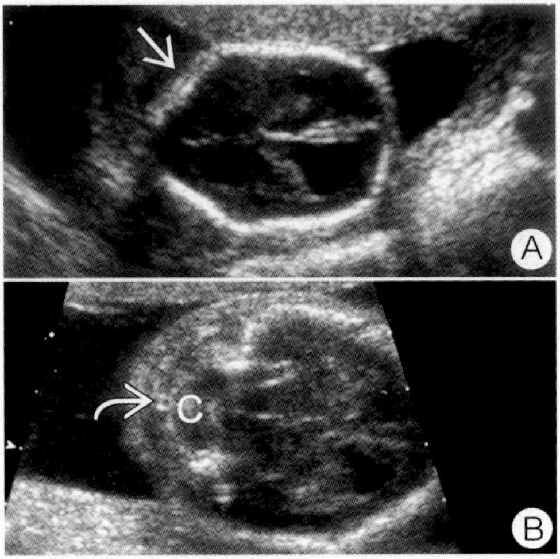

Chiari Ⅱ畸形。额骨凹陷呈“柠檬样”（箭头）。同时可见脑室扩大，脉络膜悬摆其中。因小脑延髓池阻塞造成的小脑轮廓异常被描述为“香蕉征”（弯箭头）

要点

- 同义词：Arnold Chiari Ⅱ 畸形，脊柱裂，开放性神经管缺损，脊柱闭合不全
- 定义
  - 后颅窝异常变小，可表现出菱脑疝
  - 实际上，100%合并开放性神经管缺损，常见于腰骶部
- 典型影像学表现：小脑延髓池闭塞，以至表现出**小脑包绕脑干**所形成的弧线，称为**“香蕉征”**
- 应用**叶酸可治疗并降低复发危险**
- 母血清检测可提示开放性神经管缺损

影像学表现

一般特征

- 最佳影像学线索：脑室扩大，可见“香蕉征”和“柠檬征”

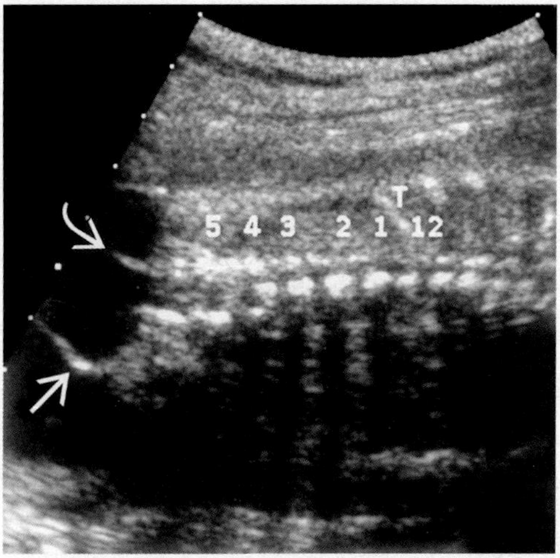

ChiariⅡ畸形。胎儿脊柱缺损。纵切面可见膨出的脊髓脊膜囊（直箭头），内有神经组织（弯箭头）。自最末端肋骨（T_{12}）起计数椎体可记录损伤水平

超声表现

- 颅内表现：对脊髓脊膜膨出（MMC）的敏感性可＞99％
  - 脑室扩大
    - 由继发于菱脑疝的梗阻所致
    - ≥80％的胎儿可呈进展性
  - **"柠檬征"**：为额骨凹陷所致
    - 在该病中，不满24周胎儿有80％均可见
    - 往往于34周左右自然消退
    - "香蕉征"：小脑包绕脑干所形成
    - 小脑延髓池闭塞
- 脊柱表现
  - 轴面图可见其后部扩大
  - 轴面或矢状面可见皮肤轮廓线缺失
  - 脊髓脊膜膨出囊可于矢状及冠状面清晰所见
    - 冠状面上的脚间距增加（正常者应减小）
  - ≥90％为脊髓脊膜膨出（MMC）（即包含神经组织），其余

仅为脊膜膨出

- 并存表现
  - 畸形足
- 孕早期表现：通过回顾发现了一些新征象
  - 头部呈“橡子样”
    - 双顶径小
    - 额骨窄：不再凸出，边缘变直
    - 可能为形成“柠檬头”的先兆
    - 矢状面：枕部平坦
  - 在标准的双顶径图像中可见平行的大脑脚

MR 表现

- 仅用于可能手术的胎儿
- 提供的信息与超声相同
- 若孕妇体型影响了声像图的判读，也偶可应用

影像学建议

- 应注意有无合并 spinal cord tethering：高清晰度的线性探头
  - 最早可于孕 19 周识别出脊髓圆锥
  - 常见于 $L_{2\sim3}$ 或更高
- 注意胎儿下肢功能

鉴别诊断

骶尾部畸胎瘤（SCGT）

- 结构中常混杂囊实性两种成分
- 脊柱可有变形但非开放性
- 骶尾部畸胎瘤（SCGT）和脊髓脊膜膨出（MMC）可合并存在

脑积水

- Dandy-Walker 畸形
- 中脑导水管狭窄
- 出血/感染

病理

概述

- 遗传学：多数散发，但在 18、13 三体综合征、三倍体中的发生率增加
- 胚胎学
  - 头端（伴或不伴尾端）的神经孔闭合失败
  - 内胚层、中胚层分化失败
  - 缺损处无骨骼、肌肉和皮肤
- 病因及发病机制
  - 危险因素：丙戊酸、甲氨蝶呤、糖尿病母亲
  - 直接损害
    - 神经组织直接暴露于宫壁
    - 受羊水中的有毒物质侵害
- 流行病学
  - 美国的活产中 1∶1500

临床要点

临床表现

- 母血清甲胎蛋白（MSAFP）升高
  - 临界值定为中位值的 2.5 倍；检出率 80%
- 既往受累的儿童

治疗

- 进行核型分析
- 建议终止妊娠
- 满足以下指征可考虑胎儿手术
  - 妊娠不满 26 周
  - 染色体核型正常
  - 不伴其他方面异常
  - 下肢功能正常，无畸形足
  - 脑室扩张<17mm
  - 损伤水平位于 S_1 或更高

- 当前研究：脊髓脊膜膨出处理的研究（MOMS）
  - 关于胎儿手术有效性的前瞻性随机试验
- 若妊娠过程未受干预
  - 应向神经外科进行产前咨询
  - 分娩方式尚有争议
    - 剖宫产可能避免神经的进一步损伤
- 计划妊娠者应预防性服用叶酸
  - 4mg/d，自孕前一个月开始至孕期前三个月结束
    - 可使整个开放性神经管缺陷的发生风险降低近70%
  - 建议有妊娠计划的所有女性长期服用，0.4mg/d

预后

- 取决于损伤节段水平和所合并的其他异常
- 伴脑积水者常因需要多次分流修正，远期存活率明显降低

参考文献

1. Buisson O et al: Sonographic diagnosis of spina bifida at 12 weeks: Heading towards indirect signs. Ultrasound Obstet Gynecol 19:290-2, 2002
2. Coleman BG et al: Fetal Therapy: State of the art. J Ultrasound Med 21:1257-88, 2002
3. Jobe AH: Fetal surgery for myelomeningocele. N Engl J Med 347:230-1, 2002

中脑导水管狭窄

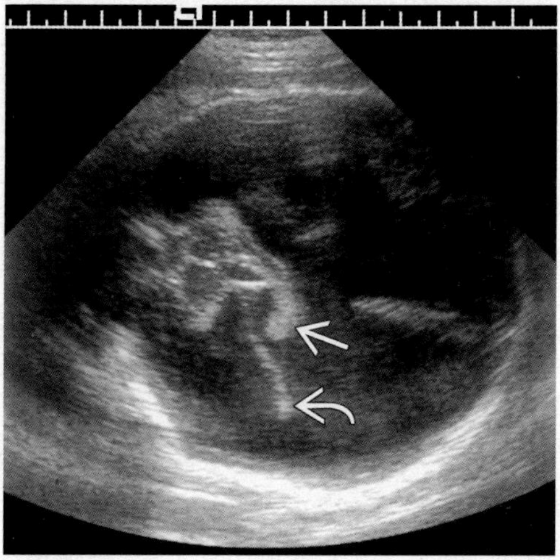

中脑导水管狭窄。在一X连锁性脑积水患儿头部可见严重脑积水，同时可见脉络膜悬浮（弯箭头）。值得注意的是，对侧脉络膜已悬浮进入相邻脑室（箭头）。后颅窝结构正常（未显示）

要点

- 定义：中脑导水管狭窄导致非交通性脑积水
- 典型影像学表现：存在脑积水而后颅窝正常
- 为胎儿脑积水之最常见原因（约40%）
- 多种因素均可导致：遗传性、感染性、出血性、肿瘤性以及炎症反应性
- 10%～30%合并其他异常（包括染色体异常和组织结构异常）

影像学表现

一般特征

- 最佳影像学线索：**脑积水，后颅窝结构正常**
- **脑积水**
  - **脑室内压已有所升高**

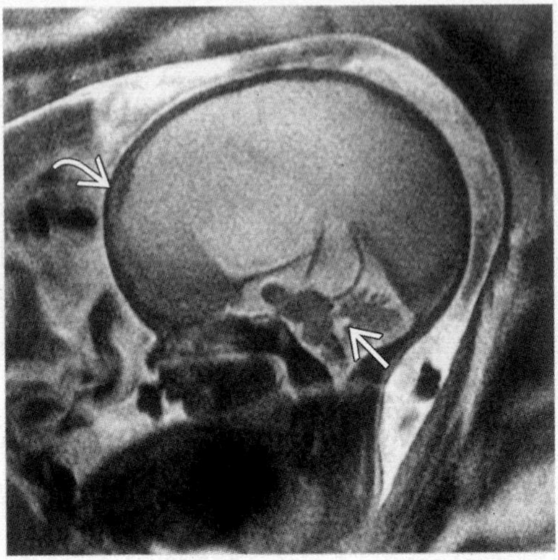

中脑导水管狭窄。中线矢状面 SSFSE 图像显示严重脑积水。额叶处可见脑实质皮层变薄（弯箭头），若于轴面图上观察则更为清晰。后颅窝处可见小脑蚓部和第四脑室均正常（直箭头）。头颅增大

- 脑室容积和头颅均增大
- 非交通性：脑室堵塞
- 交通性：脑脊液吸收受阻

- 脑室扩大
  - 脑室内压尚正常
  - 脑室容积增大
  - 头颅大小正常或者偏小
- 解剖学提示：中脑导水管连通第三和第四脑室

超声表现

- 侧脑室＞10mm
  - 应从脑室中部测量
  - 通常脑室严重扩大（＞15mm）
- 脉络膜悬摆
  - 脉络从无法充满侧脑室
  - 对侧脉络膜可脱入相近脑室

- 第三脑室扩张
  - 有可能难以观察到
- 后颅窝结构正常
  - 严重脑积水可导致小脑延髓池压缩

MR 表现

- 在观察大脑皮质受压变薄与所合并其他神经系统畸形方面有优势

影像学建议

- 利用多普勒观察大脑中动脉血流情况以及脑实质受压程度
- MRI 可明确诊断
- 每 2～3 周进行影像学随访以了解其进展

鉴别诊断

全前脑

- 无大脑镰
- 丘脑融合
- 颜面变形

积水性无脑畸形

- 无脑组织
  - 用多普勒观察
  - MRI 对明确诊断很有必要
- 头颅大小正常

其他原因所致脑积水

- Chiari Ⅱ畸形
  - 后颅窝异常变小（小脑呈“香蕉样”）
  - 存在脊髓脊膜膨出
- Dandy-Walker 畸形
  - 后颅窝可见囊肿
  - 小脑蚓部不发育或发育不全
  - 与第四脑室交通

轻度脑室扩张（11～15mm）

- 头颅大小正常或缩小

- 非进展性
- 可合并染色体异常（如 21 三体）

病理

概述

- 遗传学
  - 散发
  - **X 连锁**（Xq28）：X 连锁性脑积水
    - 占中脑导水管狭窄<5%
    - 男性发病
    - **合并拇内收**
    - 智力发育迟缓
- 病因及发病机制：尚不完全清楚
  - 50%为炎症或感染所致
    - 室管膜内层裂解
    - 脑白质水肿
    - 神经胶质增生和纤维化
  - 感染：巨细胞病毒（CMV）、弓形体、风疹
  - 出血和肿瘤亦可导致
- 流行病学
  - 新生儿发生率（0.4～1）/2000
  - 男女比例 2∶1

临床要点

临床表现

- 可有家族史（X 连锁性）
- 一部分直到孕晚期甚至出生后方才发现

治疗

- 羊膜腔穿刺
  - 进行染色体核型分析
  - 筛查感染
- 剖宫产仅用于有产科指征者

- 出生后可行脑室分流术
    - 分流后大脑皮质厚度可增加
- 宫内分流的有效性尚未得到论证

预后

- 新生儿死亡率10%～30%
- 近90%患儿发育迟缓
- X连锁性脑积水患儿的智力发育严重迟滞
- 除X连锁性以外，复发率为4%

参考文献

1. Levitsky DB et al: Fetal aqueductal stenosis diagnosed sonographically: How grave is the prognosis? AJR Am J Roentgenol 164:725-30, 1995
2. Gupta JK et al: Management of apparently isolated fetal ventriculomegaly. Obstet Gynecol Surv 49:716-21, 1994
3. Brocard O et al: Prenatal diagnosis of X-linked hydrocephalus. J Clin Ultrasound 21:211-4, 1993

Dandy-Walker 畸形（导水管阻塞综合征）

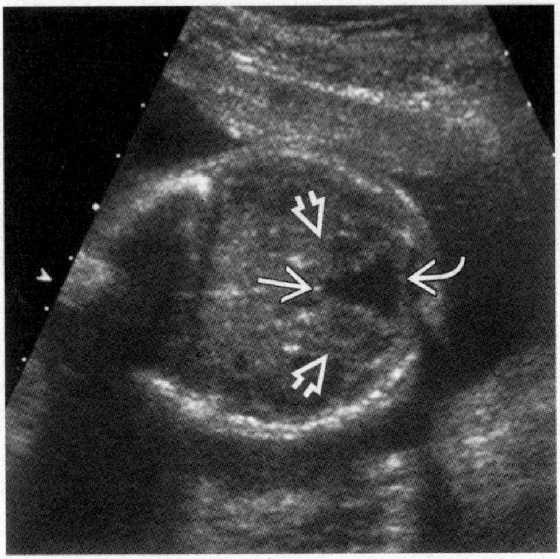

Dandy-Walker 畸形。此为经过后颅窝的斜轴位影像图，可见扩大的第四脑室（直箭头）与一位于中线的囊区直接相通（弯箭头），小脑蚓缺失而小脑半球展开（空心箭头）

要点

- 同义词：Dandy-Walker 病系，Dandy-Walker 复合征
- 定义：包括一组后颅窝结构畸形，共同特征为
  - 小脑蚓部发育不全
  - 第四脑室囊性扩张
- 典型影像学表现：后颅窝的囊区与第四脑室直接相通
- **常合并其他畸形（50%～70%）**
  - 50%合并其他中枢神经系统畸形
  - 35%合并躯体畸形
  - 30%合并染色体畸形
- **于孕 18 周前**作出诊断应小心
  - 小脑蚓部不全
  - 在孕早期正常的后脑部呈囊性

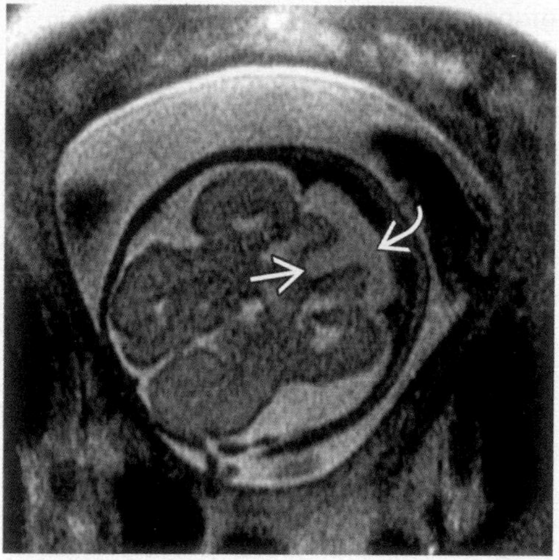

Dandy-Walker 畸形。此为一 24 周胎儿脑部的 SSFSE 轴面像，可见小脑蚓部缺失，第四脑室扩张（直箭头）且与后颅窝内一囊肿相通（弯箭头）；小脑半球向两边展开且变小

- 脑积水多见于出生后，于宫内少见

影像学表现

一般特征

- 最佳影像学线索：第四脑室邻近并似乎“开放”于小脑延髓池

超声表现

- **典型 Dandy-Walker 畸形表现**
  - 小脑蚓部发育不全
  - 常见脑积水
  - 后颅窝增大
- **不典型 Dandy-Walker 畸形表现**
  - 不同程度的小脑蚓发育不良
    - **小脑蚓下部缺损**
  - 常无脑积水

  - 可漏诊
- 并存表现
  - 中枢神经系统
    - **胼胝体发育不全**
    - 脑膨出
    - 全前脑
  - 躯体
    - 唇/腭裂
    - 心脏缺陷
    - 多囊肾

MR 表现

- 有助于评估小脑蚓部以及合并异常
- 以中线矢状面最佳
  - 可见残余的上部小脑蚓转向囊肿上方
  - 窦汇升高

影像学建议

- 首先应找到正确的观察平面
  - **观察角度过大可形成**类似 Dandy-Walker 畸形假象
  - 亦可漏诊不典型 Dandy-Walker 畸形
    - 平面应经过小脑蚓下端，以发现第四脑室与小脑延髓池相隔
- 应进行随访检查
  - 18 周以前诊断的 Dandy-Walker 畸形可能为假阳性
  - 脑积水可能显现或进展
    - 产后出现更为多见
- MRI 有助于明确解剖关系以及观察所合并的中枢神经系统畸形

鉴别诊断

小脑延髓池增大

- ＞10mm
- 小脑蚓部完整

- 被认为是 Dandy-Walker 畸形的最轻型
- 绝大多数为正常变异，但对此尚缺乏长期研究
- 应注意寻找有无其他异常

蛛网膜囊肿

- 小脑蚓部完整
- 小脑受第四脑室压迫移位

病理

概述

- 与多种综合征相关
  - Joubert 综合征
    - 包括不典型 Dandy-Walker 畸形、脑积水、脑膨出、多囊肾以及各种眼部畸形
    - 常染色体隐性遗传
  - Walker-Warburg 综合征
    - 包括无脑回畸形、脑积水、脑膨出、小眼球、白内障
    - 常染色体隐性遗传
  - Meckel-Grubel 综合征
    - 包括脑膨出、多指（趾）畸形、多囊肾
    - 常染色体隐性遗传
- 相关染色体异常
  - 13，18，21 三体，Turner 综合征（45 XO）
- 病因及发病机制
  - 可能与环境因素有关，如孕妇糖尿病、酒精、孕早期宫内感染等，但尚未证实
- 流行病学
  - 新生儿发病率 1∶30000
  - 宫内发生率更高
  - 占婴儿脑积水的 10%

临床要点

临床表现

- 常偶然发现或在寻找脑积水原因时发现

治疗

- 胎儿均应进行染色体核型分析
- 出生后施行脑室分流和/或囊液分流

预后

- 40%于婴幼儿期或儿童早期死亡
- 70%的典型 Dandy-Walker 畸形患儿智力低于正常
- 无其他合并异常的单纯不典型 Dandy-Walker 畸形预后较好，但仍需更多病例证实
- 除合并其他综合征者以外，复发率为1%～5%

参考文献

1. Ulm B et al: Dandy-Walker malformation diagnosed before 21 weeks of gestation: Associated malformations and chromosomal abnormalities. Ultrasound Obstet Gynecol 10:167-70, 1997
2. Chang MC et al: Sonographic detection of inferior vermian agenesis in Dandy-Walker malformations: Prognostic implications. Radiology 193:765-70, 1994
3. Laing FC et al: Sonography of the fetal posterior fossa: False appearance of mega-cisterna magna and Dandy-Walker variant. Radiology 192:247-51, 1994

胼胝体发育不全

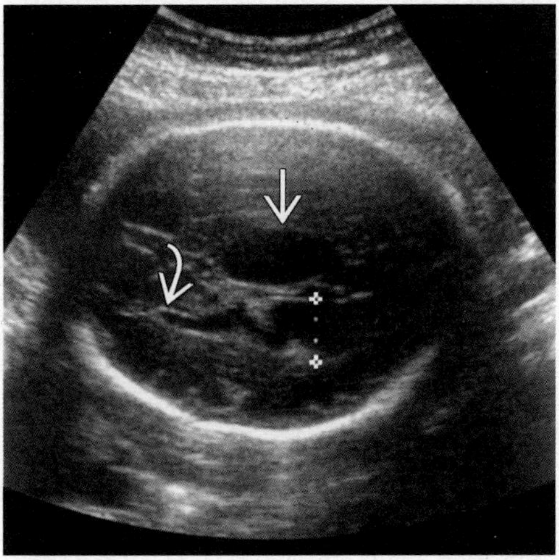

胼胝体发育不全。胎头轴面像显示侧脑室前角（弯箭头）比体部（虚线）更远离中线，形成“泪滴样”，同时可见大脑半球之间的蛛网膜囊肿（直箭头）

要点

- 定义：轴索在发育过程中未越过中线，进而无法形成胼胝体（CC）
    - 可完全或部分影响其尾端神经结构的形成（包括体部和压部）
- 典型影像学表现：脑室轻度扩张呈**“泪滴样”，透明隔腔消失**
- **50%～85%**合并有结构、基因以及染色体缺陷
    - 以合并其他中枢神经系统畸形最为常见
- 易漏诊，尤其在 20 周之前，此时神经结构尚未完全形成
- 宫内 MRI 有助于诊断疑难病例

影像学表现

一般特征

- 最佳影像学线索：脑室呈“泪滴样”最具有特征性

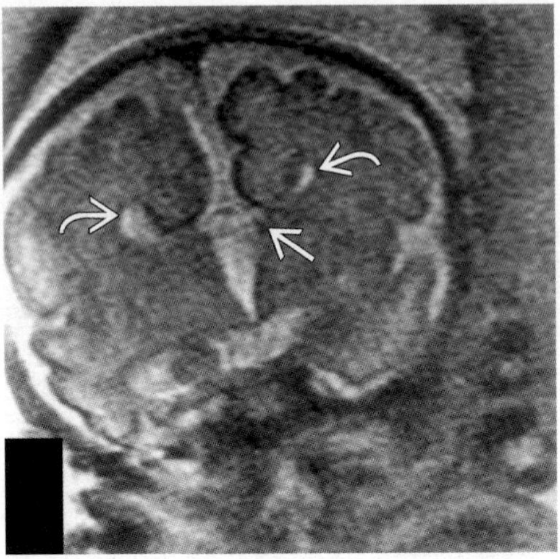

胼胝体发育不全。冠状面 SSFSE 像可见胼胝体完全缺失，侧脑室间隔加大（弯箭头），第三脑室上移，在背侧开放于增宽的大脑半球裂中（直箭头）

超声表现

- **冠状面和中线矢状面上可见透明隔腔与胼胝复合体均消失**
  - 胼胝体表现为位于透明隔腔上方的低回声带
- Colpocephaly
  - 泪滴样脑室
  - 侧脑室前部间隔明显加大
    - 前角处的脑室中隔远离中线
  - 侧脑室体部及后角扩张
- **明显的大脑半球裂**
- 第三脑室上移，在冠状面上呈现“三叉戟”样
- 脑回在矢状面上发散呈“光线”状
- 多普勒可显示后交通动脉流向异常
- 可合并其他异常
  - **中枢神经系统异常最常见**
    - **脂肪瘤**：该群患儿有 50%合并胼胝体发育不全
    - **蛛网膜囊肿**

        - **Dandy-Walker 畸形**
        - 脑回异位：表现为大脑半球不对称
        - 小头畸形
        - 脑膨出和脊髓脊膜膨出
    - 躯体异常
        - 心脏缺陷
        - 泌尿生殖系统异常：肾脏异常，睾丸未降
        - 先天性膈疝

MR 表现

- 矢状面
    - 胼胝体缺失
    - 扣带回缺失
    - 放射冠异常
- 冠状面
    - 胼胝体缺失
    - 大脑裂增宽
    - 第三脑室上移
    - 脑室呈“三叉戟”样

影像学建议

- 诊断应以扫描精确为前提
    - 常漏诊或误诊为脑积水
- 若胎儿为头位，则经阴道超声效果更佳
- **中线矢状面和冠状面比**常规的横断面更有帮助
- 注意寻找合并畸形
- 核磁可用于诊断困难病例，同时有助于检出其他神经系统畸形
    - 可明确排除其他畸形

鉴别诊断

轻度脑室扩张

- 脑室外形正常
- 脑回构型正常

- **可见胼胝体**

脑叶全前脑畸形

- 可无脑镰或脑镰异常
- 前角融合

病理

概述

- 相关综合征
  - Aicardi 综合征：包括 Dandy-Walker 畸形、胼胝体发育不全、眼部畸形、脉络丛囊肿
  - 其他还有：Apert 畸形、Fryns 畸形、Joubert 畸形、Meckel-Gruber 畸形
- 遗传学
  - 多数散发
  - 常染色体显性、隐性以及 X 连锁遗传均有报道
- 染色体异常（10%～20%）
  - 18,13,8-三体
- 胚胎学
  - 胼胝体于 8～20 周形成于中线板
  - 自前向后发育
    - 部分发育不全指其后段，包括体部和压部
- 流行病学
  - 在所有人群中发生率 0.3%～0.7%
  - 2%～3%发育迟缓

临床要点

临床表现

- 常偶然发现
- 常因并存有更明显的异常而被发现

治疗

- 应进行染色体核型分析，包括单纯胼胝体发育不全者
- 出生后行 MRI 检查

预后

- 85%患儿发育正常
- 15%发育障碍
- 合并其他畸形、综合征或染色体异常者预后差

参考文献

1. d'Ercole C et al: Prenatal diagnosis of fetal corpus callosum agenesis by ultrasonography and magnetic resonance imaging. Prenat Diagn 18:247-53, 1998
2. Gupta JK et al: Assessment and management of fetal agenesis of the corpus callosum. Prenat Diagn 15:301-12, 1995
3. Vergani P et al: Prognostic indicators in the prenatal diagnosis of agenesis of corpus callosum. Am J Obstet Gynecol 170:753-8, 1994

全前脑畸形（前脑无裂畸形）

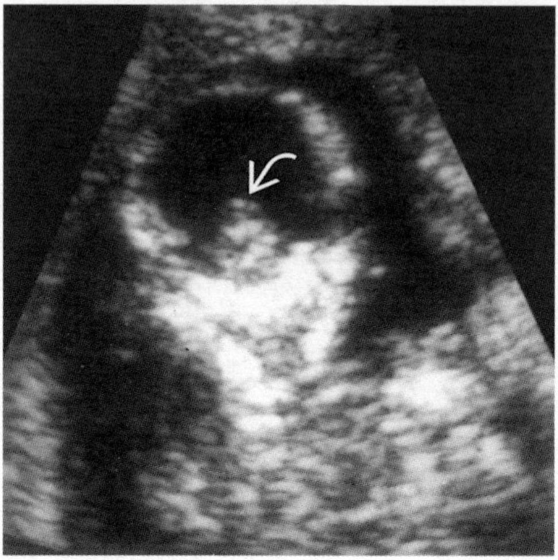

无叶性前脑无裂畸形。此为一 12 周胎儿的阴道超声冠状面图像，可见一巨大的单脑室被融合的丘脑所包围（箭头所示），后者经尸检所证实（因孕 12 周尚难以将融合的丘脑与脑干相区分）。值得注意的是大脑镰缺失

要点

- 同义词：嗅脑
- 定义：是一系列与大脑分裂、旋转过程早期阻滞有关的脑部和颜面部畸形
- 典型影像学表现：不同程度的脑室融合，伴颜面中线结构缺陷
- 同时包括脑和面部异常
  - 故可"由脸知脑"
- ＞50%有染色体异常
  - 13 三体（T13）最为常见
- 背侧囊肿为明显特征

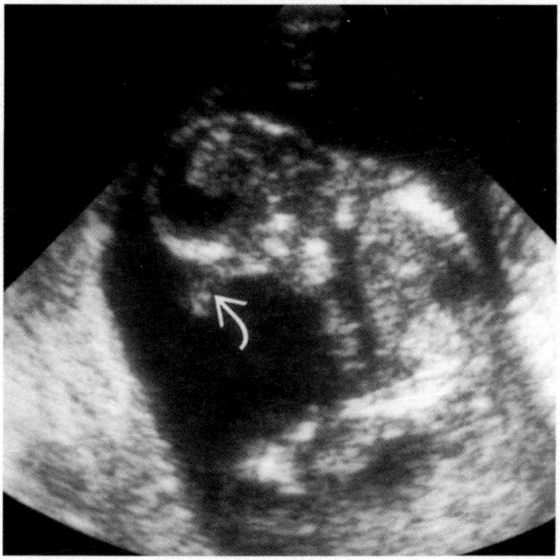

无叶性前脑无裂畸形。为同一胎儿的中线矢状位图，可见一丰满的喙鼻自颜面中部突出

影像学表现

一般特征

- 最佳影像学线索：单个原始脑室
- 无叶
  - 单个“马蹄形”脑室
  - 其余的脑组织有三种形态表现
    - 盘形：展平于颅底
    - 茶杯形：部分包绕单脑室周围，形成“新月形”
    - 球形：组织表层环绕单脑室而形成
- 半叶
  - 后角部分分化
- 单叶
  - 后角进一步分化，使脑室仅于前角处相通
  - 前角更显方正
  - 穹隆部融合
    - 显示为第三脑室内的圆形结构
    - 冠状面观察最佳

    - 结构仅轻微异常者常难以检出

超声表现

- 依畸形严重程度不同而异
- 丘脑融合
- **均有透明隔消失**
- 大脑镰缺失或不全
- 第三脑室缺失
- **背侧囊肿形成**，机理为
    - 脉络膜网疝出
    - 单脑室囊性扩张
        - 可能很大
- 胼胝体缺失
- 面部缺损
    - **猴头畸形**
        - 独眼
        - 眼距过近
        - 鼻缺失，眼上方可见吻突样结构
        - 扁平鼻
    - 颜面**中线裂**

MR 表现

- 当超声诊断困难时十分有帮助
- 更易发现融合的丘脑和穹隆

影像学建议

- 注意寻找相关染色体异常和综合征
- 利用 MRI 助诊困难病例

鉴别诊断

水脑

- 无脑组织
- **可见大脑镰**
- **面部发育正常**

中脑导水管狭窄

- 透明隔存在

- 第三脑室扩张
- 丘脑不融合

蛛网膜囊肿

- 可与背侧囊肿混淆
- 脑室系统可扩张

脑穿通

- 通常有非对称性脑室扩大
- 可见残余血肿且随时间进展

胼胝体发育不全

- 表现与叶性全前脑甚为相似
- 有第三脑室，但位置高于正常
- 脑室平行且呈泪滴样
- MRI 有助于鉴别诊断

病理

概述

- 可合并多种综合征，如
  - Smith-Lemli-Opitz 综合征
  - Aicardi 综合征
  - Fryn 综合征
- 遗传学
  - 多数散发
  - 常染色体隐性、显性、X 连锁均有报道
  - 有 11 种相关染色体异常
  - 可见于 13，18 三体
- 胚胎学
  - 为孕 4～6 周时前脑分裂失败所致
- 流行病学
  - 活产中 1：16000
  - 宫内发现更常见（每 250 例终止妊娠者就有一例）

临床要点

临床表现

- 三体筛查异常（13 三体）
- 孕早期三个月即可诊断

治疗

- 染色体核型分析
- 建议终止妊娠
- 无需进行胎儿干预

预后

- 取决于类型和严重程度
- 无叶型常于新生儿期死亡
- 其他类型有程度不一的智力和躯体发育迟缓

参考文献

1. McGahan JP et al: Sonography of facial features of alobar and semilobar holoprosencephaly. AJR Am J Roentgenol 154:143-8, 1990
2. McGahan JP et al: Congenital cerebrospinal fluid-containing intracranial abnormalities: A sonographic classification. J Clin Ultrasound 16:531-44, 1988
3. Pilu G et al: Criteria for the prenatal diagnosis of holoprosencephaly. Am J Perinatol 4:41-9, 1987

水脑（积水性无脑）

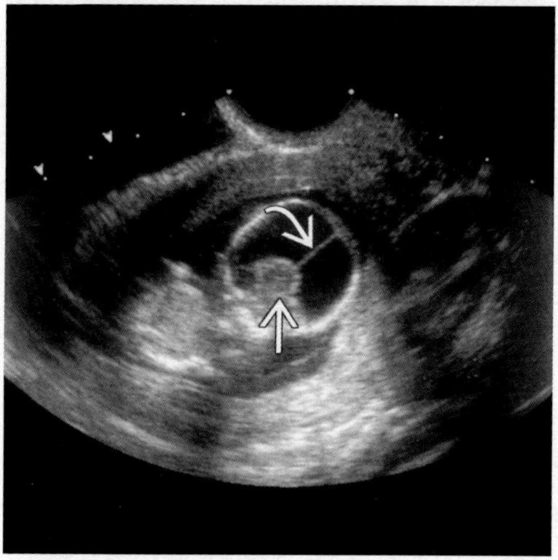

水脑。由该 14 周胎儿的经阴道超声可见大脑半球完全缺失，而大脑镰存在（弯箭头）。脑干突入充满液体的幕上空间中（直箭头），可与全前脑时所见到的丘脑融合相混淆

要点

- 定义：**大脑半球完全性缺失**，而小脑和脑干正常
- 典型影像学表现：颅内完全被液体所占据
- 易与脑积水混淆
  - 后者可见薄层大脑组织
- 易与全前脑畸形混淆
  - 脑镰全部或部分缺失
  - 常合并其他畸形
- 进展性水脑可误认为肿瘤

影像学表现

超声表现

- 除大脑以外的其他结构正常

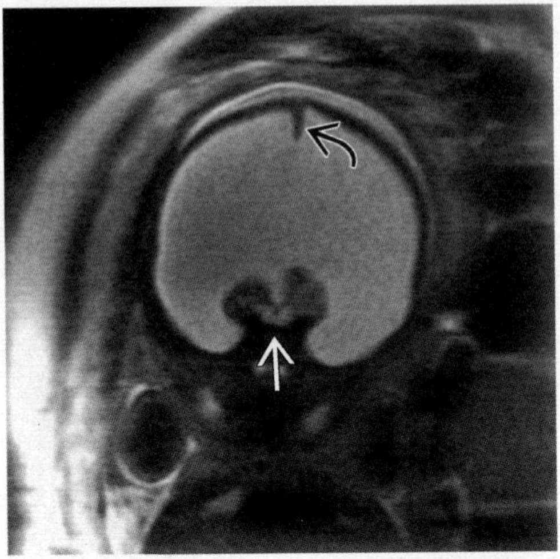

水脑。该 32 周胎儿的冠状面 SSFSE 影像图中可见脑干（直箭头）突入充满液体的颅腔，无大脑组织可见。注意大脑镰存在（弯箭头）。在超声检查时，突出的脑干可能与丘脑融合相混

- 颅内表现可阶段性进展
  - 回声团：灶性出血
  - 脑实质呈弥漫性破坏
    - 正常结构标志消失
    - 颅内出现弥漫性异常回声
  - 大脑半球被液体所替代
    - 为终末阶段的表现
    - 在先露部可见
- 最佳影像学线索
  - 颅内充满液体
  - 可见脑镰
  - 后颅窝正常

MR 表现

- SSFSE
  - 可明确分辨大脑半球缺失

- 颞中叶可能见到
  - 因其血流由脑后部循环供应
- 若可见颞前叶则为严重脑积水
  - 皮层变薄但可见

影像学建议

- 彻底辨清解剖结构
- 无法测及**大脑中动脉**，而脑积水者可探及
- 重点探查有无大脑组织
- 利用 MRI 可将其与严重脑积水相鉴别

鉴别诊断

脑积水

- 大脑皮质尚存
- 常见后颅窝异常
  - Dandy-Walker 畸形：后颅窝囊肿
  - Arnold-Chiari 畸形：小脑延髓池闭塞
- 常合并其他结构异常
  - 脊髓脊膜膨出
  - 畸形足

全前脑

- 单脑室
- 丘脑融合
- 常合并面部畸形
  - 面部中线裂
  - 独眼畸形
  - 喙鼻
  - 猴头畸形

病理

概述

- Fowler 病：增生性血管病变和水脑-脑积水（PVHA）
  - 具特征性“小球样”增生性血管改变

- 影响孕期前三个月大脑皮质血管的侵入
- 可能有线粒体功能障碍

- 遗传学
  - 常染色体隐性遗传，有家族聚集性
    - 遗传缺陷位于16p13.3-12.1
  - Fowler病：常染色体隐性遗传
- 病因及发病机制：已提出的病因有
  - 血管畸形
    - 颈动脉网化
    - 颈内动脉系统缺失
  - 双侧颈动脉闭塞
  - 严重的胎儿低血压和低血氧
  - 宫内感染
  - 辐射
  - 凝血障碍→ICH→脑组织破坏
  - 进展性肿瘤可破坏脑组织而导致水脑
- 流行病学
  - 活产中1：4～10 000
  - 在围生期和新生儿期尸检所发现的中枢神经系统畸形中占0.6%
  - 有报道可见散发“半水脑”
  - 吸烟、孕母年龄小，可增加其危险性

临床要点

临床表现

- 早在孕12周即可发现

治疗

- 筛查感染
- 筛查凝血功能
- 必要时进行染色体核型分析
- 建议终止妊娠
- 若继续妊娠，产程中不干预

- 若头颅过大无法经阴道分娩，建议行穿颅术

预后

- 极差
    - 50%活产儿于生后一个月内死亡
    - 一年内死亡率85%
    - 偶有长期存活者
        - 无认知能力，需被收养照料
- 半水脑
        - 预后较好，在已报道的6例中有4例仅表现出轻微发育延迟

参考文献

1. Laurichesse-Delmas H et al: First trimester features of Fowler syndrome (hydrocephaly-hydranencephaly proliferative vasculopathy). Ultrasound Obstet Gynecol 20:612-15, 2002
2. Greco F et al: Hemihydranencephaly: Case report and literature review. J Child Neurol 16:218-21, 2001
3. Kavaslar GN et al: The novel genetic disorder microhydranencephaly maps to chromosome 16p13.3-12.1. Am J Hum Genet 66:1705-9, 2000

脑 穿 通

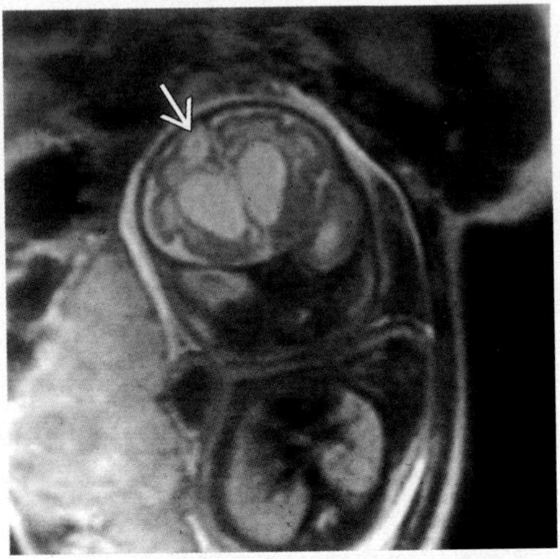

脑穿通。在孕晚期胎儿 MRI 的冠状面 SSFSE 图像显示脑积水和脑穿孔囊（箭头）继发于血栓所致的硬膜动静脉瘘（AVF）。AVF 在后侧，在此图中不能见到

要点

- 定义：脑实质破坏性缺损可与脑脊液的间隙相通
- 典型影像学表现：与脑积水相关的大脑囊状病损，但无团块效果
- **正常发育伴随后期破坏**
  - 脑室周围白质软化
  - 脑穿孔
  - 积水性无脑畸形
- 异常发育：不属于脑穿孔/积水性无脑畸形的范围
  - 神经元移位失调
  - 脑裂畸形

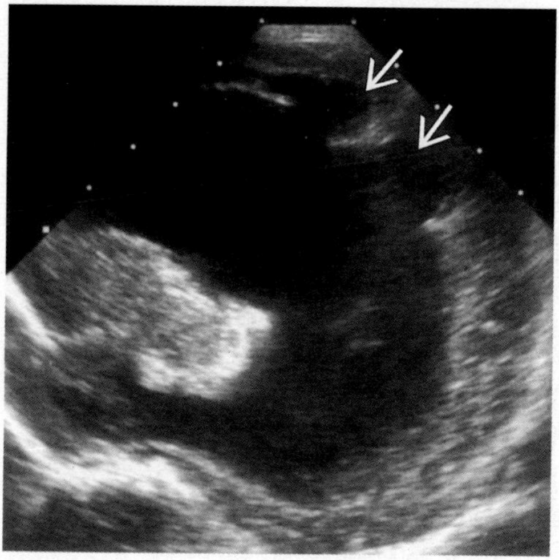

脑穿通。在出生第 1 天对新生儿头部进行经前囟的超声扫描。右侧脑室垂直的矢状面图像显示脑积水与脑穿孔囊相通

影像学表现

一般特征

- 最佳影像学线索：血管轴内液体弱化结构但无团块效果

超声表现

- 圆形或不规则
- 无团块效果
- 脑积水：脑实质破坏
- 多普勒中未发现血流

MR 表现

- FMPSPGR
  - 高信号的血液成分：出血的边缘效应
- SSFSE
  - 囊内有脑脊液信号
  - 脑实质边缘异常的高信号⟶破坏
  - 间隙与灰质不相连
  - 与脑室相通

- 低信号血液成分

影像学建议

- 仔细寻找其他缺损
  - 血管受损
    - 肾脏
    - 四肢
  - 感染
    - 肝脏钙化
    - 颅内钙化
    - 水肿
- 检查有无胎盘剥离
- 随时间而病损加重
  - 正常扫描无特殊并**不能**排除诊断
  - 10～14 天后再检查

鉴别诊断

蛛网膜囊肿

- 轴外
- 正常脑组织移位
- 与破坏进程不相关

脑裂畸形

- 脑实质裂与灰质相连
- 边缘形状圆形或不规则的

血管畸形

- 多普勒中可见到血流
- Galen 颈内动脉-后交通动脉动脉瘤
  - 四叠体池，丘脑后上
- 除了 AVF 外的血管缺失/静脉高血压⟶脑实质缺损和局灶脑穿通

硬膜动静脉瘘（AVF）

- 轴外
- 血管的灌注和回流增加

病理

一般特征

- 遗传学
  - 家族性
- 病因及发病机制
  - 感染
    - 巨细胞病毒
    - 弓形虫病
    - 水痘/带状疱疹病毒
  - 血管：低灌注
    - 单绒毛膜双胎
    - 颅内出血
    - 孕期用药：可卡因
    - 胎儿干预：宫内输血、双胎血管激光凝固
  - 并发症
    - 积水性脑膨出、脂肪过多症
- 流行病学
  - 非常少见

临床要点

治疗

- 感染筛查
- 评估出血素质
- 建议终止妊娠
  - 提倡尸检以明确诊断
- 不是提前分娩的适应证

预后

- 神经系统发育差
- 取决于囊的大小和位置
  - 视觉缺失
  - 语言能力不全

  - 脑积水
  - 感觉/运动缺失
  - 抽搐
- 囊开窗术
  - 偏瘫改善30%
  - 顽固性抽搐
    - 治愈的：62%
    - 改善的：24%
  - 手术死亡率为0

参考文献

1. Nowaczyk MJ et al: Antenatal and postnatal findings in encephalocraniocutaneous lipomatosis. Am J Med Genet 91:261-6, 2000
2. Koch CA et al: Fenestration of porencephalic cysts to the lateral ventricle: Experience with a new technique for treatment of seizures. Surg Neurol 49:524-32, 1998
3. Dildy GA et al: Porencephalic cyst: A complication of fetal intravascular transfusion. Am J Obstet Gynecol 165:76-8, 1991

蛛网膜囊肿

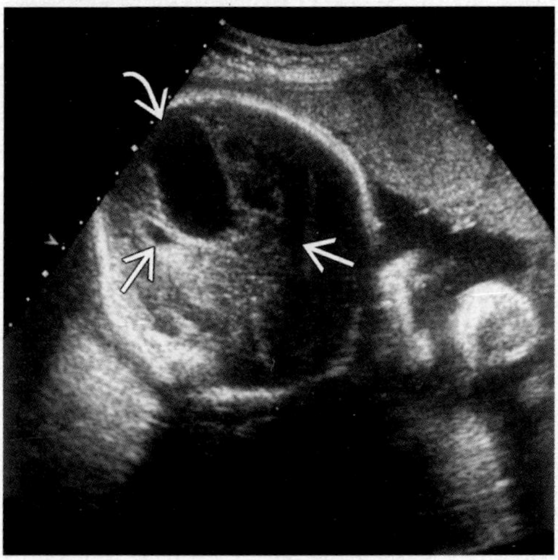

蛛网膜囊肿。脑室水平的超声图（箭头）显示接近大脑镰的位置有一个囊状病损（弯箭头）。孕晚期胎儿颅骨骨化引起颅内结构的缺失

要点

- 定义：脑脊液在蛛网膜回流受阻而积聚
- 典型影像学表现：代替正常组织的单纯囊状病变
- 仅仅是使正常组织移位而无结构破坏
- 产前
  - 幕上占 2/3
  - 幕后占 1/3
- 产后大多数在后颅窝内

影像学表现

一般特征

- 最佳影像学线索：轴外的单纯囊肿

超声表现

- 单纯囊肿

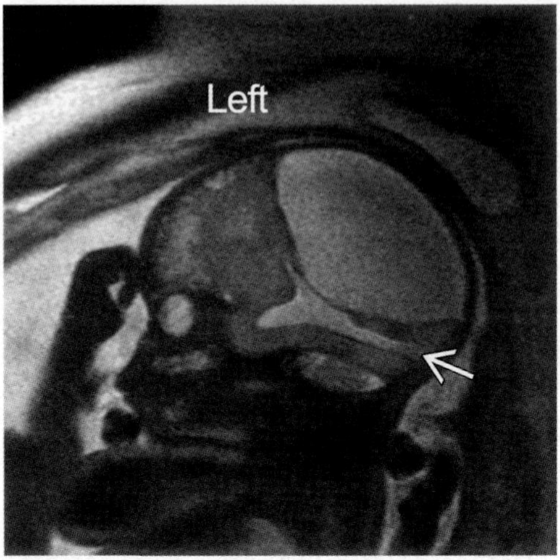

蛛网膜囊肿。胎儿 MRI：矢状面 SSFSE 图像显示囊状病损替代正常的大脑实质。受压的左侧大脑半球和 Monro 孔导致下角增大（箭头）。孕期囊增大需要产后行分流术

- 在大多数病例中剩余的大脑组织是正常的
- 幕上囊肿 5%有胼胝体发育不全
  - 透明隔腔缺失
  - Colpocephaly
  - 沟回狭窄症：大脑表面放射状狭窄的沟回
  - 交通动脉：缺失或异常

MR 表现

- SSFSE
  - 单纯蛛网膜囊肿代替正常脑实质
  - Buckles 灰/白质界面
  - CSF 信号
  - 寻找相关影像
    - 胼胝体发育不全（幕上型 5%）
    - 脑积水

鉴别诊断

脑穿孔囊肿

- 代替了破损的脑组织
  - 蛛网膜囊肿代替正常脑组织

Galen 颈内动脉-后交通动脉动脉瘤

- 中线位置
- 后侧
- 多普勒有血流信号

脑裂畸形

- 脑实质裂
- MRI 上与灰质相连

颅内出血

- 亚急性的可呈囊状
- 伴有正常组织的破坏
- 血液物质
  - 在 FMPSPGR 是高信号
  - 在 SSFSE 是低信号
  - 蛛网膜囊肿是脑脊液信号

Glioependymal 囊肿

- 额或顶颞位置
- 中线集中
  - 蛛网膜囊肿趋向一边延展
- 囊液中蛋白质含量较高
  - 在 MRI 中的信号可以改变

病理

概述

- 一般病理描述
  - 脑脊液积聚在薄壁的囊肿内
- 遗传学
  - 多为散发

 - 可作为综合征的一部分
   - 神经纤维瘤病 1 型
   - 单基因突变致复合先天异常
 - 18 三体综合征
- 胚胎学
  - 额颞胚膜（内膜）融合入大脑外侧裂（中颅窝）失败
  - 余下分别形成的“复制的”蛛网膜
  - 较早的理论：蛛网膜憩室形成
- 病因及发病机制
  - 可能的机理
    - 囊壁分泌有活性的液体
    - 脑脊液泵入缓慢扩张
    - 通过单向通路脑脊液不断积聚
- 流行病学
  - 产前发生率不详
  - 在儿童期 1％发生占位病变
  - 0.5％尸检
  - 男＞女

临床要点

临床表现

- 有病例报道在妊娠早期经阴道超声扫描可以诊断

自然史

- 可引起脑积水：更易发生
  - 孕早期可以诊断
  - ＞15mm
  - 不断增大

治疗

- 如果单独存在建议羊水穿刺明确染色体核型
- 没有产前干预
- 监测囊肿生长情况
- 监测脑积水

  - 头的大小影响分娩的时机和方式

预后

- 如果单发，预后好
  - 如果有团块效应，则需要引流或切除
- 其他合并畸形影响预后

参考文献

1. Bannister C et al: Fetal arachnoid cysts: Their site, progress, prognosis, and differential diagnosis. Eur J Pediatr Surg 9:27-8, 1999
2. Barjot P et al: Diagnosis of arachnoid cysts on prenatal ultrasound. Fetal Diagn Ther 14:306-9, 1999
3. Hassan J et al: Glioependymal and arachnoid cysts: Unusual cause of early ventriculomegaly in utero. Prenat Diagn 16:729-33, 1996

脉络膜囊肿

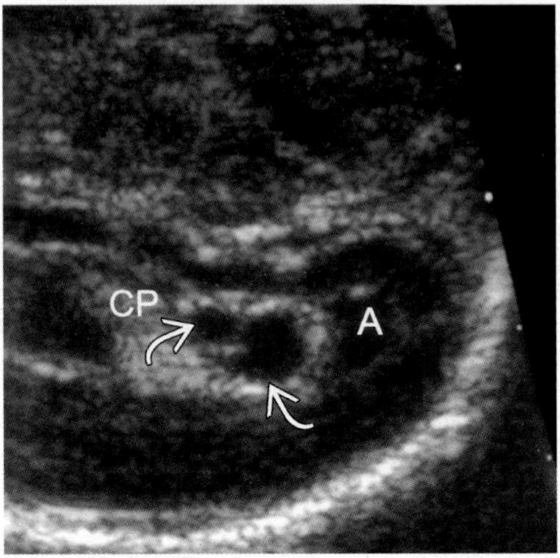

脉络膜囊肿。在左侧脑室脉络膜（CP）回声中可见两个相邻的小囊肿（箭头）。正常液体充满其内（A），位于脉络膜后方。在这个病例中，脉络膜囊肿是单独发现的，胎儿后来是正常的

要点

- 定义：胎儿脉络膜上单发或多个囊肿
- 典型影像学表现：在孕中期脉络膜里回声透明的圆形囊肿
- 在所有的孕中期的胎儿中占接近1%
- 脉络膜囊肿（CPC）是**18三体综合征的标志**
- 一旦发现，最大挑战就是是否进行羊水穿刺
  - 单独发现和合并其他畸形
  - 父母低风险和高风险
- CPC是暂时良性病变
  - 在正常胎儿不伴不良结局

影像学表现

一般特征

- 最佳影像学线索：孕中期在侧脑室的脉络膜内发现一个或多

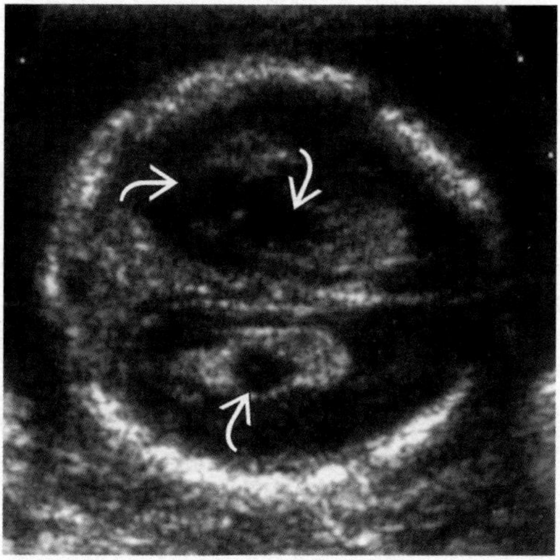

脉络膜囊肿。可看见双侧小脉络膜囊肿（弯箭头）。颅骨呈草莓状。胎儿并心脏畸形，双手紧握手指重叠和马蹄内翻足。羊水穿刺结果是 18 三体综合征

个圆形无回声的厚壁囊肿

超声表现

- CPC 在常规侧脑室图像中很容易看见
  - 在侧脑室横切面可见
  - 正常脑室内液体不应和 CPC 混淆
    - 侧脑室内的脉络膜有回声，其内充满液体
    - 当看见 CPC 室，斜面图可明确囊肿是否在脉络膜内
  - 小囊肿**被脉络膜包裹**
- 当囊肿**直径>2mm** 就可以诊断
  - 脉络膜呈海绵状
  - 微小的无回声区不是 CPC
  - 寻找可辨识的回声壁
- 大的 CPC 直径>10mm
  - 可误认为脑室扩张
  - 多为双侧
  - 合并染色体异常的风险增加

  - 吸收缓慢
- **多发和双侧的 CPC 常见**
  - 不会增加染色体异常的风险
  - 小囊肿可成簇发现
- 暂时的发现
  - **到了孕晚期所有的 CPC 都会吸收**
    - **不管合并畸形或是单发的**
  - 随访超声检查吸收情况是不必要的

影像学建议

- **如果单发，要明确**
  - 仔细寻找较小的特征和主要的畸形
- 寻找 18 三体综合征的肢体畸形
  - 重叠指
    - 在每个 CPC 病例中都要**记录手能否张开**
  - 马蹄内翻足
    - 记录正常的足和腿的关系
- **仔细评估胎儿的心脏**
  - 记录正常流出道

鉴别诊断

侧脑室扩张症

- 巨大的 CPC 可以类似扩张的侧脑室
- 当脉络膜悬挂在侧脑室内时，CPC 可以被脉络膜包裹

颅内出血

- 在宫内极少发生
- 血液的回声比 CPC 更强
- 在丘脑连接处出血
- 血在脑室，经常和脉络膜分离

脉络膜乳头状瘤

- 脉络膜极少发生肿瘤
- 产生脑脊液
  - 可能合并脑积水

- 乳头状瘤常常是低回声的，而 CPC 为无回声

病理

概述

- 一般病理描述
    - 脉络膜经常位于侧脑室体部
    - 不在额、颞、枕角
- 病因及发病机制
    - CPC 是暂时的，病因不明
    - CPC 可参与脑脊液的分泌
    - 囊肿可以由于液体积聚而成
- 流行病学
    - 占正常的 1%
    - **50%的患儿合并 18 三体综合征**

临床要点

临床表现

- **在低风险父母中最常见的是单发的**
    - 单发
        - 没有其他小的标志和主要的畸形
    - 低风险父母
        - 母亲不是高龄产妇
        - 生化检查结果正常
- 有的时候：CPC 合并其他畸形

自然史

- 暂时出现，孕晚期可以吸收
- 正常胎儿无不良结局

治疗

- CPC 不必治疗

预后

- 在低风险父母发生的单发 CPC 预后极佳
    - 常见，在所有的孕妇常规检查中占 1%

- ○ 轻微增加了 18 三体综合征的风险但是＜2 倍的风险底限
- ○ **如果没有其他的标志物，不会增加 21 三体综合征的风险**
- ○ 羊水穿刺是不必要的
- CPC 合并其他畸形的预后需要警惕
  - ○ CPC 合并较小的标志有 20％的风险合并染色体异常
  - ○ CPC 合并主要的畸形有 50％的风险合并染色体异常
  - ○ 进行羊水穿刺可以得到保证

参考文献

1. Ghidini A et al: Isolated fetal choroid plexus cysts: Role of ultrasonography in establishment of the risk of trisomy 18. Am J Obstet Gynecol 182:972-7, 2000
2. Gray DL et al: Is genetic amniocentesis warranted when isolated choroid plexus cysts are found? Prenat Diagn 16:983-90, 1996
3. Snijders RJ et al: Fetal choroid plexus cysts and trisomy 18: Assessment of risk based on ultrasound findings and maternal age. Prenat Diagn 14:1119-27, 1994

颅内出血

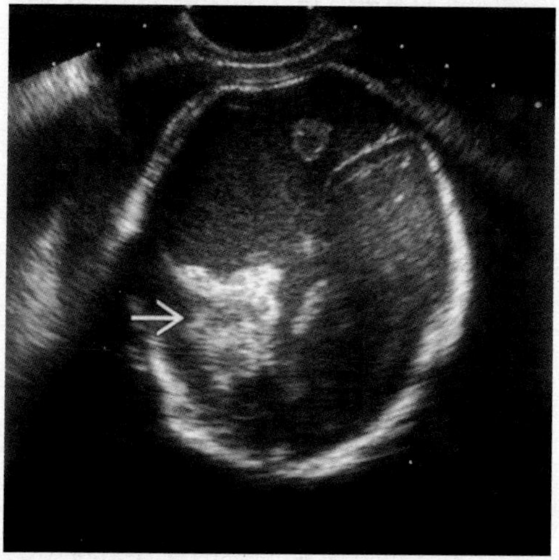

颅内出血。阴道内超声检查胎头的图像显示血栓的回声团（箭头）。脑实质周围液化几乎不能看清能识别的组织

要点

- 定义：胎儿颅内部的出血
- 典型影像学表现：脑室、脑实质或脑脊液腔中的回声团
    - 分类
        - 硬膜下/蛛网膜下
        - 实质内
        - 脑室周围：分级和 GMH 相同

影像学表现

一般特征

- 最佳影像学线索：颅内非灌注的回声团

超声表现

- 高回声的室管膜
- 脑积水

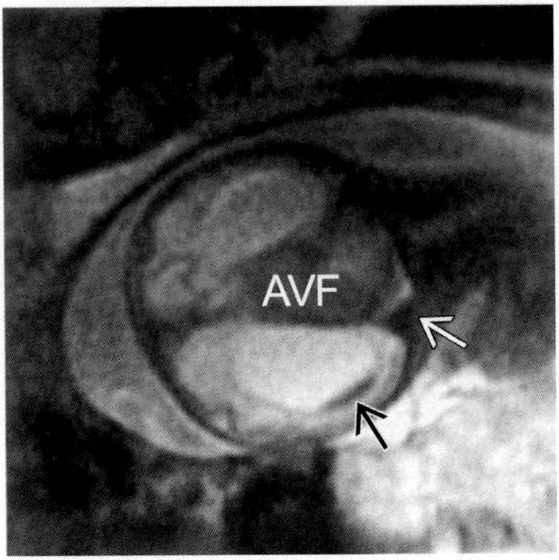

颅内出血。胎儿 MRI 冠状面 SSFSE 图像显示在侧脑室（黑色箭头）和颅前窝（白箭头）中血和脑脊液的水平。IVH 发生在硬膜动静脉瘘（AVF）形成血栓之后。在白质周围的高信号表示 PVL（在其他情况更易看见）

- 硬膜下：脑实质到颅骨穹隆的距离正常≤4mm
- 实质内──►脑穿通畸形
- 脑室周围：表现和分级和新生儿 GMH 相同

MR 表现

- SSFSE：血液成分低信号，在多个层面上确定位置
  - 不要和血流假象相混淆
    - 明确的信号较少：涡状不是团块状的
    - 各个图像间的位置是相互矛盾的
- 脑脊液间隙和脑室的分隔与出血和感染有关
- 血和脑脊液水平
- 大的血流排空：从畸形的血管中发出灌注和回流血管
- 寻找脑室周围白质软化或脑穿通畸形

影像学建议

- 贫血继发出血增加了水肿的风险

   - 心包/胸腔积液
   - 腹水
   - 皮肤增厚
- **应用彩色多普勒**
- 大脑中动脉收缩期峰流速可用于监测贫血和评测是否需要宫内输血
- 血管畸形形成血栓引起静脉高压从而导致出血
   - 形状和位置可提示颈内动脉-后交通动脉动脉瘤的静脉
   - 管状部分可能是血栓形成的灌注和回流血管

鉴别诊断

颅内肿瘤

- 大的、非均匀的、生长快
   - 在超声中血块到后来会消退、消失
- 有血流灌注：而血块中无血管
- 大头畸形：占位性病变
   - ICH ⟶脑实质破坏⟶头变小

感染

- 也引起结构破坏和水肿
   - 颅内骨化可能是 CMV 或弓形虫感染

病理

概述

- 一般病理描述
   - 死产胎儿中 6％尸检可见
- 遗传学
   - 同种免疫血小板减少症（AITP）：常染色体显性遗传（AD）
   - 凝血失调：一些为 AD
   - 血友病：X 连锁的隐性遗传
- 病因及发病机制
   - 母体和胎儿血压的变化

    - 药物的使用：可卡因
    - 先兆子痫毒血症（PET）
    - 胎盘早剥
  - 创伤
    - 波利尼西亚手法进行胎臀外倒转术是引起胎儿硬膜下血肿的重要原因
    - 交通事故/家庭暴力
  - 孕母血小板减少/凝血功能障碍
  - HELLP 综合征
  - 胎儿 AVM/AVF
- 流行病学
  - 1∶1000

临床要点

自然病程

- 母亲患特发性血小板减少症（ITP）：胎儿 ICH<1%
- 自身免疫性血小板减少症（AITP）：胎儿 ICH 10%～30%

治疗

- 剖宫产终止妊娠
- 胎儿输血：血小板或全血
- AITP 患儿每周输免疫球蛋白+/-类固醇
  - 8/8 例婴儿获得较好效果
  - 使用这种治疗前的结果都很差

预后

- 发生率增加的因素
  - 抽搐
  - 脑瘫
  - 脑积水
  - 发育迟缓
- 结果取决于出血的严重程度和范围
- 不良预后可能是死亡或严重神经损伤
  - 88%的硬膜下/蛛网膜下出血

- ○ 92%的脑实质出血
- 好的预后为正常或轻微的神经损伤
- 脑室周围出血预后好
  - ○ 1级100%
  - ○ 2级60%
  - ○ 3级0%

参考文献

1. Sharif U et al: Prenatal intracranial hemorrhage and neurological complications in alloimmune thrombocytopenia. J Child Neurol 16:838-42, 2001
2. Green P et al: Idiopathic intracranial hemorrhage in the fetus. Fetal Diagn Ther 14:275-8, 1999
3. Vergani P et al: Clinical significance of fetal intracranial hemorrhage. Am J Obstet Gynecol 176:731-2, 1996

头颈部

腭裂和唇裂

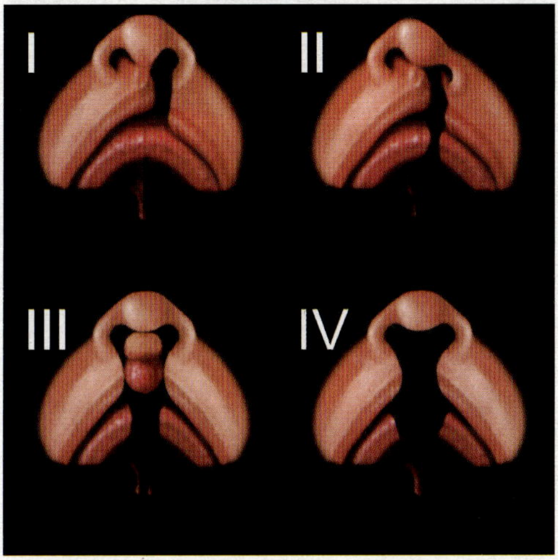

腭裂和唇裂。超声典型 4 种常见唇裂伴或不伴有腭裂。1 型：单侧唇裂；2 型：单侧唇裂伴腭裂；3 型：双侧唇腭裂；4 型：中线位置唇腭裂

要点

- 同义词：唇腭裂（CL/P），面裂
- 定义：先天畸形导致单侧或双侧上唇未融合+/−腭未融合
- 典型影像学表现：**唇线缺损+/−上颌骨牙槽脊缺损**
- 超声分型：4 型
  - 1 型：单侧唇裂，腭完整
  - 2 型：单侧唇腭裂
  - 3 型：双侧唇腭裂
  - 4 型：中线位置唇腭裂
- 腭裂不伴唇裂多累及后背侧腭软组织
  - 在宫内很难诊断
- 20% 1 型、50% 2～4 型，30%腭裂不伴唇裂
- **合并染色体异常**
  - 3 型和 4 型居多

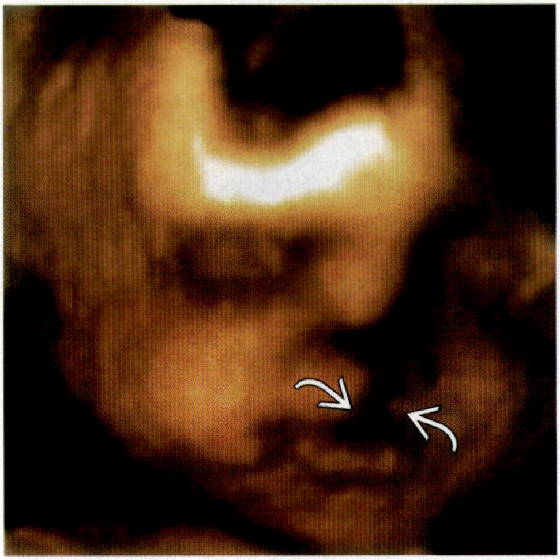

唇腭裂。三维超声显示的 1 型唇裂的影像（箭头）

影像学表现

一般特点

- 最佳影像学线索：成角的冠状面图（**拱嘴图**）显示上唇线性或较大缺损
- 侧面图常异常，特别是较大的或双侧的唇腭裂

超声表现

- 1 型
  - 拱嘴图：上唇线性缺损伴或不伴鼻部畸形
- 2 型
  - 拱嘴图：与 1 型类似，**鼻部畸形**更多
  - **在轴位和横位平扫时易于发现腭部缺损**
    - 羊水充满上颌骨牙槽脊的间隙
- 3 型：
  - 拱嘴图：非常异常，双侧唇缺损均合并鼻部畸形
  - 侧面图：前颌骨突出
    - 发育不良的前颌骨向前呈岛状突出
  - 轴位图：双侧唇腭裂在此面上最易发现
- 4 型

  - 包括唇和腭的中线裂开
  - 常常比较大，在各个平面都可以看见
  - 前中线的硬腭缺损
- 单独的腭裂：很少在宫内诊断
  - 后方软腭缺损
- **三维超声（3DUS）**
  - 三维超声的多层面图像更加有用
    - 一次可得到侧面、轴位和拱嘴图
    - 提高了评价唇腭裂范围的能力
  - 表面成像：胎儿逼真的面部图像
    - 父母应该有心理准备
  - 有利于进行矫形手术的产前咨询
- 合并畸形、综合征和染色体异常
  - 结构异常的1型占14%，2～4型占40%（3、4型多见）
    - 所有的器官系统的畸形都有描述
  - 染色体相关异常（相关异常有利于诊断）
    - **13三体综合征**：4型最常见
    - 18、22、9和10三体综合征
  - Van der Woude综合征：常染色体显性遗传，50%合并唇腭裂

影像学建议

- 常规查拱嘴图和侧面图
- 三维超声可以提供更多的信息

鉴别诊断

羊膜束带综合征

- 羊膜带引起的**严重的随机的斜形缺损**
- 裂不遵从胚胎学变化类型
- 胎儿经常吞咽脱落的羊膜带

正常的人中

- 类似拱嘴图上的中线裂缺损
- 其他图像显示完整的皮肤和腭

- 在较大的胎儿和后期妊娠中更明显

面部团块（前头裂、上颌寄生胎、面部血管瘤）

- 类似 3 型的前颌骨突出
- 寻找继发的脑部改变
- 血管瘤的腭是完整的
- **上颌寄生胎（畸胎瘤）**：较大、极不协调的团块从鼻和嘴突出

病理

概述

- 病因及发病机制
  - 胚胎学
    - CL：3 片唇块融合失败（2 侧、1 中）
    - CL/P：CL 加 3 块原始的腭块融合失败
    - 单独 CP：2 块继发的腭块融合失败
- 流行病学
  - 占出生人数的 0.15%，占所有畸形的 7.5%
  - CL/P 在亚洲人中为 1∶600，高加索人中为 1∶1000，非洲-美洲人中为 1∶2500
  - 单独的腭裂人种发生率相同
  - 男性易患 CL/P，女性易患单独的腭裂
  - 单侧唇腭裂在左侧常见
  - 染色体异常和唇腭裂的关系
    - 1 型罕见，2 型占 20%，3 型占 30%，4 型占 52%

临床要点

临床表现

- 严重的则阻碍吞咽羊水，导致**羊水过多**
- 产前扫描偶然发现

治疗

- **对 2～4 型应行羊水穿刺**
- 有时出生后即刻修复
- 唇裂一般生后几个月修复

- 腭裂一般生后 9～18 个月修复

预后

- 取决于合并畸形和染色体的情况
- 多次手术是需要的
- 语言训练以及牙齿的处理也是必要的
- 相关的耳、鼻、喉问题

参考文献

1. Clementi M et al: Evaluation of prenatal diagnosis of cleft lip with or without cleft palate and cleft palate by ultrasound. Prenat Diagn 20:870-5, 2000
2. Nyberg DA et al: Fetal cleft lip with and without cleft palate: US classification and correlation with outcome. Radiology 195:677-83, 1995
3. Benacerraf BR et al: Fetal cleft lip/palate: Sonographic diagnosis and postnatal outcome. Plast Reconstr Surg 92:1045-51, 1993

小颌畸形

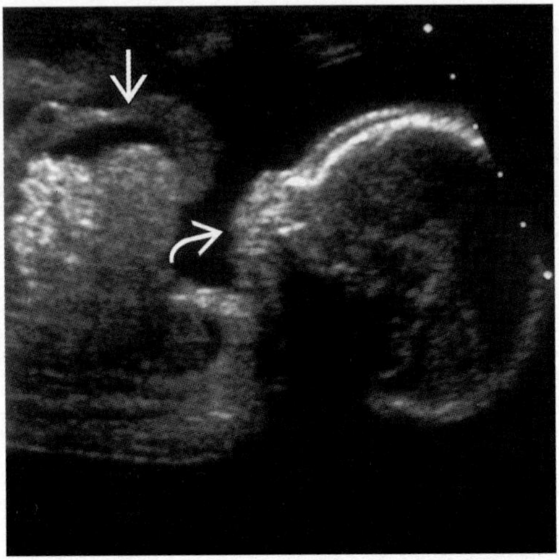

小颌畸形。18 三体胎儿声像图，可见下颚及下唇均后缩（弯箭头）。另可见脐膨出，其中包含了肝和肠管（直箭头）

要点

- 定义：小下颌骨
  - 下颚后缩
  - 舌的后部位置异常：舌下垂
- 典型影像学表现：侧面观可见下颚后缩
- 在已命名的综合征中，有 70 多种包含小颌畸形
- 对待该畸形最重要的是找出**还合并有哪些其他异常**
- 以下情况具有该特征
  - 染色体或单基因异常
    - 18,13,9,8 三体
    - Treacher Collins 综合征（下颌与面骨发育不全综合征）
    - Stickler 综合征
    - Smith-Lemli-Opitz 综合征（鼻孔朝前-眼睑下垂-第 2，3 并趾-尿道下裂综合征）

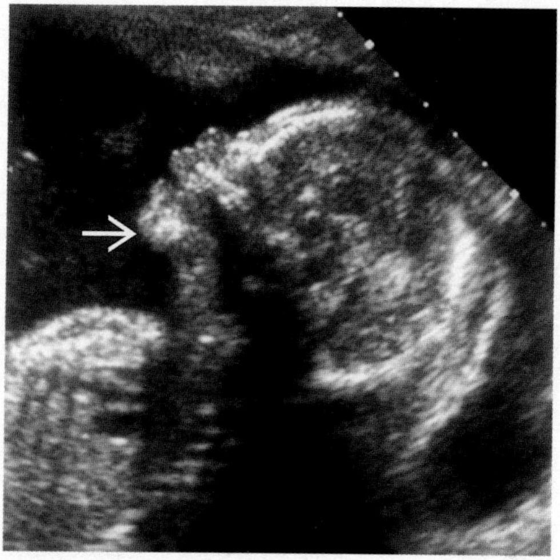

正常胎儿侧面观。矢状面声像图示下颌（箭头）被软组织所覆盖，上下颌与前额大致在同一水平

- 命名的综合征
  - Pierre Robin 综合征（原发缺陷-早期下颌发育不良综合征）
- 神经肌肉或骨骼异常
  - 胎儿运动不能序列征
  - Neu-Lavoxa 综合征
- 致畸原暴露史
  - 丙戊酸
  - 甲氨蝶呤

影像学表现

一般特征

- 最佳影像学线索：在面部**真矢状切面图**中可见下颚后缩

超声表现

- 三维超声为评估面部结构的最佳方法
  - 可获得体积参数
  - 可确保精确的矢状面图像

- 颌骨系数
  - 下颌骨 AP 径/双顶径×100
- 羊水过多：见于近 70%的病例
  - 为吞咽异常所致
- 常合并
  - 骨骼发育异常
  - 先天性心脏病
  - 颈后水囊瘤
  - 宫内发育受限
- 其他可合并的异常
  - 气管-食管瘘

MR 表现

- FSE single shot 可用于评估
  - 腭裂
  - 中枢神经系统异常

影像学建议

- 必须是真矢状切面上的侧面图像方有诊断意义，否则可造成下颚后缩的假象
- 经上颌骨牙床轴面的影像可提示是否合并腭裂
- 条件允许时应进行三维显像
- 还应观察胎儿耳部影像特点
  - Treacher Collins 综合征：耳部可能小得观察不到
  - Nager 综合征（面部发育不全综合征）：耳部畸形，同时上肢骨骼严重骨化不全
  - Goldenhar 综合征：畸形耳，合并偏侧颜面部狭小
  - 耳头畸形：颌骨发育不全或缺失
    - 并耳畸形：双耳向内移位至颈部中线
    - 小口，无舌，口鼻融合
- 胎儿眼部特征
  - Neu-Lavoxa 综合征：双眼距过宽，突眼，眼睑缺失

鉴别诊断

无牙畸形

- 颌骨缺失
- 为致死性畸形

病理

概述

- 遗传学
    - 有些为常染色体显性遗传，如
        - Treacher Collins 综合征
        - Stickler 综合征
    - 有些为常染色体隐性遗传，如
        - Smith-Lemli-Opitz 综合征
        - Neu-Lavoxa 综合征
    - 还有许多为新的自发性突变所致
- 流行病学：发病率随疾病种类而不同
    - Pierre Robin 综合征的发生率为 1∶30 000
    - 18 三体在活产中的发生率为 1∶3000

临床要点

临床表现

- 颌骨在妊娠最后 3 个月方明显生长，因此 18～20 周行常规超声检查时可能尚不明显

治疗

- 遗传学咨询
    - 详细了解家族史
    - 有无致畸原暴露史
- 应做核型分析：其中 66%有染色体异常
- 分娩应在三级医疗机构进行，可能发生以下情况
    - 出生时气道障碍
    - 喂养困难

  - 睡眠相关性气道阻塞

预后

- 宫内诊断
  - 30%人工终止
  - 50%胎死宫内或于新生儿早期死亡
- 复发危险性
  - 常染色体显性遗传者复发率50%
  - 常染色体隐性遗传者复发率25%
  - 非整倍体异常者的复发率为1%，亦与母亲年龄相关

参考文献

1. Paladini D et al: Objective diagnosis of micrognathia in the fetus: the jaw index. Obstet Gynecol 93:382-6, 1999
2. Cohen J et al: Prenatal sonographic diagnosis of Treacher Collins syndrome: A case and review of the literature. Am J Perinatol 12:416-9, 1995
3. King JA et al: Neu-Lavoxa syndrome: Pathological evaluation of a fetus and review of the literature. Pediatr Pathol Lab Med 15:57-9, 1995

口腔寄生胎

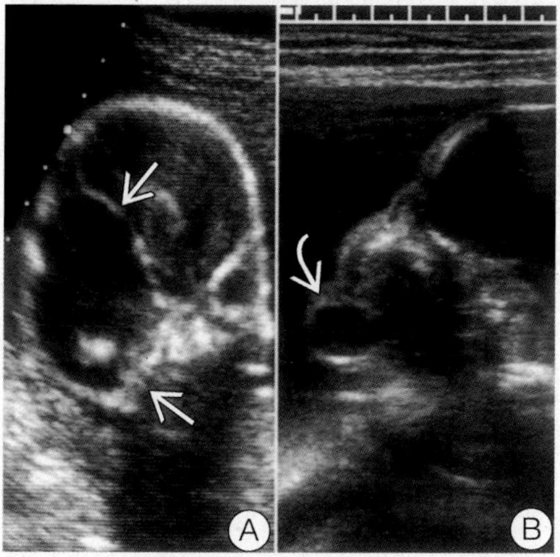

口腔寄生胎。(A)胎头冠状面声像图所示，颅底中央可见一囊实混杂性肿物，并同时向颅内及咽部扩张（箭头)。(B)矢状面可见该肿物从胎口伸出（弯箭头）

要点

- 同义词：鼻咽部畸胎瘤，口腔畸胎瘤，颜面部畸胎瘤
- 定义：发生于口腔或咽部的畸胎瘤
- 典型影像学表现：来源于口或鼻部的性质混杂的囊性或实性肿物
- 起源于腭部或蝶骨基底部位
  - 优先向鼻咽、口咽内部生长，随后可长出口鼻
  - 可向颅内扩张，导致脑部变形
- **组织学上为良性，但可因病变部位不同而产生致死性**
- 在畸胎瘤的发生部位中，位于鼻咽或颜面部者仅占不到2%
- 常见部位
  - 骶尾部50%～60%
  - 胸腹部15%～35%

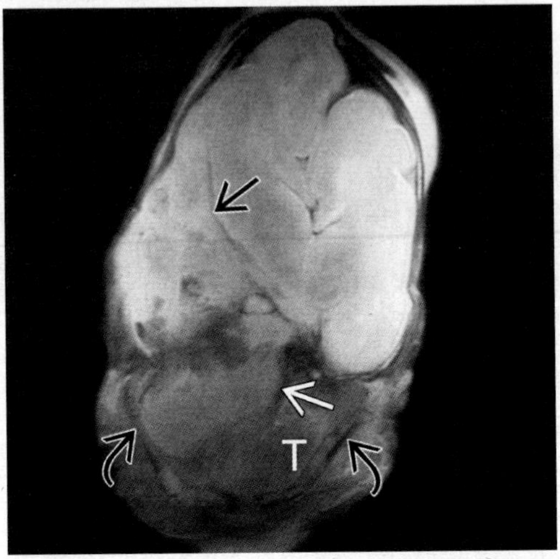

口腔寄生胎。同一胎儿死后 T2W1 像，可见该肿物同时长入咽部（白箭头）和颅内（黑箭头）。其颅内部分对脑组织产生显著影响。下颌张开（弯箭头）伴舌偏斜（T 所示）

- 脑部＜5％

影像学表现

一般特征

- 最佳影像学线索：**钙化影**有助于与该部位其他肿物鉴别
- 肿物充满口腔，且源于口和/或鼻
- **可向上扩展至颅内**
    - 可导致颅内结构明显变形

超声表现

- 多以实性为主或呈囊实性
- 肿物可十分巨大
- 周围器官间距过大
- 突眼
- 儿口张开
- 胎儿颈部过度仰伸

- **羊水过多**：继发于咽部梗阻
- 巨大肿物可导致胎儿水肿
  - 为高排性心力衰竭所致
- 可合并心脏异常

MR 表现

- 可辨清其解剖范围
- 有助于确认是否含脂肪组织
- 帮助排除前脑膨出

影像学建议

- 应常规进行头面部显像并仔细观察
- 应用彩色多普勒测定其血流情况
- 密切随诊，这是因为
  - **可生长迅速，成为巨大肿物**
    - 常可大于胎头
  - 可向颅内扩展，导致
    - 脑实质受压、移位
    - 胎头增大
    - 胎儿脑积水
  - 可发生进行性加重的羊水过多

鉴别诊断

前脑膨出

- 与脑组织直接相连
- 颅内结构变形
- **MRI** 可明确诊断

颈部畸胎瘤

- 肿物来自颌下的颈前部
- 不向口腔内或颅内扩展
- 可向纵隔扩展
- 若肿物巨大则难辨其来源

颈后水囊瘤

- 位于颈后

- 口、咽及脑部均正常
- 肿物呈有分隔的囊性
- 无钙化

病理

概述

- 遗传学
  - 散发
- 胚胎学
  - 原始干细胞的异常迁移所致
- 流行病学
  - 罕见

镜下特征

- 为干细胞肿瘤，至少包括一个胚层
  - 常含有神经组织（呈“脑样”）
  - 还含有脂肪组织、软骨组织及骨组织
- 多数为良性

临床要点

临床表现

- 最早发现于妊娠 15 周
- 羊水过多

自然病程

- 宫内生长迅速

治疗

- 建议终止妊娠
- 继续妊娠者应到三级医疗机构进行分娩
- 肿物巨大可导致难产
  - 必要时行剖宫产
- 应随时做好气管切开辅助通气的准备

预后

- 通常是致死性的，但外科干预可能改善预后

- 无复发危险

参考文献

1. Papageorgiou C et al: Prenatal diagnosis of epignathus in the first half of pregnancy: A case report and review of the literature. Clin Exp Obstet Gynecol 27:67-8, 2000
2. Gull I et al: Antenatal sonographic diagnosis of epignathus at 15 weeks of pregnancy. Ultrasound Obstet Gynecol 13:271-3, 1999
3. McMahon MJ et al: Perinatal management of a lingual teratoma. Obstet Gynecol 87:848-51, 1996

颈后水囊瘤

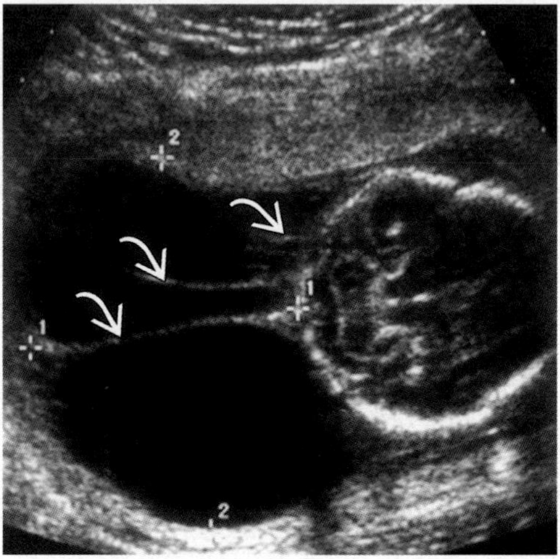

颈后水囊瘤。此为一 Turner 综合征胎儿于孕中期所摄，可见一巨大水囊瘤（光标所示），表现为带有分隔的皮下积液（弯箭头）

要点

- 同义词：淋巴管瘤、颈项水囊瘤
- 定义：由于先天性淋巴管异常，导致皮下组织形成液囊
  - 胎儿期的最常见部位是颈部后方
- 典型影像学表现：大量液体积聚于胎儿颈后皮下，有分隔
- 颈项水囊瘤（CH）
  - 被认为是染色体非整倍体异常的标志性表现
  - 具有该病变者，**2/3 存在染色体异常**
    - **Turner 综合征（XO）**最为常见
  - 40％合并**胎儿水肿**
- 是孕早期所见到的颈项透明层增厚系列的一部分
- 其他部位的水囊瘤少见，多为散发

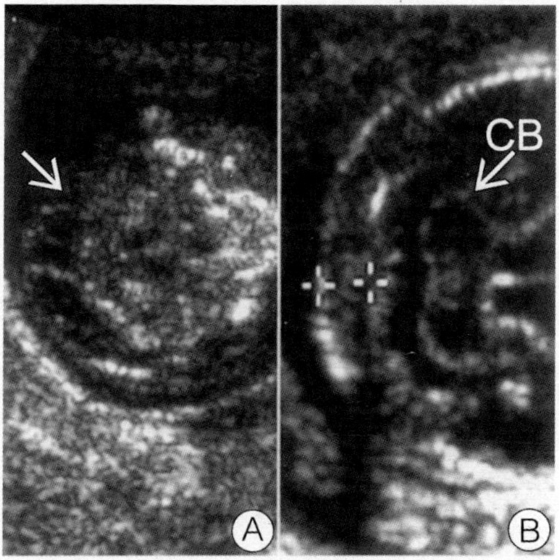

颈后水囊瘤。Down综合征胎儿（21三体）（A、B），孕早期所见带有分隔的水囊瘤（直箭头），于孕中期变为颈后增厚的皱褶（光标所示）。CB为正常小脑

影像学表现

一般特征

- 最佳影像学线索：在颈部后方或侧方，发现肿物样的皮下积液

超声表现

- 液性肿物累及皮肤及皮下组织
- 最常见于胎儿颈部后方和侧方
- 大小不一，多数较大
    - 若同时发生羊水过少，有可能将水囊瘤误认为是羊水
    - 少量积液可自然消退
    - 之后可成为皮肤皱襞增厚
- 通常有分隔，也可单房
- 常伴有其他异常
    - 心脏缺损
    - 胎儿水肿
        - 包括皮肤水肿、腹水、胸水、心包积液

影像学建议

- 应特别关注有无合并其他异常
- 注意有无胎儿水肿
- 密切随访
  - 胎死宫内率高
  - 可进一步发现胎儿生长过程中的重要异常（尤其是心脏异常）

鉴别诊断

枕部脑膨出

- 可见多少不一的后颅窝组织从颅骨缺损处突出
  - 颈部水囊瘤**不存在颅骨缺损**

血管瘤

- 可见于头颈部皮内的血管错构瘤
  - 比水囊瘤偏实性
  - 彩色多普勒可显示其血流

羊膜束带综合征

- 为羊膜破损所导致的胎体不同部位被缠绕、内陷而致畸
  - 可见淋巴水肿：不像水囊瘤呈囊性
  - 可见胎体截肢（常为指、趾）
  - 颜面及躯体可见裂损（与水囊瘤相比多不对称）

病理

概述

- 病因及发病机制
  - 先天性淋巴系统异常
  - 颈项水囊瘤
    - 为颈内静脉与颈部淋巴囊之间流通障碍或延迟所致
    - 二者之间正常的流通建立于受孕后 40 天
- 流行病学
  - 2/3 颈项水囊瘤合并染色体异常
    - Turner 综合征（XO）
    - Down 综合征（21 三体）

- Edward 综合征（18 三体）
- 还可合并许多非染色体异常
  - Noonan 综合征
  - Apert 综合征
  - Cornelia de Lange 综合征

临床要点

临床表现

- 多在孕中期常规超声检查时被偶然发现
- 孕早期超声表现为颈部透明层增厚
  - 甚至在孕早期，也可观察到分隔
- 可于寻找非免疫性胎儿水肿的原因时被发现
- 也可在死胎中发现

治疗

- 建议羊膜腔穿刺，进行染色体核型分析
- 遗传咨询

预后

- 有分隔者预后相对较差
  - 在这些病例中，非整倍体染色体异常以及胎儿水肿发生率相对高
- 取决于是否合并其他异常
- 取决于染色体核型
- 出现水肿者预后差
- 随妊娠进展，可致颈部皮肤进行性增厚
- 其他部位水囊瘤的预后与是否行外科摘除有关

参考文献

1. Reynders CS et al: First trimester isolated fetal nuchal lucency: Significance and outcome. J Ultrasound Med 16:101-5, 1997
2. Bronshtein M et al: The difference between septated and nonsepatated nuchal cystsic hygroma in the early second trimester. Obstet Gynecol 81:683-7, 1993
3. Thomas RL: Prenatal diagnosis of giant cystic hygroma. Prenatal Diagn 12:919-23, 1992

甲状腺肿

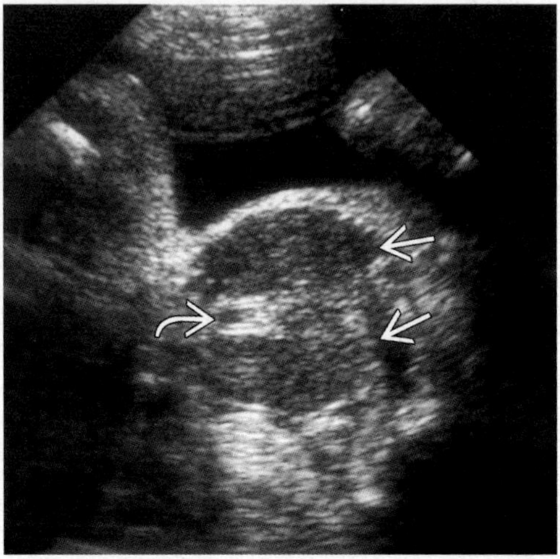

甲状腺肿。胎儿颈部冠状图示甲状腺叶均匀增大（箭头）。含液体的气管（弯箭头）受到不全压迫

要点

- 定义：胎儿甲状腺增大
- 典型影像学表现：均匀回声的颈部肿物
- 甲状腺肿伴有甲状腺功能的增高或减低
- 胎儿甲状腺功能不随母体而改变
- 肿块作用→颈部过伸→难产
- 过大的甲状腺可以在分娩过程中导致致命的呼吸道阻塞
- 孕期通过胎盘转运
    - 甲状腺刺激免疫球蛋白（TSI）
    - 甲状腺释放激素（TRH）
    - 抗甲状腺药物
    - 碘
    - β受体阻断剂
- 随妊娠进展，通过胎盘转运减低的有
    - 促甲状腺激素（TSH）

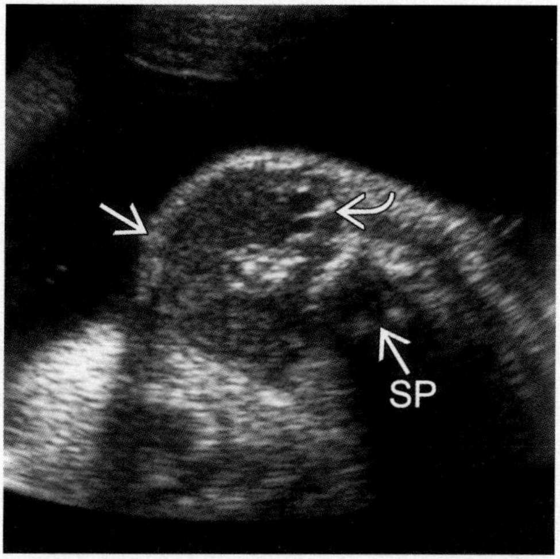

甲状腺肿。胎儿颈部切面图，可见甲状腺峡部增厚（箭头），同时可见颈静脉和颈动脉（弯箭头）。SP：颈椎

- 三碘甲腺原氨酸（T3）
- 四碘甲腺原氨酸（T4）

- 至孕 20 周胎儿甲状腺对 TSI、抗甲状腺药物完全敏感

影像学表现

一般特征

- 最佳影像学线索：**相同回声**的颈部肿块

超声表现

- 颈部肿块：**保持甲状腺的轮廓**
  - 在给定的孕期可以通过图表了解它的大小
- 肿块的影响
  - 阻碍吞咽→羊水过多
- 水肿
  - 血管短路→高排出量
    - **发生于甲状腺功能亢进或减低**
- 生长障碍

- 甲状腺功能亢进
  - 胎儿心动过速
  - 颅缝早闭

MR表现

- FMPSPGR
  - 由于碘的含量增高呈均一的高信号
- SSFSE
  - 中等信号
  - 条带的肌肉低信号
  - 可以评估气管和食管的压迫

影像学建议

- 监测
  - 生长发育
  - 心率和心律
  - 水肿
  - 羊水量
- 应用彩色多普勒了解甲状腺的血流情况

鉴别诊断

颈部畸胎瘤

- 常体形巨大，形状不规则
- 超声混合回声+/一骨化

病理

概述

- 病因及发病机制
  - 甲状腺功能亢进
    - 母体甲状腺刺激激素的抗体经胎盘进入
  - 甲状腺功能低下
    - 母体的抗甲状腺药物经胎盘进入
- 遗传学
  - 没有遗传性

- 流行病学
  - 罕见，实际发生率不详
  - 碘缺乏的地区：妊娠加重母体甲状腺负担
    - 增加了胎儿甲状腺功能低下的风险
  - 母亲患有 Graves 病（自身免疫性甲状腺疾病）的胎儿有 2%～12%发生异常的甲状腺功能

临床要点

临床表现

- 对母亲患有 Graves 病的要高度重视
- 母亲甲状腺功能正常也可以发现颈部肿块

自然病程

- 孕妇患 Graves 病持续甲亢
  - 增加了流产和死产的发生率
- **胎儿甲低**
  - 研究表明髓鞘形成不全导致学习困难
  - 不可能导致呆小症，新生儿治疗仅对预防有效
- **胎儿甲亢**
  - 心动过速→水肿

治疗

- 用游离 T3、T4 监测母亲甲状腺功能
  - 孕期甲状腺素结合球蛋白增加
  - 在正常孕期造成总 T3、T4 增高的假象
- 如果不知道可以检查母亲甲状腺抗体的情况
- 用脐带穿刺术测胎儿游离 T3、T4 和 TSH 的水平
  - 正常范围的评估
  - 胎儿血中的水平比羊水中的更加可靠
- 胎儿甲低
  - 每周羊水中注射甲状腺素
- 胎儿甲亢
  - 母亲进行药物治疗直到胎儿有反应
    - 推荐用丙硫氧嘧啶

  - 甲状腺素替代治疗需要保证母亲甲状腺功能正常
- 如果持续甲状腺肿，分娩采用 EXIT 程序（**EX** utero **I**ntrapartum **T**reatment）
  - 婴儿保持胎盘供给，至呼吸道建立

预后

- 一般来说对治疗都是有快速反应的
  - 甲状腺肿变小
  - 羊水过多吸收

参考文献

1. Agrawal P: Intrauterine diagnosis and management of congenital goitrous hypothyroidism. Ultrasound Obstet Gynecol 19:501-5, 2002
2. Gruner C et al: Intrauterine treatment of fetal goitrous hyperthyroidism controlled by determination of thyroid-stimulating hormone in fetal serum. A case report and review of the literature. Fetal Diagn Ther 16:47-51, 2001
3. Guibourdenche J et al: Biochemical investigation of foetal and neonatal thyroid function using the ACS-180SE analyzer. Ann Clin Biochem 38:520-6, 2001

脐带绕颈

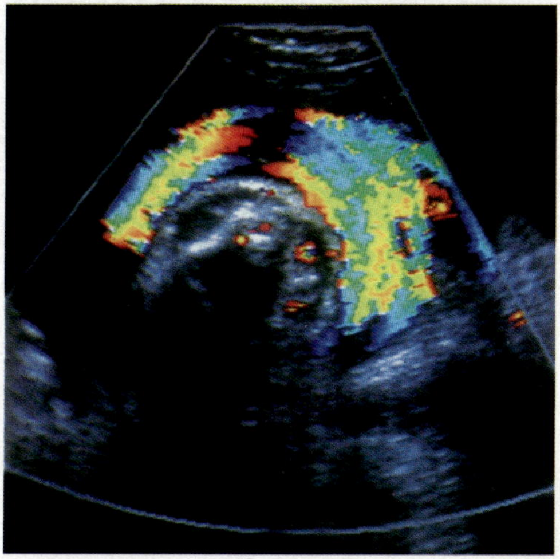

脐带绕颈。由横断面彩色多普勒图像可见胎颈周围环绕有多圈脐带。分娩时发现为四整圈脐带绕颈

要点

- 定义：至少有一整圈脐带缠绕于胎颈上
- 典型影像学表现：颈部周围的囊性团块，使用彩超可探及血流
- 发生率随孕周增加
  - 20 周为 6％
  - 42 周为 29％
- 可自行展开
- 多圈脐带绕颈以及缠绕较紧者易出现并发症

影像学表现

一般特征

- 最佳影像学线索：为除外假阳性，必须在矢状面和横断面上同时出现方可诊断

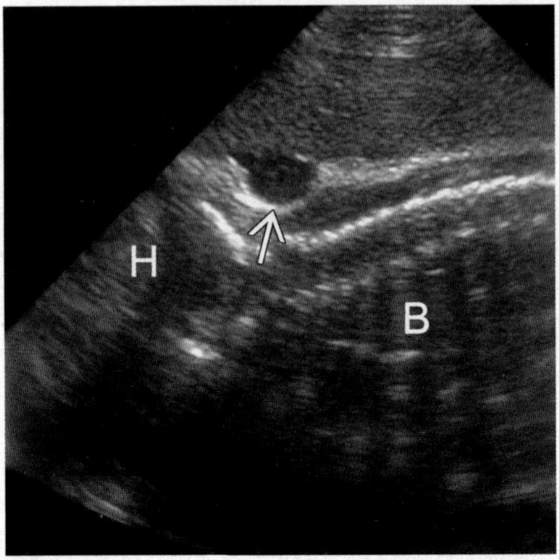

该图为一脐带绕颈合并羊水过少的胎儿，可见脐带绕颈呈现出“草皮征”。由矢状面声像图可见胎颈后部绕有一脐带单环（脐带环绕颈部形成完整环）。注意图中明显的皮肤压迹（草皮征——箭头所示）。（H——胎头，B——胎体）

超声表现

- 该部位皮肤出现压痕（草皮征）
- 凡在颈旁发现有脐带，均应使用彩色多普勒进一步探查
  - 可明确诊断
  - 避免使普通超声难以判断的病例漏诊

影像学建议

- 注意血管受影响情况
  - 收缩期/舒张期血流比值（S/D）增加
  - 舒张早期切迹
  - 发现脐血流异常者应探查大脑中动脉
- 进行超声随访，应重点观察
  - 胎儿生长情况
  - 羊水量
    - 羊水过少可使相应的并发症增加

  - 多普勒血流
  - 胎动
- 三维超声可起到辅助评估作用

鉴别诊断

邻近颈部的脐带

- 在颈部不成整圈
  - 不能同时见于矢状面和横断面
- 在检查或随访过程中是可变的

颈部水囊瘤

- 可见多个分隔
- 无血流信号

病理

概述

- 病因及发病机制
  - 血管盘曲较少的脐带柔软而易弯，容易发生脐带绕颈
  - 脐带过长也易发生
- 流行病学
  - 发病率 8%～30%
  - 在男胎中更常见
    - 脐带往往较长

大体病理及术中所见

- A 型
  - 脐带的胎儿端通过胎盘端上方
  - 可自行展开
- B 型
  - 胎儿端通过胎盘端下方
  - 为“自锁型”
  - 死产危险性增加
  - 脐带可被下拉而形成脐结

临床要点

临床表现

- 多数偶然发现

自然病程

- 绝大多数无不良后果
- 目前已发现的合并症（多无长期后遗症）
    - 生长受限
    - 产程中胎儿窘迫
    - Apgar 评分降低
    - 羊水粪染
    - 脐动脉 pH 值降低
    - 辅助通气（通常短于 30 分钟）
- 严重并发症罕见，如
    - 发育延迟
    - 四肢痉挛性瘫痪
    - 死产
- **以下因素可增加预后不良的危险性**
    - **脐带缠绕较紧**
    - **多圈绕颈**
    - **羊水过少**

治疗

- **应包括在病例报告中**
- 应向患者强调胎动减少的重要意义，使其提高警惕
- 必要时进行 NST 和生物物理评分
- 一旦情况恶化，可提前终止妊娠
- 多数可在产程中复原且无不良后果

预后

- 预后佳

参考文献

1. Callen PW: Categorical Course in Diagnostic Radiology: The umbilical cord looks funny: What does that mean? RSNA, Chicago. 9-20, 2002
2. Sherer DM et al: Prenatal ultrasonographic diagnosis of nuchal cord(s): Disregard, inform, monitor, or intervene? Ultrasound Obstet Gynecol 14:1-8, 1999
3. Collins JH: Nuchal cord type A and type B. Am J Obstet Gynecol 177:94, 1997

胸部

肺囊性腺瘤样变

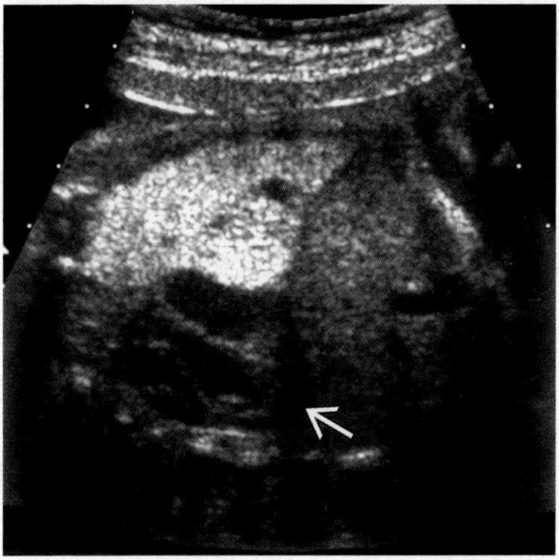

肺囊性腺瘤样变。胎儿胸部冠状面声像图，左半胸腔被一强回声肿物所占据，导致心脏向右移位（箭头所示）

要点

- 同义词：先天性肺囊性腺瘤样变（CCAM）
- 定义：为肺部错构瘤，特点为末梢支气管过度增生，而正常肺泡结构缺失
- 典型影像学表现：胸部的单侧实性或囊实性肿物
- 为**最常见**的胎儿肺部肿物（75％）
- 与气管支气管相通
- **可自行退化**
- 若出现进行性加重的胎儿水肿，往往预后不良
  - 发生率＜10％
- 两侧发病率相同

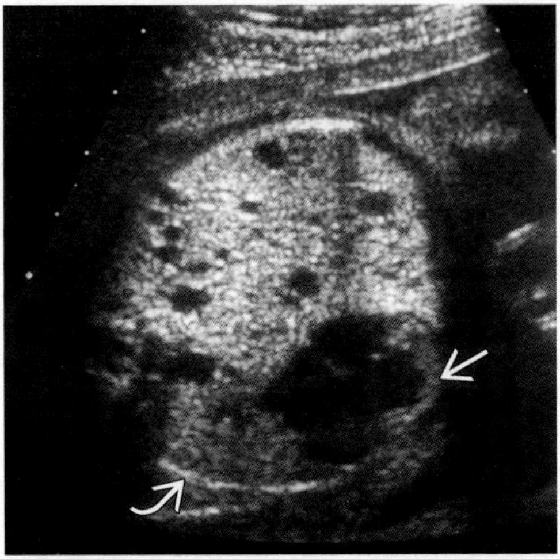

肺囊性腺瘤样变。为同一胎儿的中轴像，在强回声肿物内部可见多个大囊肿，而对侧肺部受压（弯箭头），同时心脏移位（直箭头）

影像学表现

一般特征

- 最佳影像学线索：**其血供源自肺动脉**的肺部实性或囊性肿物
- 95%仅累及单侧的一个肺叶
- 3%～12%合并其他异常

超声表现

- 声像图分型（与下文中的病理分型不同）
  - 大囊肿型：一个或多个囊肿直径≥5mm
  - 小囊肿型：回声均一的囊肿，直径均<5mm
- 胃位置正常

影像学建议

- 使用彩色多普勒超声明确其血供来源
- 一旦确诊应密切随访，每 1～2 周一次，监测内容包括肿物是否增大、胎儿水肿情况以及有无羊水过多
- 若肿物退化或基本无变化，可适当延长超声随访间隔
- 建议同时进行胎儿超声观察

鉴别诊断

肺外肺分离（ELS）

- **其血供来源于主动脉**
- 回声均匀一致
- 90％发生在左侧

先天性膈疝

- 原本充满液体的正常胃影缺失
- 腹围小
- 可见**胃肠蠕动**为其特征表现
- 常合并其他畸形

混杂病变

- 同时具有以上两种病变的组织学特征
- 肺部囊性肿物，其血供来自体循环，可考虑该病

先天性肺气肿

- 回声均一
- 多见于肺上叶
- 宫内甚难诊断

气管闭锁

- 易与双侧的肺囊性腺瘤样变相混淆
- 双侧肺对称性增大（多极度增大），呈强回声
- 可见气管支气管内液体

其他囊性肿物

- 支气管源性囊肿、神经小肠囊肿、食管重复囊肿等
- 均罕见
- 常与纵隔相关

病理

概述

- 遗传学
  - 散发
  - 无复发危险

- 流行病学
  - 罕见，但尚无确切发病率
  - 可能比以往推测常见

病理分期

- CCAM Ⅰ：囊肿直径 2～10cm
- CCAM Ⅱ：囊肿直径＜2cm
- CCAM Ⅲ：囊肿直径＜0.5cm

临床要点

临床表现

- 多为偶然发现

自然病程

- 结局不一
- 多数在宫内保持稳定或发生退化
  - 有的继续进展，胎儿水肿甚至死亡的危险性增加
  - 产后感染的危险性增加
  - **小部分进展为恶性**：横纹肌肉瘤，粘液肉瘤，支气管肺泡癌

治疗

- 除非出现胎儿水肿，否则无特殊处理
- 若水肿出现于 32 周以后
  - 对母体使用倍他米松并提前终止妊娠
  - 生后立即行手术切除
- 若出现于 32 周之前：行宫内治疗
  - 大囊肿型
    - 囊肿引流：仅作为姑息疗法，液体还可再生成
    - 胸腔羊膜腔分流
  - 小囊肿型
    - 宫内切除
- 在三级医疗机构进行分娩
  - 新生儿并发症增加，如气道塌陷、气胸
- 无论何种病变类型，**即使在宫内已发生退化**，产后均应进行检查

  - 胸片无法显示病变
  - 有必要进行 CT 或 MRI 检查
- 生后是否应进行手术切除尚有争议
  - 多数观点认为既然有恶变之可能性，故应常规进行手术切除

预后

- 与肿物大小、是否合并肺发育不良、羊水过多以及胎儿水肿有关
  - 水肿且不治疗者，死亡率 100％
- 病变较小或者自行退化者预后佳

参考文献

1. Coleman BG et al: Fetal therapy: State of the art. J Ultrasound Med 21:1257-88, 2002
2. Adzick NS et al: Fetal lung lesions: Management and outcome. Am J Obstet Gynecol 179:884-9, 1998
3. Thorpe-Beeston JG et al: Cystic adenomatoid malformation of the lung: Prenatal diagnosis and outcome. Prenat Diagn 14:677-88, 1994

肺 分 离

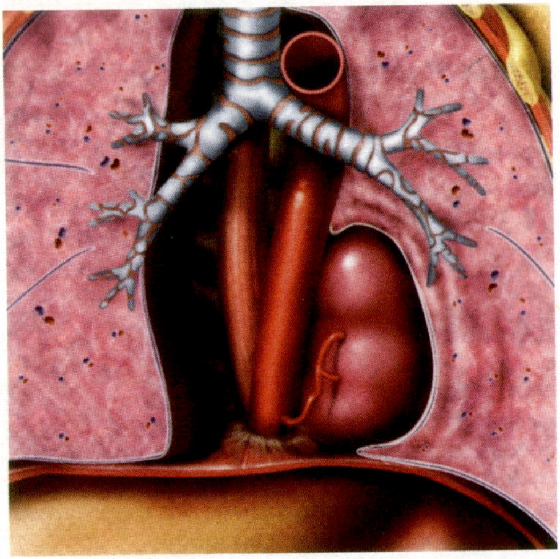

叶外支气管肺分离。图像表明左肺基部有一肺段分离，并有它自己的胸膜包裹。由主动脉提供血流

要点

- 同义词：支气管肺分离，Rokitansky 肺叶
- 定义：支气管肺组织未与气管支气管或肺动脉相连
  - 发生在肺外和肺内部分
- 典型影像学表现：左下肺叶明显的等回声团
- **叶外支气管肺分离（ELS）**主要在宫内发现
- 可以自发消退
- 5%～10%发展为**自发的胸腔积液**
- **90%发生在左侧**
- 10%左右的在膈下
  - 易与肾上腺混淆

影像学表现

一般特征

- 最佳影像学线索：实性肺部包块由发自主动脉的血管供血

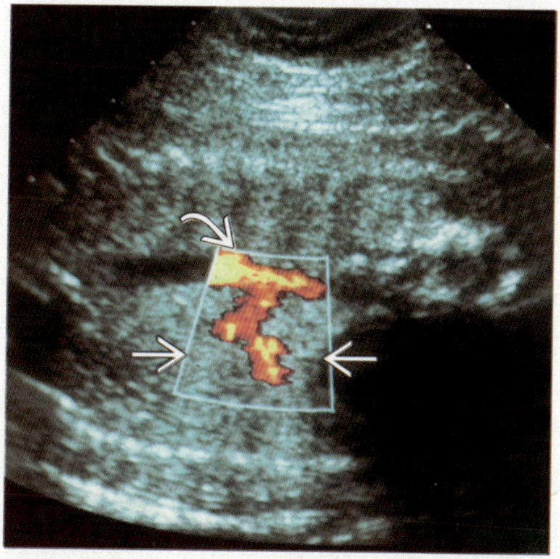

叶外支气管肺分离。胎儿胸部在多普勒的冠状影像显示从主动脉发出一支大的供血动脉（弯箭头）供应给楔状肺块（两个箭头之间）

- 引流静脉常常不易发现
- 胸腔积液高度提示 ELS 的存在
- 其他的异常占 10%～50%
    - 先天膈疝常见
    - 心血管畸形
    - 消化道
        - 气管食管瘘
        - 重复食管

超声表现

- 等回声团
- 清晰的三角或叶状团块
- 典型在左肺下叶

影像学建议

- 用彩色多普勒确定供血血管

鉴别诊断

先天性囊性腺瘤样畸形（CCAM）

- 微小囊型
- 供血血管来自肺动脉
- 双侧都可能发生

复合病变（CCAM＋ELS）

- 组织学表现为两种病变
- 认为由体循环供应囊状肺组织

先天性大叶性肺气肿

- 均一回声
- 上叶常见
- 很少在宫内诊断

病理

概述

- 遗传学
  - 散发遗传
- 胚胎学
  - 支气管树异位出芽
- 流行病学
  - 在总人口中为1∶1000
  - 宫内发生率不明确
  - 比以往的报道更常见
  - 男∶女＝4∶1

病理分型

- 肺外型
  - 胸膜包裹
  - 回流到体循环
  - 组织学
    - 扩张的气管和肺泡
    - 扩张的淋巴管是主要特点

- 肺内型
  - 无胸膜包裹
  - 回流到肺静脉
  - 可以认为
    - 很少发生在宫内和婴儿期
    - 50%以上的出现在 20 岁以后
    - 可导致反复感染
    - 正常的血供遭到并存的体循环的破坏
  - 组织学
    - 慢性炎症和纤维化

临床要点

临床表现

- 常偶然发现

自然病程

- **50%~75%在宫内可消退**
- 可以并发胸腔积液
  - 可能机制
    - 扩张的淋巴管漏出
    - 分离部分扭转
- 出生后
  - 大多数没有症状
  - 可以有呼吸窘迫和紫绀
  - 可以合并其他畸形

治疗

- 可以用引流或胸腔羊膜腔分流治疗胸腔积液
- 出生后切除持续存在或有症状的组织
- 对于无症状的患儿切除没有必要

预后

- 孤立存在的即便合并胸腔积液和水肿预后也较好
- 合并其他畸形预后较差

参考文献

1. Goldstein RB: Categorical course in diagnostic radiology: Findings at US – what do they mean. RSNA, Chicago. 167-78, 2002
2. Lopoo JB et al: Fetal pulmonary sequestration: A favorable congenital lung lesion. Obstet Gynecol 94:567-71, 1999
3. Adzick NS et al: Fetal lung lesions: Management and outcome. Am J Obstet Gynecol 179:884-9, 1998

先天性膈疝

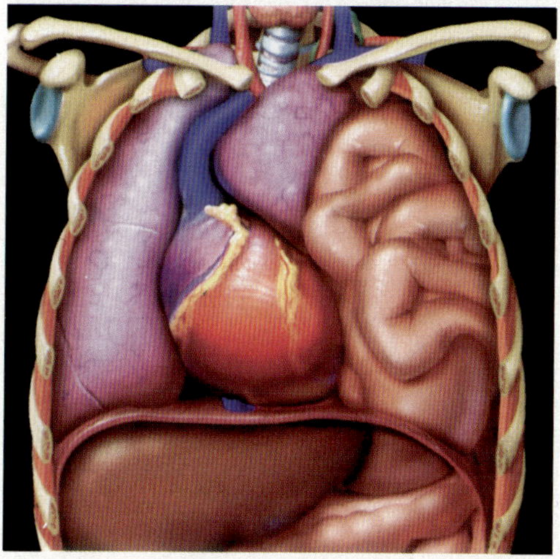

先天性膈疝。图像显示左半膈后方缺损伴有胃和小肠疝入左侧胸腔。右侧纵隔移位，同侧和对侧的肺受压

要点

- 定义：腹部内容物形成疝突入胸腔，典型的是经膈后方缺损（Bochdalek 孔）
- 典型影像学表现：囊状物（胃和肠管）进入胸腔伴有心脏的右侧移位
- 85%～90%发生在左侧
  - 其余的可以是右侧、双侧或通过 Morgagni 孔到胸骨后
- **50%以上**的先天性膈疝（CDH）**伴有相关畸形**

影像学表现

一般特征

- 最佳影像学线索：**胸腔内蠕动的囊状包块是特异的**
- 四腔心平面正常的心轴向可以排除严重的 CDH
- 腹部周径比预测的小

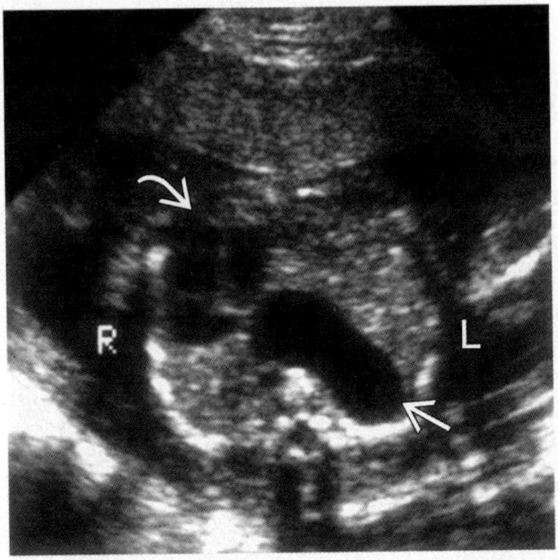

先天性膈疝。胎儿胸部轴位图像显示胃（箭头）在胸腔内，伴有心脏的右侧移位（弯箭头）

超声表现

- 左侧膈疝有 4 种表现
  - 左侧胸腔内的囊状团块
  - 心脏右侧移位
  - 胃内没有液体充盈
  - 羊水过多
- 右侧膈疝更难发现：肺和肝回声类似
  - 心脏左侧移位
  - **彩色多普勒可以发现门静脉进入胸腔**
  - 胎儿的胃向中线移位

CT 表现

- 很少用于肥胖的患者
- 胎儿要吞咽注射入羊膜腔的造影剂

MR 表现

- 冠状和矢状面对显示缺损最有帮助
- 肠管表现为管状匐形结构，在 T1WI 和 T2WI 为多变的信号密度
- 准确诊断 CDH 可根据肝的位置（肝位置上移）

  - 85%以上的左侧膈疝伴有肝位置上移
- 可以直接测量肺的容量

影像学建议

- 所有CDH患儿都要仔细做B超检查
  - CDH和心脏缺损都是致命的
- 计算**肺/头比**（LHR）：对侧肺的面积与头周径的比值
  - 肺的面积可以将两个取自四腔心水平的截面相乘而得
  - LHR>1.4预后好
  - LHR<1.0预后差

鉴别诊断

先天性囊性腺瘤样畸形（CCAM）

- 无蠕动
- 膈完整
- 腹周径正常

其他囊性包块

- 气管囊、神经源性囊块、重复食管
- 都很少见
- 常和纵隔相关

病理

概述

- 常合并其他畸形
  - 结构
    - 中枢神经系统畸形：30%
    - 心脏：20%
    - 肾脏
    - 脊柱
  - 染色体
    - 18三体综合征
    - 21三体综合征
    - 所有的患儿应该查染色体核型

- 遗传学
    - 常散发遗传
- 胚胎学
    - 后胸腹膜融合失败
- 流行病学
    - 占新生儿的 1∶2000 到 1∶3000

临床要点

临床表现

- 可以偶然发现
- 胎儿可以大于胎龄，继发羊水过多

治疗

- 宫内修复未显示出有效
- 气管闭合是前景较好的治疗方法
    - 胎儿肺液存留有利于加速胎肺成熟
    - 妊娠 26 周前形成的胎儿预后差
        - 肝位置上移
        - LHR<1.0
    - 剖宫产终止妊娠用 EXIT（产时宫外治疗）
        - 当气管夹去除、胎儿气管插管时，胎盘循环仍存在
- 多数在产后修复
- 严重病例需要用体外膜充氧（ECMO）

预后

- 2 个重要因素
    - 是否存在其他畸形
    - 肺发育不全的程度
- 其他预后差的原因
    - 孕 24 周以前诊断的
    - 缺损大的
    - **肝在胸腔内的**
        - 肝上移的死亡率 57%
        - 肝位置低的死亡率 7%

参考文献

1. Leung JWT et al: Prenatal MR imaging of congenital diaphragmatic hernia. AJR 174:1607-12, 2000
2. Lipshutz GS et al: Prospective analysis of lung-to-head ratio predicts survival for patients with prenatally diagnosed congenital diaphragmatic hernia. J Pediatr Surg 32:1634-6, 1997
3. Adzick NS et al: Diaphragmatic hernia in the fetus: Prenatal diagnosis and outcome in 94 cases. J Pediatr Surg 20:357-61, 1985

胸腔积液

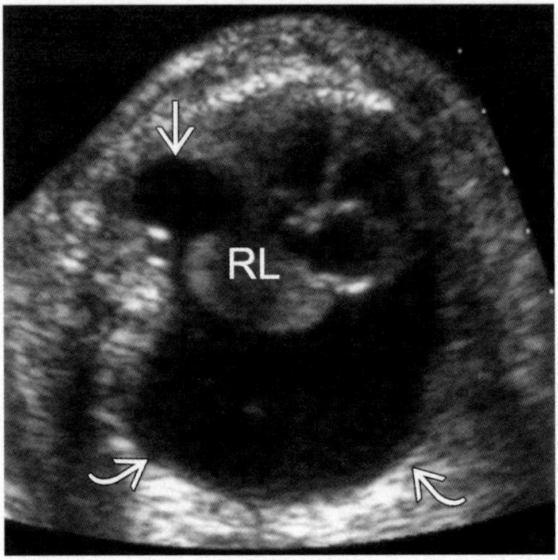

胸腔积液。右侧的乳糜胸（弯箭头）导致心脏和纵隔向左侧移位。注意：一些液体进入左侧胸腔（直箭头）。右肺（RL）明显被液体压迫

要点

- 同义词：胸膜积水，乳糜胸，胸腔液
- 定义：胸腔内液体聚集
- 典型影像学表现：可见液体蓄积将肺与胸壁和膈分开
- 可能是由于原发的淋巴管缺损（乳糜胸）或继发于循环障碍（胸水）
- **乳糜胸**经常是**单侧**的，很少伴有水肿儿
- **胸水**经常是**双侧**的，常常伴有**水肿儿**
- 在宫内治疗常用胸腔穿刺

影像学表现

一般特征

- 最佳影像学线索：当无回声的胸水聚集时，**肺像漂浮在胸腔里**

超声表现

- 常规的横向扫描在四腔心水平显示无回声的胸水将肺与胸壁

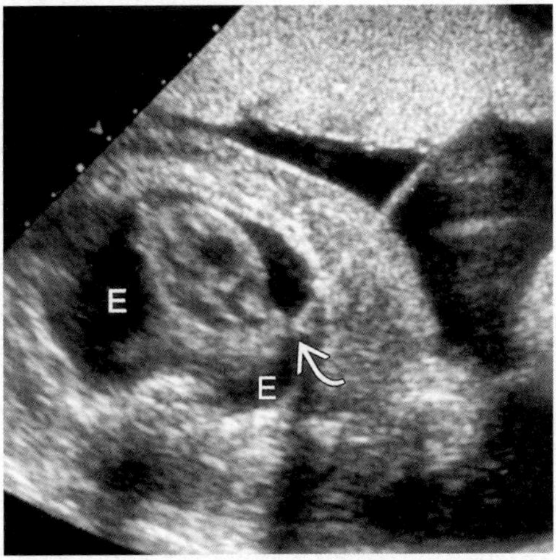

双侧胸腔积液。胸腔穿刺治疗双侧胸腔积液（E）和水肿（皮肤明显增厚）的胎儿。一枚针导入胎儿的胸腔（弯箭头所指为针尖），产前将液体排出

和膈分开

- 冠状面图像肺像长了翅膀漂浮在胸腔里
- **任何量的胸水都是异常的**
- 乳糜胸和胸水会表现为无回声
- 乳糜胸
  - **单侧**胸腔积液，左右相当
  - 经常可见团块效应
    - 纵隔移位
    - 膈肌变平
  - 合并 21 三体综合征和 Turner 综合征（2％～6％的风险度）
    - 如果＜孕 15 周发现，合并的可能性就大
- 胸水
  - **双侧对称，**无团块效果
  - 合并免疫或非免疫因素的**胎儿水肿**
    - 腹水、皮肤水肿、胸水、心包积液
    - 寻找异常和其他原因的水肿

- 胸腔肿物很少伴有胸腔积液
  - 叶外支气管肺分离
    - 5%～10%发展为胸水
  - 肺淋巴管扩张
  - 囊性腺瘤样畸形

影像学建议

- 尝试查明是原发还是继发的原因
- 寻找其他的畸形（30%）
- 顺序超声寻找水肿和积液增加
- 胸腔穿刺进行治疗

鉴别诊断

正常胸壁肌肉组织

- 胸壁肌肉和膈肌是低回声（不是无回声），不应该与之混淆

病理

概述

- 遗传学
  - 合并 **21 三体综合征**、**Turner 综合征**和 **Noonan 综合征**
  - 先天淋巴管异常可导致胸腔积液
- 病因及发病机制
  - 胚胎学：乳糜胸
    - **胸导管**闭锁、瘘或缺失
    - 胸导管在第 5 胸椎水平从右向左穿过
    - 左右两边的对等程度取决于梗阻的水平
  - 病因
    - 胸腔积液可归因于一些胎儿水肿的病变（免疫性和非免疫性）
    - 30%的非免疫性水肿合并畸形（常为心脏）
- 流行病学
  - 1∶15 000 例妊娠

临床要点

临床表现

- 异常的扫描结果或合并胎儿水肿

自然病程

- 15%的原发胸水自发消退
- 单侧胸水很少导致胎儿水肿
- 双侧积液可以早期就发现胎儿水肿
- 不及时治疗可以导致肺发育不全

治疗

- 治疗原因
    - **肺发育不全**
    - 分娩前做好产后进行辅助呼吸的准备
- 如果单侧少量胸水耐受良好的话可以不需要治疗
- 如果伴有胎儿水肿，治疗水肿原因
- 如果大量或者持续增多，需要治疗来防止肺发育不全的发生
- 超声引导下行**胎儿胸腔穿刺**
    - 最初穿孔吸引
    - 穿出液体送实验室明确是乳糜胸还是胸腔积水
        - 乳糜胸含有较高水平的脂蛋白和淋巴细胞
    - 乳糜液因为胎儿是“禁食”的，所以是清澈的（不是乳状）
- **胸腔羊膜腔分流**
    - 适用于胸腔穿刺后再次出现胸水时
    - 可以持续排出胸水
    - 通过套管针放入两个猪尾导管
        - 内环在胸腔，外环在羊膜腔
    - 可能有30%的失败率

预后

- 取决于胸水的量和是否合并水肿
- 35%～50%的死亡率
- 乳糜胸患儿2%～6%合并非整倍染色体核型

参考文献

1. Aubard Y et al: Primary fetal hydrothorax: a literature review and proposed antenatal clinical strategy. Fetal Diagn Ther 1998:325-33, 1998
2. Hagay Z et al: Isolated fetal pleural effusion: A prenatal management dilemma. Obstet Gynecol 81:147-52, 1993
3. Petrikovsky BM et al: Pleural effusion in aneuploidy. Am J Perinatol 8:214-6, 1991

心脏

正常心脏

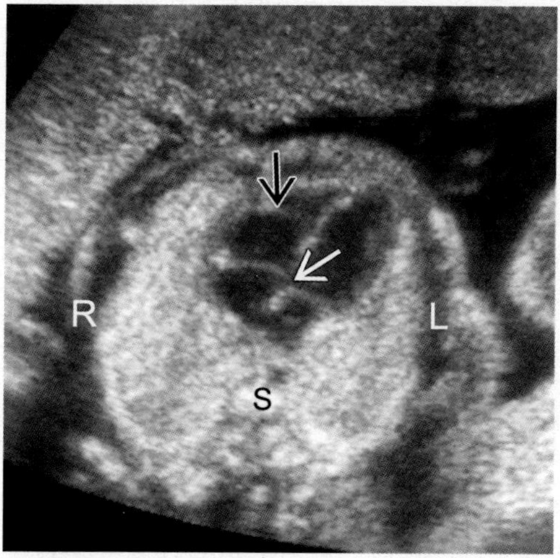

正常心脏，四腔心。胎儿脊柱（S）在后方，心尖部朝向左侧。心房和心室对称。三尖瓣附着的部位（白色箭头）较二尖瓣更靠近心尖。调节束（黑色箭头）表明右心室在前方

要点

- 定义：心房、心室、瓣膜和流出道的正常结构
- 典型影像学表现：**正常四腔心可以排除90%以上的先天性心脏病**
- **流出道是心脏检查的基本内容**
- 圆锥体异常时，往往四腔结构是正常的
  - 临床上相关的缺陷经常在新生儿时被漏诊
    - 法洛四联症
    - 动脉闭锁
    - 大血管转位
- 其他明显先天性心脏病，合并正常四腔结构者
  - 完全肺静脉畸形引流
  - 部分肺静脉畸形引流

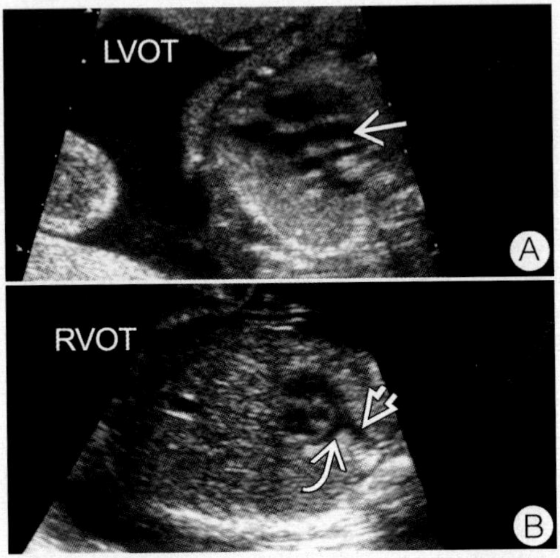

正常心脏，流出道。(A) 左室流出道（白色箭头）从左心室发出，在形成主动脉弓前跨过中线至右侧。(B) 右室流出道弯曲围绕主动脉根部，其在心脏的正中。分支为动脉导管（空箭头），其向后朝向脊柱方向和右肺动脉（弯箭头）

影像学表现

一般特征

- 最佳影像学线索：正常四腔心和流出道平面
- 位置
  - 心尖向左
  - 心轴偏离中线 45°
    - 心轴测量方法是房室间隔与脊柱至前胸之间连线的夹角（穿过左心房和右心室）
- 大小
  - 心房/心室对称
  - 房间隔长度：室间隔长度＝1：2
  - 四腔心平面时，心脏占胸腔面积的 1/3
  - 心脏周径为胸径的一半
- 心率和心律

    - 窦性心率
    - 每分钟 120～160 次
    - 观察 30 秒
    - 使用 M 型超声或多普勒记录节律
- 收缩性
    - 实时情况下评价心室功能
    - 心室“收缩”应该是相等的

<u>**超声表现**</u>

- **四腔心平面**
    - 两心室直径近乎相等
        - 在房室瓣膜水平测量
        - 随妊娠进展而改变
        - 妊娠 18 周时，右心室：左心室＝1：1
        - 足月时，右心室：左心室＝1.6：1
    - 两心室顶部在同一水平
    - 室间隔连续
    - 房间隔连续，除了卵圆孔部位
        - 扑动方向从右心房至左心房
    - **三尖瓣附着的部位较二尖瓣更靠近心尖**
        - 从妊娠 20 周至足月偏移可增大至 2～9mm
- 确定心室
    - 右心房接受肝静脉
    - **右心室有调节束**
    - 左心房接受肺静脉
    - 左心室有 2 个乳头肌
- 房室瓣膜“归属于”心室
    - 二尖瓣属于左心室，三尖瓣属于右心室
- 流出道：从心脏发出
    - 右心室流出道
        - 在左室流出道前面
        - 从右向左
        - 早“分支”→动脉导管，右肺动脉

    - 解剖上分三叉→动脉导管，右肺动脉，左肺动脉
    - 在此平面上可只能见到两个分支
  - 左心室流出道
    - 在右心室流出道的后方，在心脏中央
    - 从左向右
- “动脉弓”
  - **主动脉**
    - 高度弯曲：“**糖棒**”
    - 发出颈部血管
  - **动脉导管**
    - 较短，弯度较小，“**曲棍球棒**”
    - 动脉导管→朝向脊柱与降主动脉连接

影像学建议

- 对所有患者评价流出道
- 按一定步骤评价心脏结构
  - 静脉→心房
  - 心房→心室
  - 心室→流出道
  - 流出道→大动脉

鉴别诊断

圆锥体发育不良

- 如果流出道不检查很难在产前发现

室间隔缺损

- 在四腔心平面 30%被忽视

房间隔缺损

- 除非很大，很少发现
- 正常“缺损”（卵圆孔）

病理

概述

- 胚胎学

- 受精后 20～50 天是危险时期
- 囊化参与最初的管状结构
- 静脉窦→trium→心脏球→动脉干
- 在第 4 周末管襻和分隔形成四腔心
- 在第 4 到第 5 周咽弓→主动脉弓
- 在第 6 和第 8 周时，主动脉弓成型

临床要点

临床表现

- 至妊娠 14 周大多数患者可获得合适成像

预后

- 很好

参考文献

1. Huggon IC et al: Fetal cardiac abnormalities identified prior to 14 weeks gestation. Ultrasound Obstet Gynecol 20:22-9, 2002
2. Bull C et al: Current and potential impact of fetal diagnosis on prevalence and spectrum of serious congenital heart disease at term in the UK. Lancet 354:1242-7, 1999
3. Allan D et al: Anatomical and echocardiographic correlates of normal cardiac morphology in the late first trimester fetus. Heart 77:68-72, 1997

左心发育不良

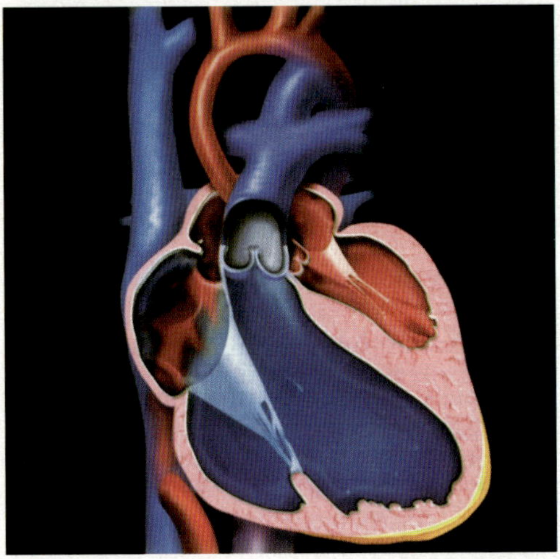

左心发育不良。图示心室大小不对称和主动脉发育不良。动脉弓经常充满从动脉导管来的反流，导致动脉导管依赖。左心室的顶部向右

要点

- 同义词：左心发育不良综合征，左心室发育不良，主动脉闭锁
- 定义：左心室闭锁或发育不良
- 典型影像学表现：左心室小或缺失
- 经常与下列闭锁或发育不良相关
  - 升主动脉
  - 主动脉瓣
  - 二尖瓣

影像学表现

一般特征

- 最佳影像学线索：在四腔心平面不能显示对称的心室

超声表现

- 左心室

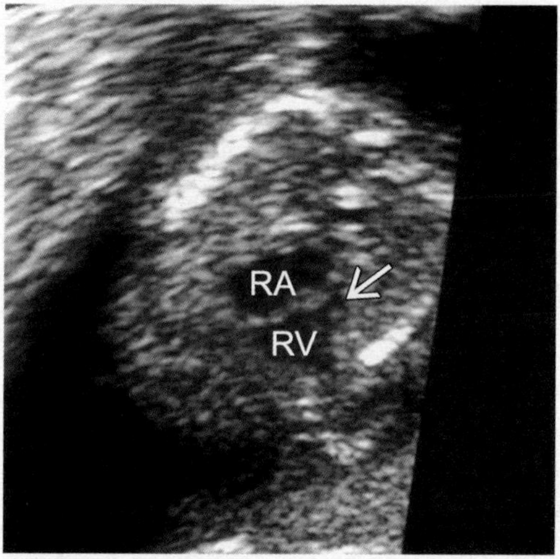

左心发育不良。超声显示很好的四腔心平面（肋骨对称呈“C”形）。左心室（箭头）非常小，在实时显像时不收缩。RA：右心房；RV：右心室

  - 小或不可见
  - 可能呈球状
  - 收缩力差
  - 室壁回声强
  - 左心室顶点接近右心室顶点
- 右心室
  - 显得较大
  - 右心室顶点远离左心室顶点
- 心房
  - 左心房小于右心房
  - 房间隔从左侧弯向右侧
- 动脉弓和降主动脉反流
  - 在纵隔上部的横断面：动脉弓横切，动脉导管横切
  - 彩色多普勒：动脉弓反流＝动脉导管依赖

影像学建议

- 常规胎儿超声心动检查

  - 二尖瓣狭窄/闭锁
  - 主动脉狭窄/闭锁
  - 主动脉弓中断
  - 主动脉缩窄：80%
  - 心内膜纤维弹性组织增生
  - 室间隔缺损
- 全面胎儿检查 ：与中枢神经系统异常相关

鉴别诊断

单心室

- 主动脉和肺动脉对称，从单心室发出

严重主动脉狭窄

- 跨越主动脉瓣正向血流
  - 在 HLH，跨越主动脉瓣的血流消失或反流

病理

概述

- 心内膜纤维弹性组织增生可以发展为 HLHS（左心发育不良综合征）
- 遗传学
  - 转录因子基因突变：不遗传
- 胚胎学
  - 异常始基圆锥体分割左右心室流出道
  - 主动脉瓣发育不良/闭锁
  - 通过主动脉的正向血流消失
    - 左心室和主动脉发育不良“导致继发效应”
- 流行病学
  - 3∶10000 活产
  - 9%先天性心脏病
  - 男∶女=2∶1

临床要点

临床表现

- 多数病例是在18～20周常规检查时发现的
- 心内膜纤维弹性组织增生/严重主动脉狭窄可以导致HLH：甚至到妊娠后三个月才可能发现
- 95%产前可以确诊

自然病程

- 表现在新生儿期的最严重的先天性心脏病
- 如果不治疗，数天/数星期死亡

治疗

- 建议染色体核型分析：2%～10%染色体异常
- 建议终止妊娠
- 产前干预：实验性瓣膜球囊成形
  - 初步结果不佳
  - 尚未确定选择性指标
- 如果继续妊娠，家庭要加强护理或外科干预
- 外科干预：在三级医疗中心分娩
- Norwood 三步措施
  - 心肺动脉建立新的主动脉，房间隔切除，Blalock-Taussing分流保证肺灌注（3周）
  - 转为半Fontan术式：在静脉窦上方行Glenn分流至右肺动脉（4～6周）
  - Fontan术式：穿过右心房的有孔静脉导管：上腔静脉流向右肺动脉
- 新生儿期心脏移植

预后

- 产前诊断
  - 45%终止妊娠
  - 20%胎死宫内
  - 75%的活产在生后第一周死亡
- Norwood

- 第一期死亡率 23%～46%
- 第二期死亡率 3%
- 第三期死亡率 8%

- 心脏移植
  - 准备移植者 19%死亡
  - 9%手术死亡率
- 产前诊断＝更好的围生期稳定性
- 改善外科技术＝增加存活率
- 今后预后必将有明显改善

参考文献

1. Meyer-Wittkopf M: Interventional fetal cardiac therapy-possible perspectives and current shortcomings. Ultrasound Obstet Gynecol 20:527-31, 2002
2. Vinals F et al: Prenatal diagnosis of ductal dependent congenital heart disease: How can things be made easier? Ultrasound Obstet Gynecol 19:246-9, 2002
3. Norwood WI: Hypoplastic left heart syndrome. Ann Thorac Surg 52:688-95, 1991

室间隔缺损

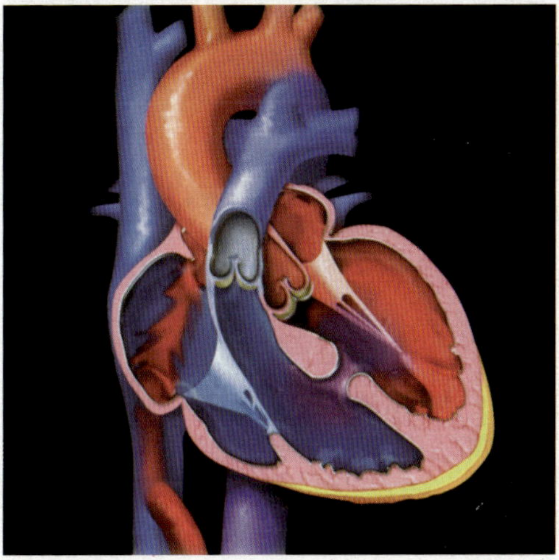

室间隔缺损。图示肌部室间隔缺损。在胎儿期右心和左心压力对称，分流是双向的。在收缩期右向左，在舒张晚期左向右

要点

- 定义：室间隔部位的缺损
- 典型影像学表现：室间隔上信号中断部位
- 在四腔心平面室间隔肌部向膜部的正常转变与室间隔缺损相似
- 在儿童期是最常见的先天性心脏病（不是胎儿期）
  - 在胎儿期更多见复杂性先天性心脏病
- 室间隔缺损大于50%在主动脉根部→在婴儿期有功能上的重要意义
- 产前诊断单独室间隔缺损比较困难，但其预后相对较好

影像学表现

一般特征

- 最佳影像学线索：在左心室长轴切面易见主动脉和室间隔的

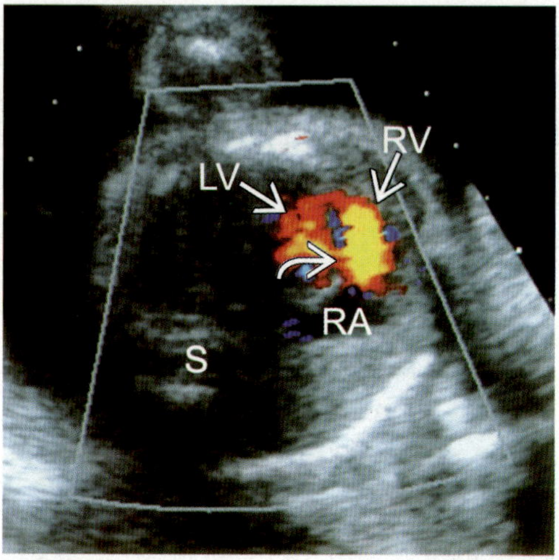

室间隔缺损。彩色多普勒超声证实跨越膜部的室间隔缺损（弯箭头）。（RA：右心房，RV：右心室，LV：左心室，S：脊柱）

连续性

- 主动脉后壁与二尖瓣尖端相连
- 室间隔应该与前壁相连续
- 连续性消失→主动脉骑跨

- 膜部 80％
- 肌部 20％
  - 入口
  - 小梁
    - 小缺损在舒张期开放
    - 在收缩期变窄
  - 出口/漏斗形/排列不齐
    - 法洛四联症
    - 永存动脉干
    - 肺动脉闭锁

超声表现

- 在室间隔回声中断

- 在缺损边缘回声增强
- 如果在四腔心平面可见，应在长轴切面证实
- 确切的室间隔缺损：在**两个平面**可见

- **彩色多普勒超声**证实血流跨越缺损部位
  - 在胎儿期右心室/左心室的压力相等
  - **分流呈双向**
    - 收缩期右向左
    - 舒张期左向右
  - 无方向分流：探查其他畸形

影像学建议

- 常规胎儿超声心动图检查
  - 50%与其他心脏畸形相关
- 胎儿结构筛查

鉴别诊断

完全性房室间隔缺损

- 缺损包括房间隔和室间隔
- 单一瓣膜在心脏中央

部分性房室间隔缺损

- 缺损累及房间隔下部，不是室间隔

病理

概述

- 遗传学
  - Holt-Oram 综合征：常染色体显性
    - 房/室间隔缺损
    - 桡骨和其他骨骼畸形
    - 编码转录因子 TBX5 基因突变
- 病因及发病机制
  - 接触致畸原
    - 锂
    - 异维 A 酸

    - 苯妥英
    - 口服避孕药
- 流行病学
  - 1∶5000 分娩
  - 占活产先天性心脏病的 30％
  - 占胎儿先天性心脏病的 10％
  - 不一致源于伴有更复杂先天性心脏病的胎儿死亡
  - 男多于女

临床要点

临床表现

- **在四腔心平面 30％漏诊**
- 高危患者在孕早期经阴道超声检查
  - 在 13 周 92％扫查满意

治疗

- 染色体核型分析：据报道 18％～70％与非整倍体相关
- 产前小儿心脏病专业咨询
- 大的室间隔缺损→早期呼吸困难风险→建议在三级医疗机构分娩
- 生长监测
- 追访水肿儿的发展
  - 小的独立的室间隔缺损风险小

预后

- 不一致，依赖于
  - 缺损的大小
  - 左向右分流的程度
  - 合并其他心脏畸形：50％
- 74％以上在宫内自动关闭
- 活产，独立室间隔缺损
  - 1 岁时 40％自动关闭
  - 5 岁时 50％
  - 青春期 80％

- 如果药物治疗无效，外科修补
  - 右心房通路，Dacron 补片，心肺搭桥
  - 手术死亡率＜5％
- 复发风险
  - 一个子女 3％
  - 两个子女 10％
  - 母亲室间隔缺损：6％～10％
  - 父亲室间隔缺损：2％

参考文献

1. Haak MC et al: How successful is fetal echocardiographic examination in the first trimester of pregnancy? Ultrasound Obstet Gynecol 20:9-13, 2002
2. Paladini D et al: Characterization and natural history of ventricular septal defects in the fetus. Ultrasound Obstet Gynecol 16:118-22, 2000
3. Chao RC et al: Fluctuations of interventricular shunting in a fetus with isolated VSD. Am Heart J 127:955-8, 1994

房室间隔缺损

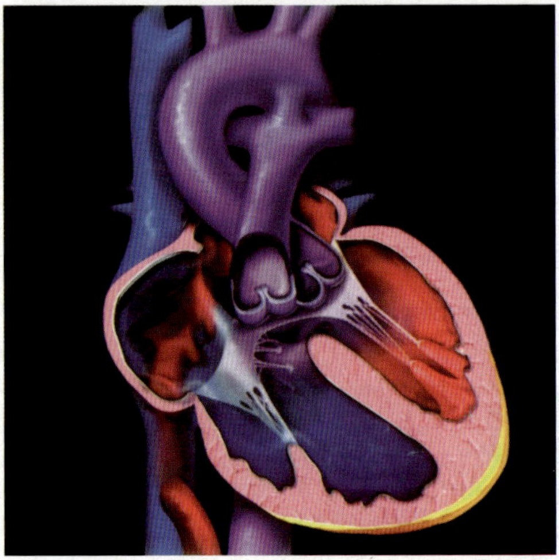

房室间隔缺损。图示主动脉和肺动脉开口在心脏正中的分叉处。在胎儿期大血管和室腔大小相等。由于存在中央共用瓣膜，使得原本附着于室间隔上的二、三尖瓣正常的十字交叉消失

要点

- 同义词：心内膜垫缺损，房室通道
- 定义：心脏中央部位缺损，累及房、室间隔，房室瓣膜+/−传导系统
- 典型影像学表现：在四腔心平面中央部位缺损
- 解剖：完全性或部分性
    - 完全性：房间隔缺损，室间隔缺损，共用房室瓣膜
    - 部分性：在原始流入孔处房室间隔缺损，共用房室瓣膜
- 房室间隔缺损作为独立心脏缺损时→50%以上 21 三体综合征
- 房室间隔缺损+其他心脏畸形→内脏异位综合征

影像学表现

一般特征

- 最佳影像学线索：在四腔心平面**舒张期心脏十字交叉点消失**

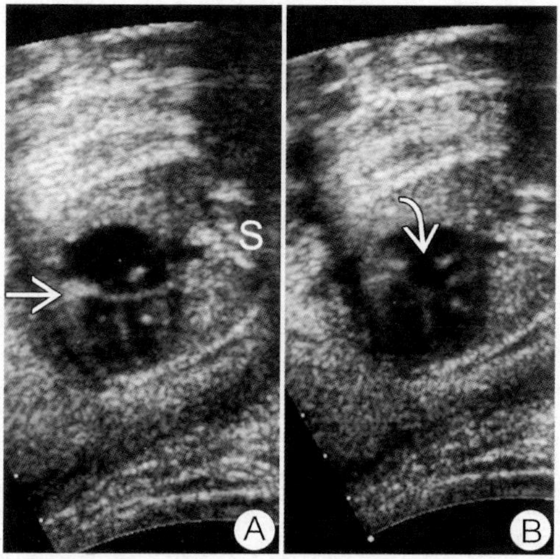

房室间隔缺损。收缩期（A）和舒张期（B）超声四腔心平面。普通的房室瓣膜当关闭时形成单一回声（箭头）。在舒张期瓣膜在心脏中央开放（弯箭头）。在舒张期室间隔缺损易见。无羊水继发于并发肾发育不良（S：脊柱）

超声表现

- **在收缩期单一房室瓣膜在心脏呈直线**
  - 正常时三尖瓣偏离二尖瓣 1～2mm
- 相关的心动过缓：传导系统被累及
- 内脏异位综合征
  - 右心房异构 50％
    - 双侧“右边”支气管
    - 无脾
    - 肺动脉狭窄＋/－右心室双流出道
    - 肺静脉畸形引流
  - 左心房异构 20％
    - 双侧“左边”支气管
    - 多脾
    - 单一下腔静脉延续

- 完全房室传导阻滞

影像学建议

- 常规胎儿超声心动图
  - 70%以上合并其他心脏畸形
    - 法洛四联症
    - 主动脉缩窄
    - 肺动脉狭窄
    - 右心室双流出道
    - 心房异构
  - 全收缩期房室瓣膜反流：水肿儿高发
  - 收缩早期房室瓣膜反流：预后较好
  - 心室优势：影响外科手术结局
- 部分形成仅在房间隔下部小的缺损：产前极难诊断
- 充分探查其他畸形
  - 76%儿童（不是胎儿）有综合征

鉴别诊断

大的室间隔缺损

- 房室瓣膜正常

大的房间隔缺损

- 房室瓣膜正常

病理

概述

- 遗传学
  - 50%与21三体，$8p^-$缺失相关
  - 可能是综合征
- 胚胎学
  - 心内膜垫融合失败
  - 妊娠6周后原始房室通道持续存在
- 流行病学
  - 1000活产儿中占0.11～0.36

- 先天性心脏病中占1%～5%
- 胎儿发生率＝活产的4倍
- 胎儿完全性房室间隔缺损＝97%
- 生后完全性房室间隔缺损＝69%

临床要点

临床表现

- 阴道超声检查早在妊娠12～14周就可探查到完全性房室间隔缺损

治疗

- 鼓励羊水穿刺：50%与染色体畸形相关
- 建议终止妊娠
- 如果继续妊娠，建议三级医疗单位分娩
- 产前向小儿心脏病和新生儿专家咨询
- 无提前终止妊娠或剖宫产的指征
  - 低出生体重儿心脏手术风险增加

预后

- 极差，如果伴有
  - 多发先天畸形
  - 水肿儿
  - 左心房异构：85%胎儿死亡
  - 右心房异构：婴儿死亡率高
- 21三体综合征不是手术不良结局的单一因素
  - 21三体综合征的婴儿具有与那些染色体正常者相同的手术结局
- 不治疗
  - 50%在前6个月死亡
  - 80%在第一年死亡
- 外科手术
  - 5%手术死亡率
  - 90%存活者功能正常
  - 12年生存率85%

- 再发风险
  - 一子女：3％
  - 二子女：10％
  - 父母有房室通路但染色体正常：10％
    - 受母亲影响多于父亲

参考文献

1. Pierpont M et al: Genetic aspects of atrioventricular septal defects. Am J Med Genet 97:289-96, 2000
2. Allen LD et al: Atrioventricular septal defects in the fetus. Am J Obstet Gynecol 181:1250-3, 1999
3. Achiron R et al: First trimester diagnosis of fetal congenital heart diseases by transvaginal ultrasonography. Obstet Gynecol 84:69-72, 1994

法洛四联症

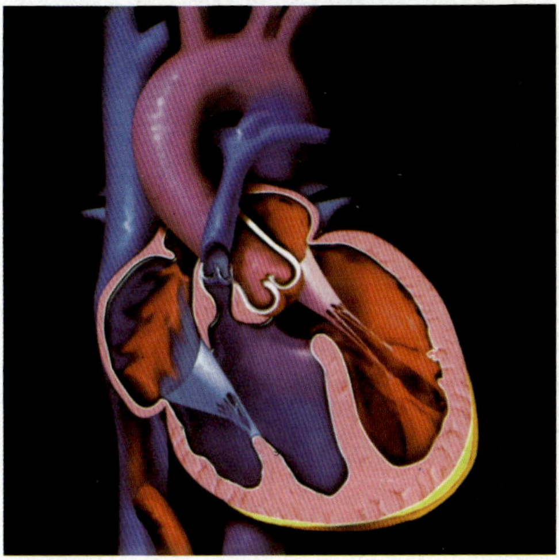

法洛四联症。图示肺动脉漏斗部狭窄，在胎儿期左右心室压力相等，心室大小正常。由于通过肺动脉的血流相对减少，主动脉显得增大。主动脉根部跨越在室间隔缺损处

要点

- 定义：由四部分组成
  - 室间隔缺损
  - 主动脉骑跨
  - 右心室肥厚
  - 右心室流出道梗阻
    - **漏斗部 100%狭窄**
    - 伴有（或无）瓣膜狭窄
    - **肺动脉狭窄→预后不佳**
    - 肺动脉瓣缺失→肺动脉扩张
- 在胎儿期左右心压力几乎**相等**
- 在胎儿期右心室流出道梗阻血流动力学变化不明显
  - 胎儿心输出量 11%至肺

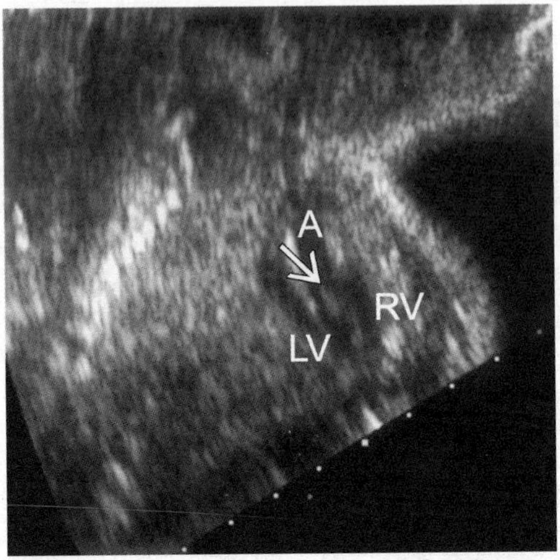

法洛四联症。心脏纵切面显示前移增大的主动脉（A）跨越在室间隔缺损的上部（箭头）。在胎儿期右室流出道梗阻血流动力学变化不明显，右心室（R）和左心室（L）大小相等

影像学表现

一般特征

- 最佳影像学线索：扩张的主动脉根部跨越在室间隔缺损上

超声表现

- **95%产前四腔心平面显像正常**
- **流出道评价是关键**
- 大多数三血管显像异常
  - 在上纵隔横切面
  - 正常：主肺动脉、升主动脉、上腔静脉
  - 四联症：肺动脉小、主动脉向前移位
- 主动脉流出道增宽，根部骑跨在室间隔缺损上
- 70%动脉导管变小，其余不可见
- 合并肺动脉瓣膜缺失：水肿儿风险增加
  - 肺动脉瓣膜缺失＋水肿儿＝80%死亡率
- 多普勒超声：跨越右室流出道血流混杂

影像学建议

- 常规胎儿超声心动图检查，针对
  - 肺动脉瓣膜缺失/肺动脉闭锁→预后差
- 仔细解剖结构探查
  - 如果伴有其他畸形非整倍体可能性大
- 随访水肿儿的发展
  - 17%～41%死亡率

鉴别诊断

永存动脉干

- 单一血管从心脏发出
  - 65%从右心室发出
  - **仅有15%骑跨在室间隔缺损上**
- 肺动脉起自永存血管
- 永存血管瓣膜有2～5个瓣膜

右心室双流出道

- 发自心脏时两条大血管并行
- 90%以上大血管根部从右心室发出
- 法洛四联症主动脉根部大部分在缺损的右侧

肺动脉闭锁并室间隔缺陷

- 四腔心平面异常：右心室小，右心房大
- 经过肺动脉瓣无正向血流
- 动脉导管反流

病理

概述

- 遗传学
  - 13，18三体综合征
  - 22 q11缺失
- 胚胎学
  - 锥体分隔异常
  - 心球旋转异常

  - 原发漏斗发育不良
- 合并综合征
  - CHARGE 联合征
    - 眼部缺损
    - 心脏疾患
    - 后鼻道闭锁
    - 生长/发育受限
    - 生殖器异常
    - 耳部/听觉缺陷
  - VACTERL 联合征
  - 软腭-心-面/George 综合征
- 流行病学
  - 活产中发病率（3～5）/10000
  - 占新生儿 CHD 的 5%～10%
  - 为先天性心脏异常的第 4 位

临床要点

临床表现

- 利用经阴道超声可于孕 14 周诊断

治疗

- 建议染色体核型分析
  - 产前病例中 50%异常
  - 活产中 12%异常
- 应请儿科心血管医师进行产前会诊
- 应于三级医疗机构分娩
- 若出现胎儿水肿，应待肺成熟后分娩
- 产前诊断
  - 18%～41%孕中终止
  - 27%～55%新生儿死亡
  - 27%～32%存活
- 外科修复
  - 存在肺动脉狭窄而不伴染色体和其他异常的法洛四联症患

儿，经过外科修复后 93%～98%可存活

- 复发危险
  - 若生育过一个法洛四联症患儿，再发率 2.5%
  - 若生育过两个法洛四联症患儿，再发率 8%
  - 女方患法洛四联症，再发率 2.5%
  - 男方患法洛四联症，再发率 1.5%

参考文献

1. Moon-Grady AJ et al: Value of clinical and echocardiographic features in predicting outcome in the fetus, infant and child with Tetralogy of Fallot and absent pulmonary valve complex. Am J Card 89:1280-5, 2002
2. Yoo SJ et al: Tetralogy of Fallot in the fetus: Findings at targeted sonography. Ultrasound Obstet Gynecol 14:29-37, 1999
3. Achiron R et al: Transvaginal echocardiographic examination of the fetal heart between 13 and 15 weeks gestation in a low risk population. J Ultrasound Med 13:783-9, 1994

心包积液

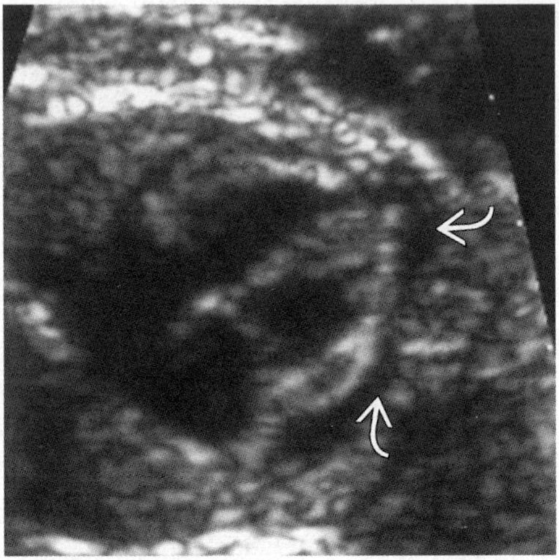

心包积液。在心脏附近可见少量液体（箭头），液体厚度 3mm，并随访观察。心包积液加重，心脏增大，胎儿发展为胎儿水肿，继而发生心肌病

要点

- 同义词：心脏周围液体
- 定义：**在心脏周围空间有液体**蓄积
- 典型影像学表现：心包积液完全或部分包绕胎儿心脏周围
- **如果为少量液体（<2mm）可视为正常**
- 可以为暂时的
- 可以为**胎儿水肿**的早期征象
- 与**心脏发育异常和心律失常**相关

影像学表现

一般特征

- 最佳影像学线索：在胎儿心脏周围有液体蓄积，测量>2mm
- 如果液体量很大，可见心脏在一个“大水囊”中跳动

超声表现

- 在心脏附近，或周围可见透镜形或卵圆形液体蓄积

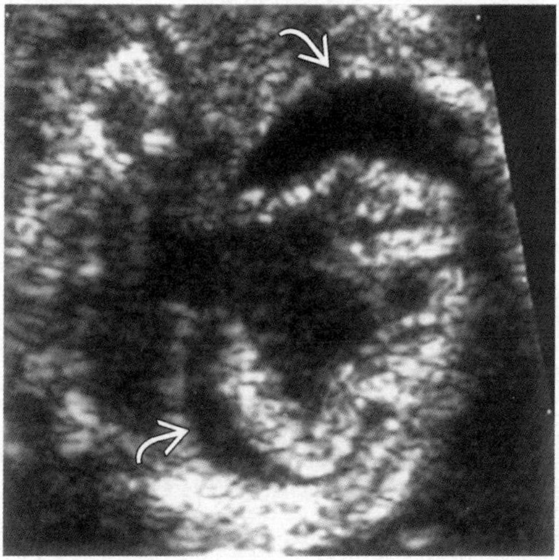

心包积液。在异常心脏的周围可见大量的液体（弯箭头），胎儿伴有复杂心脏畸形，并发展为胎儿水肿。心脏似乎悬吊在“一个水袋”中

- **标准四腔心平面检查最佳**
- 沿一个心室壁可见微量液体
  - 2mm 之内可视为正常
  - 大多数胎儿（50%～80%）如果仔细探查都可见少量液体
  - 如果胎儿风险不增加，可以不做随访
- 与**胎儿水肿**相关
  - **如果早期可见心包积液**，水肿更与**心脏发育异常**相关
    - 心律失常
    - 结构缺陷
    - 心肌病
  - 晚期发现心包积液，水肿可与其他因素相关
    - 感染
    - 非心脏的发育异常
    - 免疫因素

影像学建议

- **找寻水肿的早期征象**

  - 皮肤水肿
  - 胸水
  - 腹水
- **找寻先天性感染的早期征象**
  - 肝和脑组织的钙化
  - 肠道回声增强
- 心脏发育异常
- M 型超声评价胎儿**心律失常**
- 常规胎儿超声心动图
- 如果液体＞2mm，或是高危患者，密切随访是必要的
  - 发展为水肿儿
  - 心包积液完全吸收

鉴别诊断

正常心脏周围液体

- ＜2mm
- 可以是暂时的
- 高危患者需要随访超声

正常心肌回声

- 心肌外 1～6mm 可以是低回声，似液体
- 外层环绕的心肌纤维所致
- 寻找收缩边缘
  - 收缩中的心脏和稳定不变的心包积液环

胸水

- 通常不在心脏附近
  - 沿肋骨探查
- 罕见不对称，与心包积液混淆

病理

概述

- 病因及发病机制
  - 心脏发育异常

    - 心律失常，结构缺陷，心肌病
    - 心包积液可以是胎儿水肿的最早征象
  - 免疫性胎儿水肿
    - 腹水通常是早期征象
    - 当胎儿水肿严重时可见心包积液
  - 先天性感染
    - 巨细胞病毒，弓形体，风疹，微小病毒，梅毒

临床要点

临床表现

- 扫查异常
- 与胎儿水肿相关
- 与心脏发育异常相关

治疗

- 如果是单发或少量的，可以不必治疗
- 治疗原发因素
- 心律失常用药物治疗
  - 地高辛、氟卡尼、安碘酮、普鲁卡因酰胺、腺苷

预后

- 随原发因素不同而不同

参考文献

1. Yoo SJ et al: Normal pericardial fluid in the fetus: Color and spectral Doppler analysis. Ultrasound Obstet Gynecol 18:248-52, 2001
2. Dizon-Townson DS et al: A prospective evaluation of fetal pericardial fluid in 506 second trimester low-risk pregnancies. Obstet Gynecol 90:958-61, 1997
3. Shenker L et al: Fetal pericardial effusion. Am J Obstet Gynecol 160:1505-8, 1989

横纹肌瘤

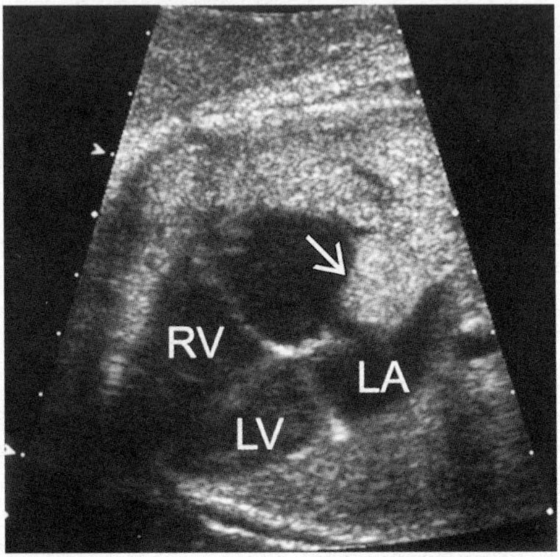

右心房横纹肌瘤。心脏四腔平面显示在房间隔的上部可见一回声团块（箭头）（LV：左心室，RV：右心室，LA：左心房）

要点

- 定义：先天性心脏错构瘤，由异常肌细胞构成错构瘤
- 典型影像学表现：心脏内回声团块
- 宫内最常见为结节性硬化（TS）
  - 50%～85%横纹肌瘤患儿伴有结节性硬化
  - 50%结节性硬化者伴有横纹肌瘤
- 50%多发
  - 增加结节性硬化的可能性

影像学表现

一般特征

- 最佳影像学线索：局限性，强回声，心脏内包块

超声表现

- 肌壁内的团块可与肌壁增厚相似

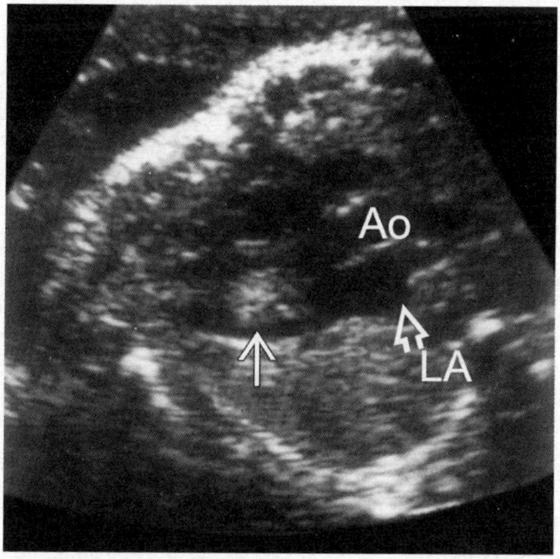

左心室横纹肌瘤。胎儿心脏长轴切面显示在左心室流出道处证实有一回声团块（箭头）（LA：左心房，AO：升主动脉）

- 结节性硬化的其他表现
  - 经常很难识别
  - 探寻心室轮廓的不规则性

MR 表现

- 结节性硬化者注意评价神经系统
  - 在 T1WI 结节高密度

影像学建议

- 注意排除结节性硬化
- 心脏超声
  - 评价内容
    - 流出道梗阻
    - 瓣膜关闭不全
    - 心律失常
    - 胎儿水肿
    - 少数与结构异常相关

鉴别诊断

心脏其他肿瘤（所有都罕见）

- 均为实性包块
  - 横纹肌瘤常多发
- 畸胎瘤
  - 心脏周围肿瘤（非心肌的）
    - 向外生长（不在心腔内）
  - 伴有钙化的不同成分
- 血管瘤
- 纤维瘤
  - 心室顶部
- 粘液瘤在宫内不可见

心脏回声点

- 乳头肌
- 小
- 强回声（类似骨骼）

肥厚性心肌病

- 广泛肌壁增厚
  - 左心室最多见
- 90%见于**糖尿病母亲**
  - 控制不佳

心内膜纤维增生

- 心内膜和乳头肌回声增强
- 收缩力差

病理

概述

- 一般病理描述
  - 妊娠 20 周后诊断
  - 室间隔多见，也可在其他部位
  - 结节性硬化表现

        - 临床三联症表现：抽搐、智力障碍、皮肤血管瘤
        - 心脏：横纹肌瘤（**常在宫内发现**）
        - 脑：皮质结节，室管膜下结节（宫内罕见）
        - 肾脏：血管肌脂瘤和囊肿（宫内不可见）
- 遗传学
    - 结节性硬化常染色体50%以上有新的突变

大体病理及术中所见

- 在心肌内有包膜或向外生长的包块

镜下特征

- 大的空泡样肌细胞
- 富含糖原的空泡使细胞核周边胞质牵拉（蜘蛛细胞）

临床要点

临床表现

- 一般为偶然发现
- 极少表现为心律失常或胎儿水肿

自然病程

- 病程不同
    - 大多数稳定或在宫内进展
    - 可以合并心律失常、胎儿水肿，甚至死亡
    - 多在婴儿期有进展

治疗

- 针对结节性硬化方面进行遗传咨询
- 分娩后心脏评估
- **如不治疗，大多数病情进展**
    - 包括结节性硬化和单发的异常
- 如果有症状，手术切除

预后

- 如果宫内或生后前6个月无并发症，预后较好
- 结节性硬化者认知能力受损

参考文献

1. Axt-Fliedner R et al: Pre:.atal diagnosis of cerebral lesions and multiple intracardiac rhabdomyomas in a fetus with tuberous sclerosis. J Ultrasound Med 20:63-7, 2001
2. Holley DG et al: Diagnosis and management of fetal cardiac tumors: A multicenter experience and review of published reports. J Am Coll Cardiol 26:516-20, 1995
3. Groves AM et al: Cardiac tumours in intrauterine life. Arch Dis Child 67:1189-92, 1992

心律失常

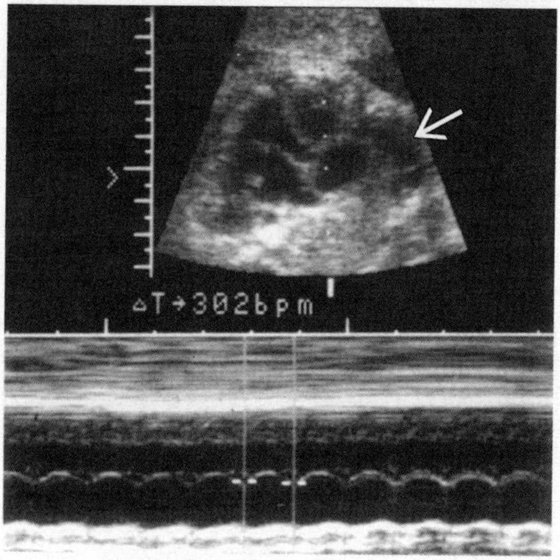

室上性心动过速。图示少量浆液性渗出（箭头）。胎儿经过地高辛治疗后心律转为正常窦性心律

要点

- 定义：证实有异常心律
  - 心动过速＞200bpm
  - 心动过缓＜100bpm
  - 心律不齐
- 典型影像学表现：异常多普勒显示
- **80%病例**有心房期前收缩
  - 良性，自限性
- **心动过速多见**室上性心动过速
  - 如果不治疗可导致胎儿水肿和胎死宫内
- **心动过缓**多与**心脏结构异常或孕妇结缔组织病**相关

影像学表现

一般特征

- 最佳影像学线索：如果仔细检查通常可以发现心律失常的存在

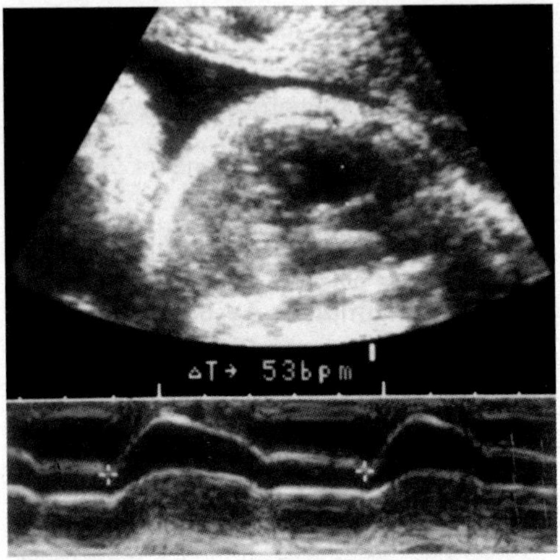

伴有房室间隔缺损的胎儿的严重窦性心动过缓。超声检查后 2 天胎死宫内

- ○ 确定类型必须做 M 型超声

超声表现

- M 型超声游标同时放置在心房和心室
  - 评价心房和心室律，以及房室传导
    - 是否每一次心房收缩后都接续一个心室收缩
  - 短暂窦性心动过缓可源于探头的压力
    - 迷走神经反射
    - 压力减轻后心率可以迅速恢复正常
  - 心脏缺陷可以存在，特别是心动过缓

影像学建议

- 寻找胎儿水肿的证据，包括心包积液
- 胎儿超声仔细探寻有意义的心律失常（房性期前收缩或室性期前收缩）
  - 结构异常
  - 瓣膜功能不全
  - 血流动力学失代偿

鉴别诊断

房性期前收缩

- 占心律失常的80%
- 通常是**暂时的和良性的**
- 类型
  - 非传导：在心动周期早期，无心室收缩
  - 传导：在心动周期晚期，导致心室收缩
- <1%发展为室上性心动过速

室性期前收缩

- 比房性期前收缩少见
- 同样是暂时的和良性的

心动过速

- 心率大于每分钟200次
- 类型
  - 室上性心动过速最常见
    - 房性和室性心率一致
  - 房扑
    - 房性心率比心室心率快（房室传导阻滞，通常为2∶1）
    - 比室上性心动过速更易伴有结构异常
  - 窦性心动过速可以依赖于母体条件
    - 甲状腺功能亢进，发热，脓血症，或药物
- **能导致心脏损害**，胎儿水肿和死亡
- 需要重视和治疗
  - **许多胎儿需要治疗**，但需要多种药物的配合

心动过缓

- 心率小于每分钟100次
- 类型
  - 窦性心动过缓：房性和室性心率相同
  - 完全房室传导阻滞
    - 房性心率正常，伴随非依赖性室性心率
- **50%伴有结构异常**

    - 预后差
- **50%发生在患有结缔组织病的母亲**
    - 母体应用抗生素通过胎盘，影响胎儿传导系统
    - **尽管完全性传导阻滞，但许多可以存活**
        - 死亡率10%～15%
    - 大约10%有再发生风险

病理

概述

- 流行病学
    - 2%妊娠可发生心律失常
    - 多为良性和自限性

临床要点

临床表现

- 检查时发现心律异常

治疗

- 房性和室性期前收缩一般不需治疗，应限制咖啡因摄入和禁烟
    - 临床上监测心律，如果缓解失败或发生室上性心动过速，则应复查超声
- 心动过速的治疗依赖于干预房室间折返通路
    - **地高辛**为一线药物
        - 可以通过母体口服或经脐静脉给药
        - 母体血药浓度应监测
        - 胎儿血药水平大约为母体的80%
        - **水肿的胎儿不能获得**与非水肿儿相同的血药水平，经常需要多种药物
    - 其他药物包括氟卡尼、奎尼丁、普鲁卡因酰胺、腺苷、安碘酮
        - 必须在严密观察下应用
- 心动过缓治疗方法有限

- 激素和β受体激动剂
- 心脏节律调节证实不成功

预后

- 房性和室性期前收缩预后极好
- 心动过速预后好
  - 心律失常可发生在新生儿时期
  - 所有生后的心脏评估都是必要的
- **心动过缓合并结构异常通常是致命的**

参考文献

1. Simpson JM et al: Fetal tachycardias: Management and outcome of 127 consecutive cases. Heart 79:576-81, 1998
2. Schmidt KG et al: Perinatal outcome of fetal complete atrioventricular block: A multicenter experience. J Am Coll Cardiol 17:1360-6, 1991
3. Silverman NH et al: Recognition of fetal arrhythmias by echocardiography. J Clin Ultrasound 13:255-63, 1985

Ebstein 畸形

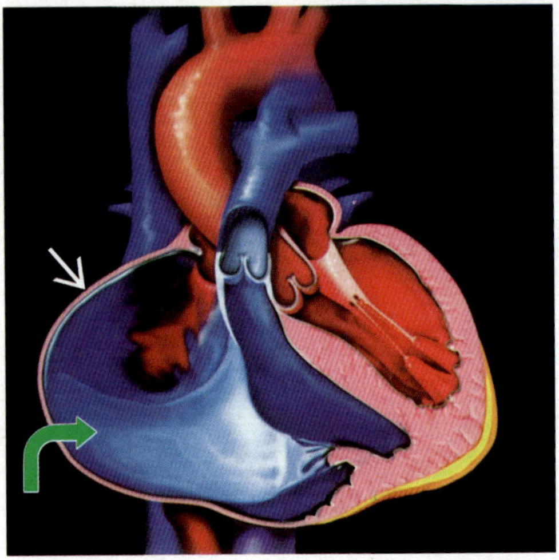

Ebstein 畸形。彩图显示增大的右心房（箭头）、右心室不收缩的“房化”伸入部分（弯箭头）以及右心室小的功能性流出道

要点

- 定义
  - 三尖瓣的隔瓣和后瓣下移
  - 瓣膜发育不良和小叶错位导致三尖瓣反流
  - 错位的小叶贴附在右心室流入道→右心室“房化”
- 应用锂是高危因素

影像学表现

一般特征

- 最佳影像学线索：三尖瓣下移
  - 正常状态下三尖瓣在室间隔附着部位比二尖瓣低 1～2mm

超声表现

- 三尖瓣顶部错位
- 右心房增大以及右心室房化部分

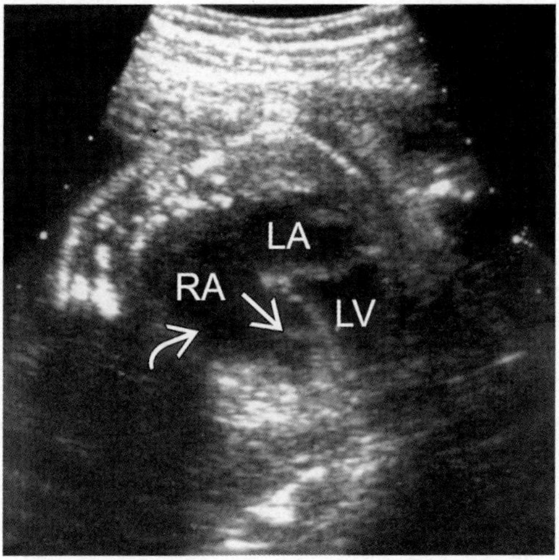

Ebstein 畸形。四腔心平面显示弥漫性心脏扩大，心脏占据胸腔的大部分。三尖瓣隔叶（箭头）在室间隔附着异常低，导致大的右心房/房化右心室（弯箭头）。右心室功能部位是远离隔叶插入部位

- 小的功能性右心室：右心室室壁薄，提示右心室发育不良

影像学建议

- 常规胎儿超声心动图检查
  - 心律：与心律失常相关
  - 三尖瓣反流
    - 严重三尖瓣反流→心脏肥大→胎儿水肿
  - 肺动脉狭窄
  - 30%与结构异常相关
    - 房/室间隔缺损
    - 完全性肺静脉畸形引流
    - 二尖瓣异常
    - 大动脉缩窄
  - 心脏肥大：心脏周径/胸腔周径
    - 心脏增大→压迫肺脏→肺脏发育不良
    - 大的右心结构压迫左心室

鉴别诊断

三尖瓣反流/发育不良

- 三尖瓣机能不全，**但位置正常**
- 发育不良的瓣膜增厚，结节状，不规则
- 探寻作为原因的右心梗阻
  - 肺动脉闭锁伴有连续的室间隔

肺动脉闭锁

- 三尖瓣位置正常
- 右心房增大
- 右心室可以发育不良，但不房化

Uhl 异常

- 三尖瓣位置正常
- 右心室心肌发育不良

病理

概述

- 病因及发病机制
  - 妊娠前三个月孕妇锂暴露致畸
    - 与一般人群相比风险增加 400 倍
    - 225 例暴露胎儿中发生率为 2.7%
    - 妊娠前三个月锂暴露：对照研究表明总的先天性心脏病的风险增加 2～3 倍
- 胚胎学
  - 三尖瓣小叶不正常分隔，及右心室心内膜腱索
- 流行病学
  - 活婴中 1/20000
  - 占胎儿先天性心脏病的 7%
  - 占儿童先天性心脏病的不足 1%
  - 性别比相同

临床要点

临床表现

- 妊娠 18 周时在四腔心平面检查

自然病程

- 易发生心律失常
  - 室上性心动过速
  - 房扑
- 与胎儿水肿相关
- 预后均不佳

治疗

- 如果终止妊娠：建议尸解
- 如果单发，无染色体核型分析的指征
- 儿科心脏病咨询
- 监测心律失常
- 监测胎儿水肿
  - **提前分娩不改变预后**
  - 针对胎儿心动过速母体洋地黄化
- 在三级医疗机构分娩

预后

- 胎儿诊断
  - 48%胎死宫内
  - 10%新生儿期存活
  - 预后不良的指征：三个月内死亡
    - 前叶受限制
    - 左心室受压迫
    - 右心室发育不良
- 活婴生后诊断：出生时无症状发展至紫绀，依赖于
  - 右心室梗阻程度
  - 三尖瓣错位的程度
  - 1 岁时总生存率 67%，10 岁时 59%
- 外科手术：三尖瓣修复/置换

  - 产前/早期诊断→许多严重病例→结局最差
- 再发风险
  - 一个孩子 1%
  - 两个孩子 3%

参考文献

1. Hsieh YY et al: Successful prenatal digoxin therapy for Ebstein's anomaly with hydrops fetalis. J Reprod Med 43:710-12, 1998
2. Hornberger LK et al: Tricuspid valve disease with significant tricuspid insufficiency in the fetus: Diagnosis and outcome. J Am Coll Cardiol 17:167-73, 1991
3. Sharland GK et al: Tricuspid valve dysplasia or displacement in intrauterine life. J Am Coll Cardiol 15:944-9, 1991

肺动脉闭锁

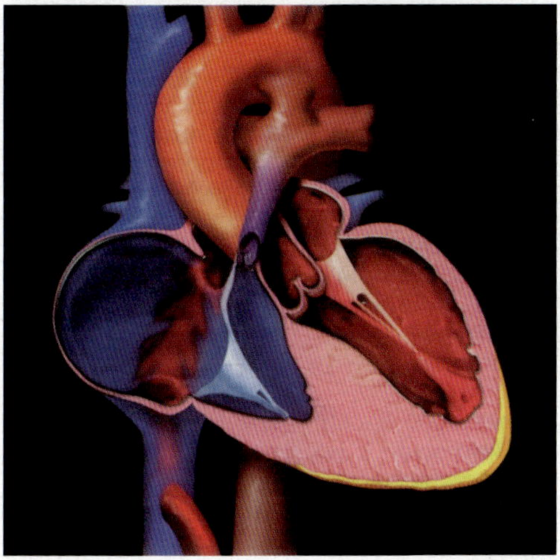

肺动脉闭锁。彩图显示肺动脉瓣膜膜样闭塞，动脉导管处有反流

要点

- 定义：在肺动脉瓣水平右心室流出道梗阻
- 典型影像学表现：**通过肺动脉瓣膜的正向血流缺失**
- 瓣膜
  - 完全缺失：肌性闭锁
  - 存在但被膜封闭
- 表现程度
  - 23%：肺动脉闭锁合并室间隔连续
    - 可以发展为右心发育不良
  - 46%：肺动脉闭锁合并室间隔缺损
    - 法洛四联症的生理变化
  - 31%：肺动脉闭锁合并其他的复杂心脏畸形

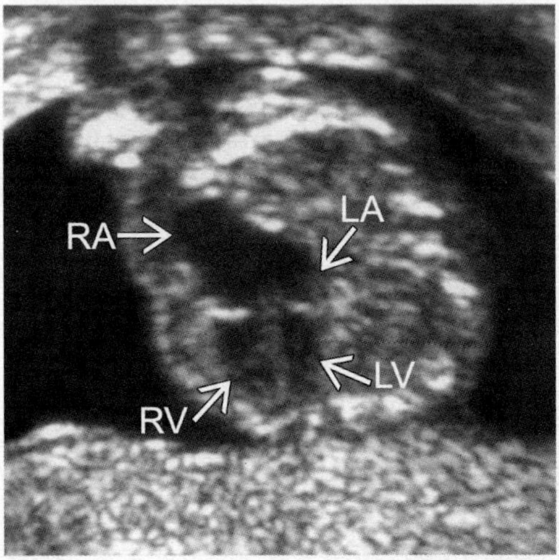

肺动脉闭锁。妊娠 17 周肺动脉闭锁但室间隔连续胎儿的四腔心平面，由于三尖瓣反流导致右心房明显扩大。此阶段右心室是正常的，但最终发育不良。显示异常的心脏轴，右心室流出道不能识别

影像学表现

一般特征

- 最佳影像学线索：无通过肺动脉瓣的正向血流
  - 主动脉瓣和肺动脉瓣总是相比邻的

超声表现

- **右心房扩大**
  - 血流不能正向流出右心室
  - 三尖瓣反流→对右心房有容量负荷
- 右心室流出道异常小或不易识别
- **动脉导管反流**
- **肺动脉/室间隔连续亚型**
  - **右心室腔随时间逐渐消失**
  - 血液必须流出→冠状动脉瘘
  - 四腔心平面异常
    - 右心室远远小于左心室

    - 右心房扩大
- **肺动脉/室间隔缺损亚型**
  - 通过室间隔缺损的血流→心室对称
  - “大的”主动脉：从两侧心室接受血流

影像学建议

- 常规胎儿超声心动图检查
  - 右心室——右冠状动脉瘘
    - 远端右心室——右冠状动脉瘘
    - 动脉双向血流
    - 沿心脏外壁路径
  - 动脉导管直径缩小（2～4mm）
    - 正常发育→直径是线性增长
  - 其他心脏畸形
    - 内脏异位
    - 三尖瓣闭锁
    - 大动脉转位
- 仔细探查心脏外畸形

鉴别诊断

左心发育不良

- 左心室小于右心室
  - 右心室靠前
- 左心室流出道/主动脉小
  - 右心室流出道靠前
  - 从心脏发出后很快分出动脉导管和右肺动脉等分支

法洛四联症

- 肺动脉漏斗部狭窄是典型病变
  - 肺动脉闭锁可以发生
- 室间隔缺损必须存在：室间隔缺损不属于肺动脉闭锁/室间隔连续

病理

概述

- 一般病理描述
  - 与肺动脉以及分支狭窄相关
  - 与异常动脉导管连接相关
    - 主动脉起始更接近
    - 从分支分出的肺动脉，不是从主干分出
- 遗传学
  - 兄弟间病例报告：可能存在常染色体隐性遗传
  - 在肺动脉闭锁/室间隔缺损的患者中 22q11 缺失较常见
    - 软腭-心-面综合征
    - 变形特征
    - 心脏发育不良
- 流行病学
  - 瑞典肺动脉闭锁/室间隔连续在活产中发生 4.2∶100 000
  - 在英国活产中所有类型发生 21.4∶100 000

临床要点

临床表现

- 有报道在妊娠 17 周经阴道超声诊断肺动脉闭锁/室间隔连续合并右心室冠状动脉瘘

肺动脉闭锁/室间隔连续的病程

- 出生时严重缺氧
  - 心脏肥大→肺动脉发育不良
  - 心力衰竭

治疗

- 遗传咨询：建议染色体核型分析
- 产前向小儿心脏病专家咨询
- 在三级医疗机构分娩
  - 4/5 宫内转运的病例存活
- 动脉导管依赖的肺循环

- **动脉导管闭合将危及生命**
  - 母体避免使用前列腺素类药物

预后

- 肺动脉闭锁/室间隔连续
  - 90%需要在生后一周内手术
- 肺动脉闭锁/室间隔缺损
  - 50%以上需要在生后一个月内手术
  - 25%以上需要在生后三个月内手术
- 手术死亡率为23%
- 生后第一年总死亡率为38%
- 预后不良的征象
  - 低出生体重
  - 男性
  - 肌性肺动脉闭锁

参考文献

1. Nishibatake M et al: Echocardiographic findings of pulmonary atresia or critical pulmonary stenosis and intact ventricular septum in utero. Pediatr Int 41:716-21, 1999
2. Chaoui R et al: Prenatal diagnosis of ventriculo-coronary communication in a second-trimester fetus using transvaginal and transabdominal color Doppler sonography. Ultrasound Obstet Gynecol 9:194-7, 1997
3. Marino B et al: Ductus arteriosus in pulmonary atresia with and without ventricular septal defect. Scan J Thorac Cardiovasc Surg 26:93-6, 1992

腹壁

脐 膨 出

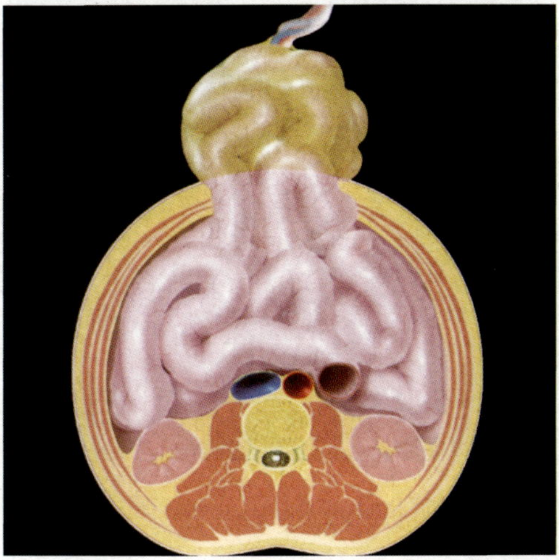

脐膨出。图示从腹壁中线缺损处疝出的小肠，其上被覆有膜，而脐带直接连接在该肿物上

要点

- 定义：中腹壁缺损导致腹内容物疝入脐带基底部
- 典型影像学表现：可见光滑、边界清楚的包块从腹壁缺损处疝出，脐带连接在包块上
- 60%～80%伴有结构异常
  - 心脏方面的最常见
- 50%伴有染色体异常
  - 小肠的与非整倍体高度相关
    - 18 三倍体最常见
  - 生理的肠疝出现在 11.2 周
    - 如果出现肝脏的疝则是异常的

影像学表现

一般特征

- 最佳影像学线索：彩色多普勒发现脐带连接在包块上

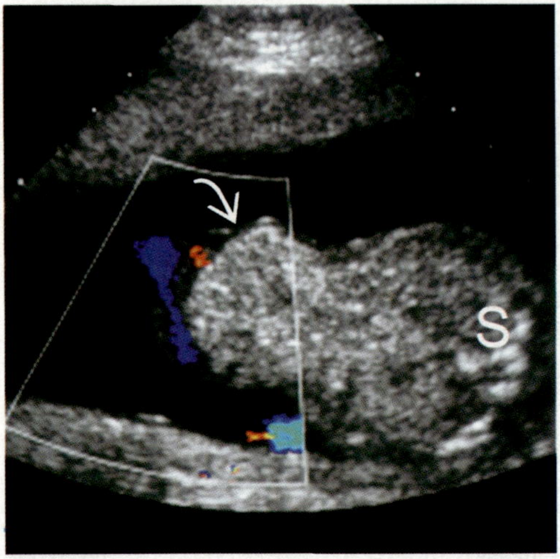

脐膨出。由该胎儿腹部轴面图可见肝脏和肠管从腹壁中央部缺损处疝出，外包有光滑的膜（箭头），同时可见脐带插入该肿物中部（S：脊柱）

- 肝和小肠是最常见的疝内容物
  - 脾脏、膀胱、胃和大肠也有报道

超声表现

- 光滑的中腹部包块
- 脐带连接在疝囊上
- 常见羊水过多
- 可以有腹水
- 伴有结构异常
  - **心脏缺陷**
  - 胃肠道：先天性膈疝 、肠道闭锁、旋转不良
  - 脐带囊肿
- 综合征
  - OEIS 复合体
    - 脐膨出
    - 外翻
    - 肛门闭锁

    - 脊柱畸形
  - Beckwith-Wiedemann 综合征
    - 脐膨出
    - 偏身肥大
    - 器官肥大
    - 巨舌症
  - Cantrell 五联症
    - 脐膨出
    - 心脏异位
    - 心脏畸形
    - 胸骨、心包、膈缺损

MR 表现

- 对于肥胖的患者，鉴别疝内容物是很有帮助的
- SSFSE：肝脏低回声，肠管匐行的高回声

影像学建议

- 仔细寻找其他的结构异常
- 行专门的心脏超声检查

鉴别诊断

腹裂畸形

- 脐带连接在腹壁上
- 没有包裹的膜
- 肠管的自由浮动
- 不包括肝脏

体蒂异常

- 胎儿粘附在胎盘上
- 没有自由浮动的脐带
- 脊柱侧弯

膀胱/泄殖腔外翻

- 脐带插在缺损上方
- 明显的膀胱缺失

生理性肠疝

- 11.2 周后肠管回到腹腔

- 向外突出不超过 1cm
- 从来不包括肝脏

病理

概述

- 遗传学
  - 散发的
  - 染色体异常
    - **18 三倍体**，13 三倍体，三倍体，Turner 综合征（45X）
- 胚胎学
  - 可能的机理
    - 肝内容物：体壁闭合失败
    - 肠内容物：体蒂的残留
- 流行病学
  - 1∶4000 活产
  - **随着孕妇年龄的增加**而增加

大体病理及术中所见

- **包块被腹膜和羊膜包裹**，中间为华通氏胶质

临床要点

临床表现

- 母亲血清中甲胎蛋白升高（70%）

自然病程

- 子宫破裂少见
  - 很难与腹裂畸形鉴别
- 小的脐膨出
  - 常为小肠
  - 与结构和染色体异常高度相关
- 大的脐膨出
  - 巨大的腹壁缺损
  - 胸部小→肺发育不良

治疗

- **羊膜腔穿刺明确染色体核型**

- 分娩应在三级医疗机构
- 剖宫产的优点存在争议
    - 如果伴有多发畸形是不必要的
- 行手术或逐渐加压复位术取决于疝的大小

预后

- 如果染色体正常不伴有其他畸形，存活率为80%～90%
- 伴有结构或染色体畸形的死亡率为**80%～100%**

参考文献

1. Snijders RJ et al: Fetal exomphalos at 11 to 14 weeks of gestation. J Ultrasound Med 14:569-74, 1995
2. Hughes MD et al: Fetal omphalocele: Prenatal US detection of concurrent anomalies and other predictors of outcome. Radiology 173:371-6, 1989
3. Nyberg DA et al: Chromosomal abnormalities in fetuses with omphalocele. Significance of omphalocele contents. J Ultrasound Med 8:299-308, 1989

腹裂畸形

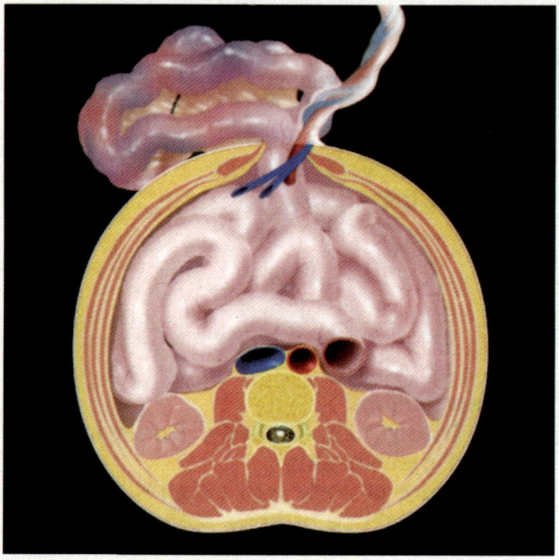

腹裂畸形。图示从腹壁缺损处疝出的小肠，与该缺损相毗邻的是正常部位发出的脐带

要点

- 定义：通过腹壁的旁正中缺损形成肠疝
- 典型影像学表现：**自由浮动的肠环**相邻于正常部位连接的脐带
- 伴有胃肠道畸形
  - **旋转不良>95%**
  - 闭锁5%～30%
- 多发生在**右侧**
- 多发生于**年轻女性**
- 不伴有染色体异常

影像学表现

一般特点

- 最佳影像学线索：彩色多普勒显示**脐带连接在正常的位置**
- 疝内容物常为小肠

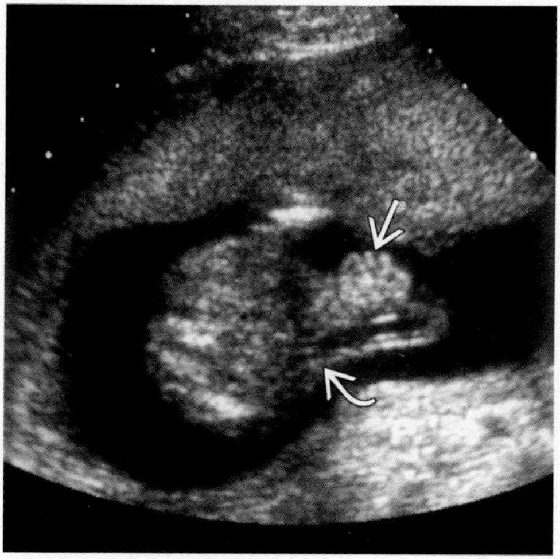

腹裂畸形。该图为一 17 周胎儿的腹壁轴面像，可见由正常位置发出的脐带（弯箭头）与疝出的小肠（直箭头）相毗邻

- 大肠和胃也有报道

超声表现

- **没有覆盖的膜**
- **肠壁可以增厚、回声增强、结节状**
  - 继发于水肿和纤维浆液性沉积
- 肠管扩张
  - 腹壁环内外的肠管都可以扩张
  - 扩张越明显，预后越不好
- 胃常错位
- 羊水过少比羊水过多常见
  - 羊水过多表示与闭锁相关
- 常合并宫内发育受限（IUGR）

影像学建议

- 证明脐带连接在正常的腹壁上
  - 如果不完全评估可以不记录
- 超声随访患儿

  - 进行性肠管扩张
  - 进行性 IUGR
    - 腹周径小评估困难
  - 羊水过少

鉴别诊断

脐膨出

- **脐带连接于包块上**
- 被腹膜覆盖
- 破裂的脐膨出很难鉴别
  - 如果肝脏存在可以认为是脐膨出
  - 很少出现

体蒂异常

- 胎儿粘附在胎盘上
- 没有自由浮动的脐带
- 脊柱侧弯

膀胱/泄殖腔外翻

- 脐带插在缺损上方
- 明显的膀胱缺失

生理性肠疝

- 11.2 周后肠管回到腹腔
- 向外突出不超过 1cm
- 常发生在中线位置

病理

概述

- 与非胃肠道畸形相关程度低
- 遗传学
  - 多为散发
  - 有家族病案的报道
    - 3.5%的复发风险
  - 无染色体相关异常

        - 羊膜腔穿刺不必要
- 胚胎学：可能的机理
    - **右侧脐静脉的异常退化**
    - 血管意外包括脐肠系膜动脉（可能性小）
- 流行病学
    - 1∶3000 活产
    - 发生率在增加

大体病理及术中所见

- 缺损相对小（<5cm）
- 暴露的肠襻发生炎症和水肿
- 闭锁经常存在

临床要点

临床表现

- 母亲血清甲胎蛋白增高（95%）
    - 暴露的肠管导致增高的程度大于脐膨出

自然病程

- 在随访检查中可以吸收，“原肠消失”
    - 与小的缺损相关
        - 缺血→梗死→闭锁（常为一长段）
- **经常发生早产**
- **肠道的合并症**比脐膨出更多
    - 羊水的刺激导致闭锁、水肿及更差的功能

治疗

- 羊水注射可以提高预后（实验室研究）
    - 降低羊水的刺激反应
- 分娩应在三级医疗机构
- 如果肠管扩张加重可以行早期分娩（有争议）
- 经常行剖宫产，但是是否有价值尚有疑问
- 立即手术修补
    - 大的缺损需要延迟到面部闭合
- 术后行胃肠外营养，直到胃肠道功能恢复

- 可能需要数周的时间

预后

- **90％的存活率**
  - 死亡原因有早产、败血症或肠道合并症
- 10％～15％存在后遗症
  - 运动障碍
  - 短肠综合征

参考文献

1. Luton D et al: Effect of amnioinfusion on the outcome of prenatally diagnosed gastroschisis. Fetal Diagn Ther 14:152-5, 1999
2. Adra AM et al: The fetus with gastroschisis: Impact of route of delivery and prenatal ultrasonography. Am J Obstet Gynecol 174:540-6, 1996
3. Babcook CJ et al: Gastroschisis: can sonography of the fetal bowel accurately predict postnatal outcome? J Ultrasound Med 13:701-6, 1994

体蒂异常

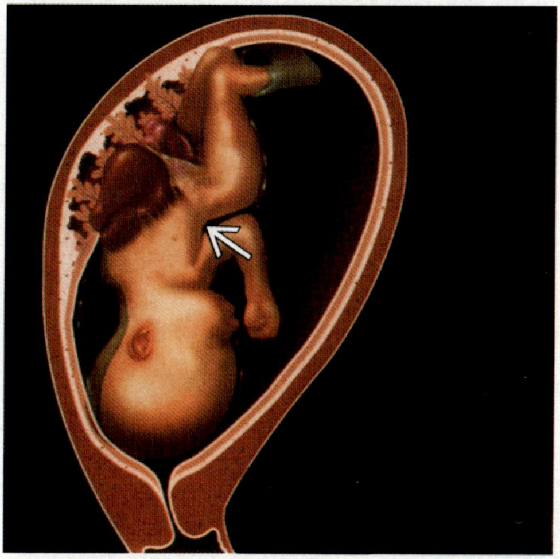

体蒂异常。由该图可看出，胎儿通过腹壁缺损与胎盘牢系在一起，缺损处内容肝脏和肠管，胎儿腹膜与羊膜相连续。而脊柱侧凸（箭头）是由于胎儿被紧紧束缚所引起的

要点

- 同义词：肢状体壁复合体，体蒂复合体
- 定义：伴有胎儿腹膜与羊膜腔相连续的开放性腹壁缺损
- 典型影像学表现
  - 腹壁缺损
  - 胎儿经缺损处被“系”在胎盘上
  - 伴有脊柱侧凸
- 脐带缺失或甚短

影像学表现

一般特征

- 最佳影像学线索：伴有胎儿附着于胎盘上的腹壁缺损

超声表现

- 缺损处无膜覆盖

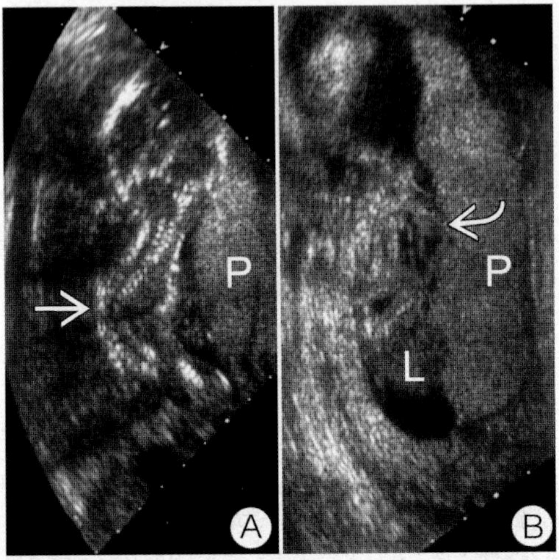

体蒂异常。由该超声像图可见脊柱侧凸（直箭头）。腹壁缺损包含有心脏与肝脏（L），二者均附于胎盘上（P）

- 找不到脐带插入点
- 脐带缺失或甚短
  - 表现为由胎盘表面通向胎儿躯干的血管
- 脊柱侧凸
  - 常十分严重
- 肢体位置异常
- 胎儿颈部往往仰伸

影像学建议

- 诊断的关键在于发现胎儿与胎盘的固定关系
  - 从不同方位进行扫描
  - 可让孕妇当天进食、散步后返回重新扫描

鉴别诊断

腹裂畸形

- 胎儿位置**可变**
- 脐带正常：可见从腹壁缺损旁发出，而该缺损往往较小

- 缺损处无膜覆盖：可见肠管自由漂浮于羊水中

脐膨出

- 胎儿位置**可变**
- 脐带正常：可见由缺损处顶部发出
- 缺损处有膜被覆

膀胱/泄殖腔外翻

- 胎儿位置**可变**
- 脐带正常：从缺损上方发出
- 膀胱缺失可确诊

OEIS 复合征

- 脐膨出
- 膀胱外翻
- 无肛门
- 脊柱异常
- 胎儿位置**可变**

羊膜带序列征

- 胎儿位置可能**不变**
- 脐带正常
    - 若存在腹壁羊膜腔裂，则脐带插入点可能被卷入其中
- 腹壁缺损表现多样
- 脊柱侧凸不常见
- 羊水中可见羊膜带，且可延伸至不动的胎体部分

病理

概述

- 遗传学
    - 不具有遗传性
- 胚胎学
    - 外胚层壳头尾折叠不良
    - 前腹壁形成不良
    - 侧腹壁形成不良
    - 体蒂与卵黄蒂融合失败：无脐带

  - 羊膜与绒毛膜融合失败
  - 羊膜未被覆脐带
  - 羊膜在缺损边缘处与腹膜相延续
- 流行病学
  - 英国所报道发病率为1∶(7500～42000)
  - 澳大利亚活产中发病率为0.33∶1000
  - 相关因素
    - 酒精，烟草，大麻
    - 曾有（任何）先天异常孕产史者发生率为40％

大体病理及术中所见

- 腹壁缺损，脏器似被摘除
- 羊水中可见被不完全覆盖的变形脐带
- 脐血管包埋于该羊膜片中，与腹壁缺损边缘处皮肤相连

临床要点

临床表现

- 母血清学筛查异常
  - 甲胎蛋白明显升高
- 可于孕初三个月末期即作出诊断
  - 早在孕8周即可明确脐带是否正常
  - 头臀长∶脐带长度＝1∶1
  - 正常情况下，肠旋转过程于11.2周前结束

治疗

- 无必要进行羊膜腔穿刺
  - 尚未发现染色体核型异常
- 建议终止妊娠
  - 应争取完整娩出胎儿以进行尸检
- 给予该家庭心理支持

预后

- 致死性
- 常发生自然流产

参考文献

1. Luehr B: Limb body wall complex: A case series. J Matern Fetal Neonatal Med 12:132-7, 2002
2. Pumberger W et al: Limb body wall complex: A compound anomaly pattern in body wall defects. Pediatr Surg Int 17:486-90, 2001
3. Colpaert C: Limb body wall complex: 4 new cases illustrating the importance of examining placenta and umbilical cord. Pathol Res Pract 196:783-90, 2000

消化道

食管闭锁

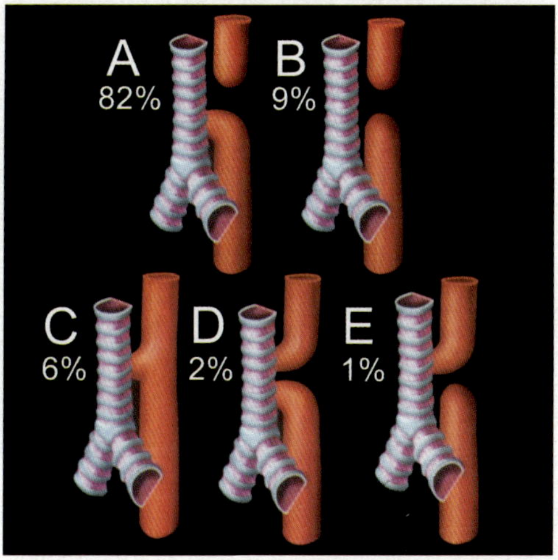

食管闭锁（EA）分型，按发病率由高到低排序。（A）食管闭锁伴远端瘘。（B）食管闭锁不伴瘘。（C）“H”形瘘形成，食管无闭锁。（D）食管闭锁伴近端及远端瘘。（E）食管闭锁伴近端瘘

要点

- 定义：食管闭锁常伴有气管食管瘘（TEF）
- 典型影像学表现：小胃或者胃缺如伴有羊水过多
- 近端的食管闭锁（EA）伴有远端的 TEF 常见
  - **胃可能存在**但非常小
- **50%～70%伴有其他畸形**
- 18 三体综合征和 21 三体综合征的风险增加
- 宫内发育迟缓（**IUGR）常见**
  - 吞咽的液体对于胎儿的营养起着重要作用
- 孕 20 周后羊水过多才会进一步发展

影像学表现

一般特征

- 最佳影像学线索：孕中期后期和孕晚期的胎儿同时出现小胃、

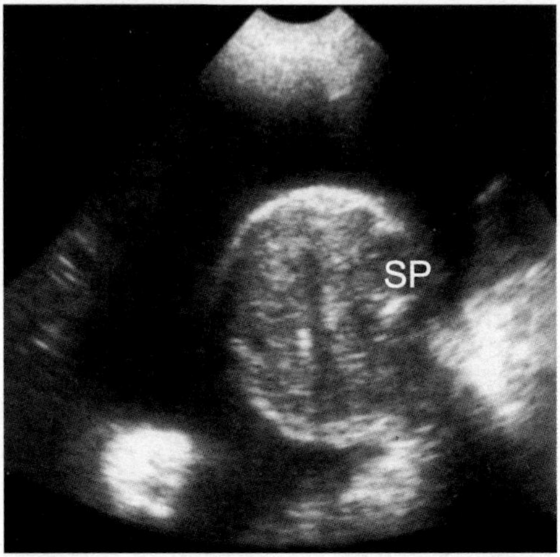

食管闭锁。该图为一 26 周胎儿之腹部横断面声像图，无胃泡显示。同时可见明显羊水过多（SP：脊柱）

羊水过多和 IUGR
- 在羊水过多进一步发展前**经常会漏诊**
  - 有报道称超声检查对于发现 EA 的敏感度<50%

超声表现

- 小胃或胃缺如
- **囊袋征**
  - 吞咽时近端食管暂时的充盈
- 经常合并十二指肠闭锁
  - 如果没有 TEF，液体会聚集在近端食管、胃和十二指肠形成**“C”形环**
  - 聚集的分泌物可以导致明显的扩张
  - 合并 21 三体综合征的风险高
- 合并 VACTERL 复合征的一部分
  - 脊柱异常
  - 肛门闭锁
  - 心脏畸形
  - 气管食管瘘

- 肾脏异常
- 肢体畸形

影像学建议

- 对存在小胃的所有胎儿进行随访检查
  - 对于正常的胎儿特别是在孕早、中期可能只是暂时的表现
- 监测羊水过多和胎儿的生长情况
- 检查有无其他异常

鉴别诊断

膈疝

- 胃在胸腔里
- 腹周径小

异常吞咽

- CNS 畸形
- 神经肌肉异常
- 唇腭裂

病理

概述

- 一般病理描述
  - 其他的肠管畸形常见
    - 多发闭锁：十二指肠、回肠、肛门直肠
    - 旋转不良
- 遗传学
  - 散发
- 染色体
  - **18 三体综合征**（最常见）和 21 三体综合征
  - EA 不伴有 TEF 则 21 三体综合征更常见
- 胚胎学
  - 气管食管分隔的失败导致前肠背腹部的分离
- 流行病学
  - 占 1∶2000～3000 活产

临床要点

临床表现

- 三倍体筛查异常（T18，T21）
- 羊水过多
  - 大于胎龄儿
  - 早产
- 产后
  - 咳嗽、流口水、窒息
  - 复发的肺炎（H型）

治疗

- 所有的胎儿应行染色体核型测定
- 产后行切除再吻合术
  - 如果闭锁段长，需要分期进行
- 某些病例需行胃造口术

预后

- 在宫内发现的25%～75%死亡
- 即使是单发，长期的后遗症也是常见的
  - 食管失动力几乎100%出现
  - 食管狭窄
  - 复发的TEF
  - 误吸
  - 进食困难
  - 气管软化

参考文献

1. Sparey C et al: Esophageal atresia in the Northern Region Congenital Anomaly Survey, 1985-1997: Prenatal diagnosis and outcome. Am J Obstet Gynecol 182:427-31, 2000
2. Satoh S et al: Antenatal sonographic detection of the proximal esophageal segment: Specific evidence for congenital esophageal atresia. J Clin Ultrasound 23:419-23, 1995
3. Stringer MD et al: Prenatal diagnosis of esophageal atresia. J Pediatr Surg 30:1258-63, 1995

十二指肠闭锁

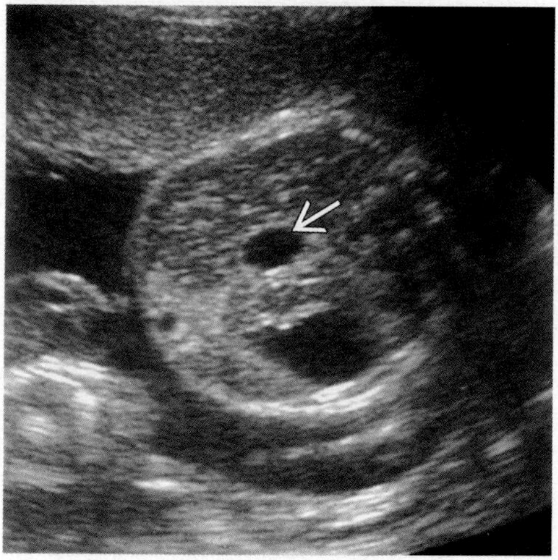

十二指肠闭锁。由该胎儿腹部横断面声像图可见典型“双泡”征（箭头所示为十二指肠）

要点

- 定义：未形成正常的十二指肠的肠管从而导致部分或完全的梗阻
- 典型影像学表现：胃和十二指肠扩张（**“双泡”**）
- **30%伴有 Down 综合征**（T21）
- **50%伴有结构畸形**，包括骨骼、心脏和胃肠道

影像学表现

一般特点

- 最佳影像学线索：在实时图像中**胃和十二指肠可以是相连接的**
- 正常的胃切迹容易相混淆
- 在十二指肠中存有液体是异常的

超声表现

- “双泡”征
  - 一般在孕 20 周后可以发现

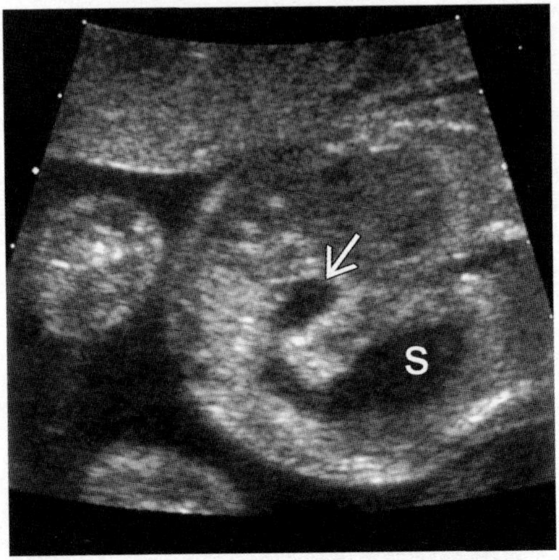

十二指肠闭锁。同一胎儿变换角度成像显示两个“液体聚积区”相连，诊断为十二指肠闭锁（S：肾，箭头：十二指肠）

- 在搜集的病例中可以在早期发现
  - 预后差
- **羊水过多**可能非常严重
  - 孕 24 周以前一般不会被发现
- 在远端十二指肠肠管里没有液体
- 胎儿的反流可以间歇地减轻胃的压力
- 其他胃肠道畸形常见
  - 食管闭锁占 7%
    - 如果未形成气管食管瘘，液体会聚集在远端食管、胃和十二指肠形成**“C”形环**
    - 聚集的分泌物可以导致明显的扩张
    - **21 三体的风险高**
  - 远端肠道闭锁
  - 旋转不良
  - 胆道闭锁
- 其他的相关表现

- 心脏
  - 房室隔缺损（AVSD）
  - **AVSD 合并十二指肠闭锁（DA）则患 21 三体的风险最高**
- 骨骼
  - 椎体畸形
  - 桡骨异常
  - 骶骨发育不全
  - 马蹄内翻足
- 生殖泌尿系
  - 肾积水
  - 多囊肾

影像学建议

- 检查中寻找 21 三体的表现
- 心脏超声检查
- 随访检测有无加重的羊水过多

鉴别诊断

腹部囊肿

- **不会累及胃**
- 羊水过多不是它的特征
- 胆道囊肿
  - 右侧的接近胆囊
- 重叠囊肿
  - 十二指肠重叠少见
  - 多在远端
- 卵巢囊肿
  - 只发生女性
  - 常在孕晚期发现

病理

概述

- 遗传学

- 散发
- 染色体异常
  - 30%为 21 三体
  - 21 三体中 15%有 DA
- 胚胎学：2 种理论
  - 在孕 6～9 周时正常的十二指肠肠管再通失败
  - 血运的不足影响了胃肠的发育
- 流行病学
  - 1～3∶10000 活产

大体病理及术中所见

- 第 2、3 段最常发生
- 最接近 Vater 壶腹
- 可以不完全梗阻
  - 患 21 三体的风险一样
- 常可发现环形的胰腺

临床要点

临床表现

- 异常的三倍体筛查（T21）
- 羊水过多
  - 大于胎龄儿
  - 早产

治疗

- 所有的胎儿应行染色体核型分析
- 遗传咨询
- 产后立即行鼻胃管吸引
- 在新生儿期行手术矫正

预后

- 取决于合并畸形的程度
- 死亡率超过 15%
- 单发的存活率超过 95%
- 复发风险和一般的人群是一样的

参考文献

1. Lawrence MJ et al: Congenital duodenal obstruction: Early antenatal ultrasound diagnosis. Pediatr Surg Int 16:342-5, 2000
2. Estroff JA et al: Second trimester prenatal findings in duodenal and esophageal atresia without tracheoesophageal fistula. J Ultrasound Med 13:375-9, 1994
3. Grosfeld JL et al: Duodenal atresia and stenosis: Reassessment of treatment and outcome based on antenatal diagnosis, pathologic variance, and long-term follow-up. World J Surg 17:301-9, 1993

空 / 回肠闭锁

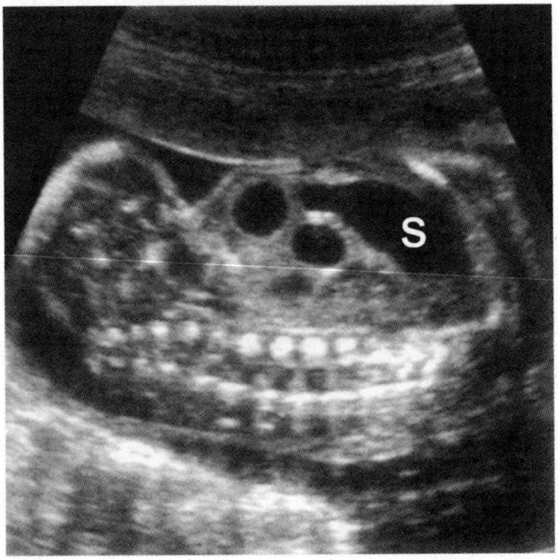

空肠闭锁。由该孕中期胎儿的矢状面声像图可见，除胃以外的两个肠襻扩张（三泡征）（S：胃）

要点

- 定义：小肠的一个或多个区段狭窄或闭锁
- 典型影像学表现：肠管扩张和羊水过多
- 空回肠发生率相同
- **1/3 发生囊性纤维化**
- 小肠外异常少见
  - 消化道其他部位闭锁（食管、十二指肠、肛门）更易合并其他异常
- **5%～10%发生穿孔**导致胎粪性腹膜炎

影像学表现

一般特征

- 最佳影像学线索：扩张的小肠襻**蠕动亢进**，高度提示梗阻

超声表现

- 正常小肠的超声表现

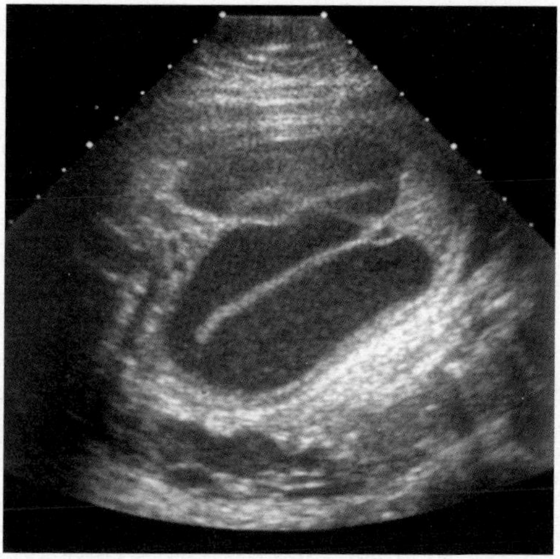

回肠闭锁。该孕末期胎儿腹部斜面图可见多个肠襻明显扩张，形成“腊肠样”

 - 直径<7mm
 - 34 周后 30%胎儿可显像
 - 可见蠕动
- 闭锁表现
 - **“三泡征”**见于近端空肠闭锁
 - 可见**“腊肠样”**肠襻
 - 26 周前不可见
 - 孕末 3 个月可发生羊水过多
 - 梗阻段可见蠕动亢进
 - 孕末可见肠管进行性扩张

MR 表现

- 可更清楚显示出梗阻部位
- 通过肠襻之间的信号差异可提示多发闭锁

影像学建议

- 增加随访次数
 - 胎儿生长
   - 近端闭锁更易发生宫内生长受限（IUGR）

  - 进行性扩张
  - 羊水过多
  - 穿孔

鉴别诊断

正常结肠

- 孕末期直径 18mm

胎粪性肠梗阻

- 胎粪嵌塞于远端空肠造成梗阻
- 常与闭锁难以分辨
- 与囊性纤维化高度相关
  - 孕中期扫描表现为肠管强回声

中段肠扭转

- 缺血导致梗死
  - 扩张的肠段无蠕动
  - 可见由出血坏死产生的不均质肠内容物
- 早期可能难以分辨

腹部囊肿

- 胆总管囊肿、肠重复囊肿、卵巢囊肿、肠系膜囊肿
  - 多为单个囊，且非管状
  - 不常合并羊水过多

病理

概述

- 常合并其他消化管异常
  - 腹裂畸形
  - 肠扭转
  - 肠套叠
  - 肠旋转不良
- 遗传学
  - 散发
  - 多发性闭锁有家族病例报道

- 囊性纤维化：常染色体隐性遗传
  - 7 号染色体基因突变
  - 复发风险为 25％
- 病因及发病机制
  - 血管损伤
    - 在肠旋转过程中（6～12 周）发生动脉扭结
    - 低血压
    - 血管畸形
- 流行病学
  - 1∶3000

大体病理及术中所见

- 可呈网状、短段或长段（“苹果皮”样）

临床要点

临床表现

- 在孕中、末期发现肠管扩张和羊水过多
  - 据报道，超声检测的敏感度高达 100％

自然病程

- 回肠
  - 更易穿孔
- **空肠**
  - **与早产高度相关**
    - 可能继发于羊水过多
  - **IUGR**
    - 羊水为胎儿的重要营养源
  - 更易合并多发闭锁
    - 产前无法检出，这是因为梗阻远端肠管往往受压塌陷

治疗

- 囊性纤维化应行羊膜腔穿刺
- 手术切除、再吻合

预后

- 存活率＞90％

- 消极效应源于
  - 闭锁肠段进行性延长
  - 多发闭锁
  - 近端差于远端

参考文献

1. Corteville JE et al: Bowel abnormalities in the fetus--correlation of prenatal ultrasonographic findings with outcome. Am J Obstet Gynecol 175:724-9, 1996
2. Estroff JA et al: Prevalence of cystic fibrosis in fetuses with dilated bowel. Radiology 183:677-80, 1992
3. Nyberg DA et al: Fetal bowel. Normal sonographic findings. J Ultrasound Med 6:3-6, 1987

胎粪性腹膜炎/假性囊肿

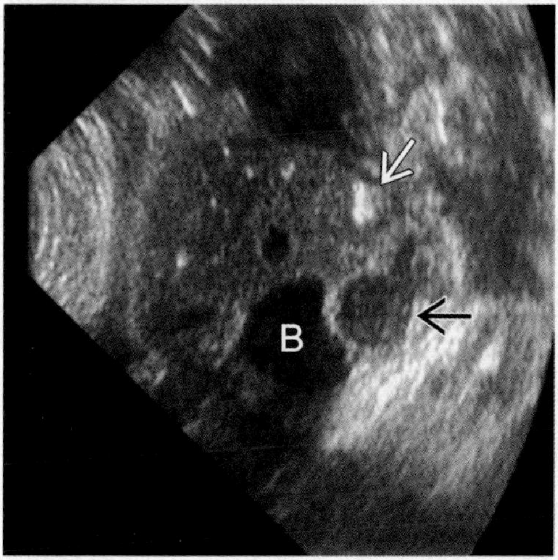

胎粪性腹膜炎。由胎儿超声图可见钙化（白色箭头），在其他扫描平面上则表现为囊样。膀胱充盈（B所示）。多发性肠襻膨胀（黑箭头）。该病例未见假囊肿

要点

- 定义：由于宫内肠穿孔所致的化学性腹膜炎
- 典型影像学表现：肠襻扩张，腹膜钙化，腹水
- 可分类为
    - 单纯型：表现为不伴有肠道异常的钙化
        - 多数结局良好
        - 出生后多不需要外科干预
    - 复杂型：钙化伴有囊性变或肠道异常
        - 出生后外科干预几率增加
        - 小样本研究显示：22%～50%需外科干预

影像学表现

一般特征

- 最佳影像学线索

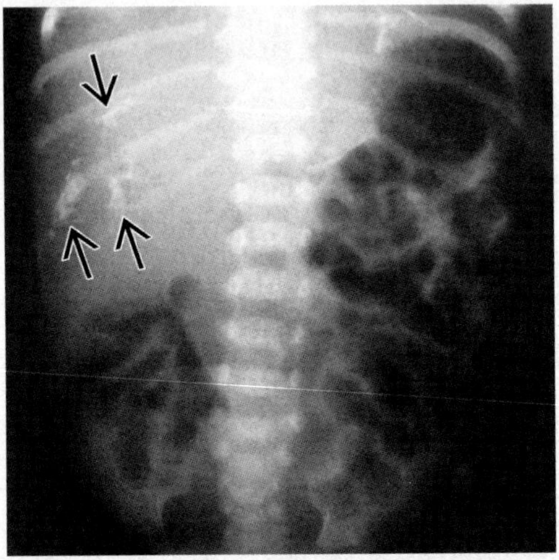

胎粪性腹膜炎。同一患儿生后腹部摄片亦示囊样钙化（箭头）。其根本病因为回肠闭锁

- 85％可见腹膜内钙化
- **腹膜钙化位于肝被膜之外**而非肝内

超声表现

- 腹膜内钙化
- 腹水
- 肠襻扩张
- 囊性肿物
- 水肿

影像学建议

- 着重寻找肠腔内的钙化
    - 该表现提示肠道-泌尿道瘘
    - 提示存在更为复杂的异常
- 寻找感染征象
    - 生长受限
    - 水肿
    - 肝（实质）内钙化
    - 颅内钙化

- 监测羊水
  - 羊水过多→早产
- 孕期追踪监测
  - 单纯型可以→复杂型
  - 若出现变化，则分娩方案随之改变

鉴别诊断

腹部其他钙化

- 胆石
- **肝内钙化：感染**
  - 巨细胞病毒（CMV），弓形体，细小病毒
- 肿瘤：肝母细胞瘤，畸胎瘤，神经母细胞瘤

腹水

- 胎儿水肿
  - 除腹水以外，必须在其他部位也发现积液
  - 检查胎儿心脏结构、心率和心律
- 尿路
  - 与梗阻性尿路病变有关
  - 与肾脏相连、走行于膀胱后面或与脊柱相邻的蠕动性管道多半为输尿管而非肠管

骶尾部畸胎瘤

- 第 4 型：完全位于腹腔内
  - 囊性罕见
  - 若存在钙化，往往为团块状

病理

概述

- 往往与其他消化道畸形相关
  - 腹裂
  - 肠扭转/肠套叠
  - 肠管闭锁/狭窄
  - 先天性巨结肠

- 遗传学
  - 囊性纤维化
    - 存在于8%的胎儿
    - 产后病例的15%～40%
- 病因及发病机制
  - 肠穿孔→胎粪溢入腹膜内
  - 强烈的炎症反应
  - 粘连→“囊肿”形成
  - 肠襻可陷于“囊肿”之中
  - 继发于炎症的钙化
- 流行病学
  - 活产中发生率1∶35000

临床要点

临床表现

- 可表现为“孤立”的肠管强回声
  - 囊性纤维化时多见
  - 可随之而见的有
    - 肠襻扩张
    - 肠穿孔
- 常规扫描中所见到的腹腔内钙化更为常见

治疗

- 遗传学咨询
- 可进行双亲的囊性纤维化检测
- 若双亲均为携带者，则可能作出囊性纤维化的产前诊断
- **单纯型**：可于一般医疗机构进行分娩
  - 腹部体检
  - 腹部X线检查
  - 正常婴儿可进行喂养
  - 极少需要外科干预
- **复杂型**：应于三级医疗机构分娩
  - 进行胃肠道对比研究

  - 22%～50%需外科干预
  - 常进行切除和造口
    - 可能需胃肠外营养
- 对新生儿进行 DNA 分析优于 sweat tests
  - 在 sweat tests 正常的部分患儿中发现某些变异

预后

- 胎儿期诊断者：死亡率 11%～14%
  - 穿孔可于宫内发生自发性闭合
  - 可检出较轻型病例
- 新生儿期诊断者：死亡率 40%～50%
  - 出现囊性纤维化的比例更高
  - 存在原发性肠梗阻者死亡率>50%

参考文献

1. Reynolds E et al: Meconium peritonitis. J Perinatol. 20:193-5, 2000
2. Dirkes K et al: The natural history of meconium peritonitis diagnosed in utero. J Pediatr Surg. 30:979-82, 1995
3. Lockwood C et al: Fetal bowel perforation simulating sacrococcygeal teratoma. J Ultrasound Med. 7:227-9, 1988

肠管强回声

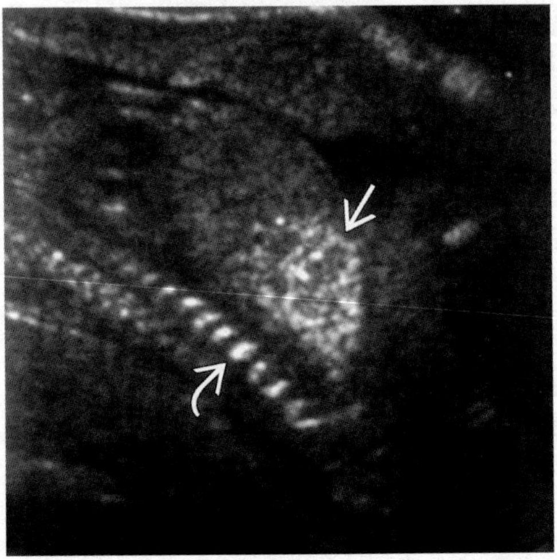

肠管强回声。图示为一孕中期胎儿的二级肠管强回声。胎体矢状面声像图所示胎儿肠管（直箭头）表现出如脊柱一样的强回声（弯箭头）

要点

- 同义词：强回声肠管，腹腔强回声肿物
- 定义：孕中期胎儿的肠管回声增强
- 典型影像学表现：肠管回声等同或强于髂嵴或者腰椎
- 其他要点
  - 已证实可作为多种疾病的独立表现
    - 胎儿 21 三体危险性增加
    - 囊性纤维化
    - 巨细胞病毒（CMV）感染
    - 宫内生长受限（IUGR）
    - 羊膜腔内出血
  - 亦可见于某些其他异常，以下风险增加
    - 18 三体
    - 13 三体

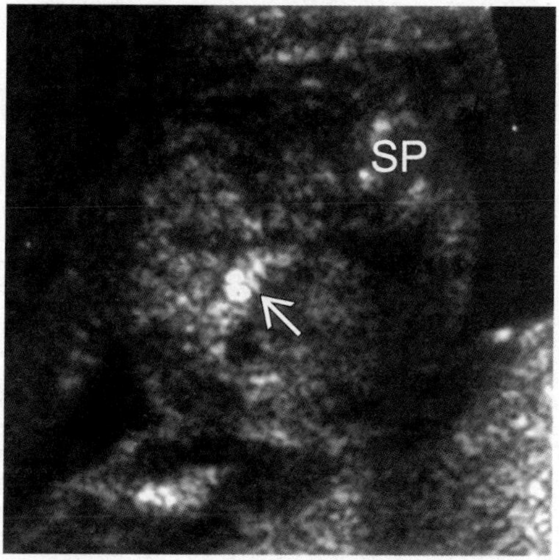

肠管强回声。图示为一 21 三体胎儿于孕中期表现出的 3 级肠管强回声。从胎儿盆腔横断面声像图可见肠管回声聚集性增强（箭头），该回声强于胎儿脊柱回声

   - Turner 综合征
- 此外，可见于 1%的正常产科声像图中

影像学表现

一般特征

- 最佳影像学线索
  - **孕中期，于胎儿下腹部及盆腔可见表现出回声聚集性增强（白色）的肠管，多呈肿物样**

超声表现

- 肠管回声分级
  - 0 级：肠管回声＝肝脏
  - 1 级：肠管回声稍增强，但低于骨骼
  - 2 级：肠管回声等于骨骼
  - 3 级：肠管回声强于骨骼

影像学建议

- 肠管回声越强、越集中，则越不正常
- **传感器频率越高，越容易错误，扫描出的肠管回声越强**
  - 使用低频传感器（≤5MHz）进行扫描则回声可恢复正常
- 为与胎儿骨骼进行对比，应采到包括腰椎的纵面声像图和包括髂嵴的横断面声像图
- 应同时寻找其他非整倍体染色体异常的证据
- 建议对 2 级和 3 级病例进行靶点检测和遗传学咨询

鉴别诊断

正常肠管

- 0 级和 1 级多为正常，回声更为发散

孕晚期的正常结肠结构

- 孕晚期常可见到结肠中的胎粪，无不良结局

胎粪性腹膜炎

- 回声较强的直线形和曲线形钙化可使肠管及肝脏的轮廓增强
- 伴肠闭锁者可见肠管膨胀
- 更易发生囊性纤维化
- 应超声随访以进一步发现假性囊肿和肠道梗阻，但阳性表现多为特发性且无不良后果

病理

概述

- 可能病因及发病机制
  - 在 21 三体和囊性纤维化中，微绒毛酶水平异常降低
  - 胎粪浓缩
  - 肠动力受损以致肠内容物转运缓慢
  - 肠系膜缺血
  - 胎儿吞咽下羊膜腔内的出血
- 2 级和 3 级肠管强回声同时合并 21 三体的可能性增加
  - 较孕母高龄或血清学检测异常的危险性还高 5.5 倍
- 流行病学

- 2 级或 3 级肠管强回声可见于 1％的胎儿

临床要点

临床表现

- 多数病例为孤立且特发的，多于常规产前超声检查时发现

治疗

- 对 2 级和 3 级病例应仔细进行超声评价，以发现其他异常并给予相应的遗传学咨询

预后

- 2 级和 3 级病例预后如下
  - 21 三体危险性增加 5.5 倍
  - 囊性纤维化的危险性增加 13％
  - 宫内生长受限的危险性增加 18％
  - 62％结局不良（孤立和非孤立的肠管强回声合计）
  - 孤立的肠管强回声者 35％预后不良

参考文献

1. Nyberg DA et al: Isolated sonographic markers for detection of fetal Down syndrome in the second trimester of pregnancy. J Ultrasound Med 20 (10):1053-63, 2001
2. Slotnick R et al: Prognostic implications of fetal echogenic bowel. Lancet 347:85-7, 1996
3. Nyberg DA et al: Fetal hyperechogenic bowel and Down syndrome. Ultrasound Obstet Gynecol 3:330-3, 1993

肠重复囊肿

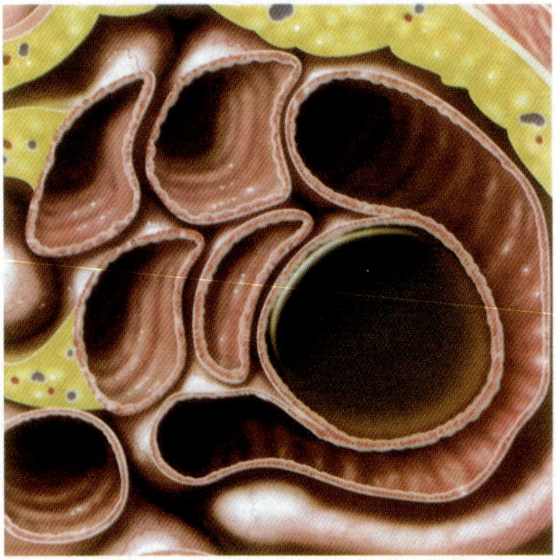

肠重复囊肿。由图可见一小肠壁内之囊肿。注意其肌壁较厚，且与肠壁相接触，可对小肠腔造成肿物样压迫，进而可导致梗阻

要点

- 同义词：小肠重复囊肿
- 定义：消化管管道形成异常，以致出现重复的节段，包括两种形态
  - 80%为囊性
  - 20%为管状
- 典型影像学表现：腹部囊性肿物
- 可造成肠梗阻
- 40%累及回肠

影像学表现

一般特征

- 最佳影像学线索：表现为多层的且内层呈高回声的厚壁囊肿（肠道典型声像表现）

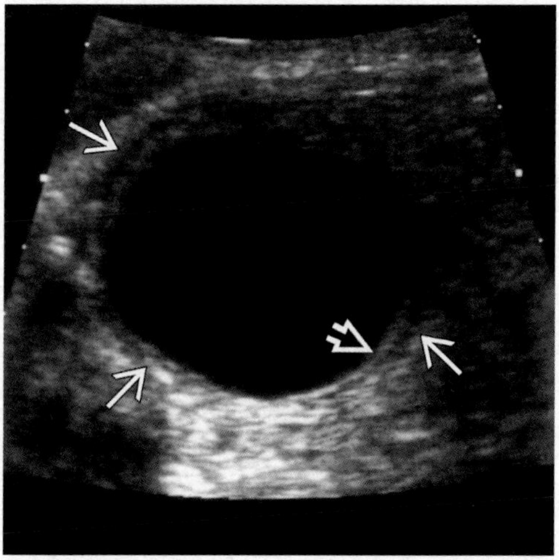

一孕中期胎儿的肠重复囊肿。在聚焦、高分辨率显像中可见一壁厚且分层（箭头）的腹部囊肿，注意其高回声的粘膜层（空箭头）

- 常分辨困难
- 需进行高分辨率聚焦显像

- 管状重复与肠管相通，通常无法在宫内被检出
- 可发现该囊肿内蠕动
- 难与其他腹部囊性肿物鉴别

超声表现

- 常为无回声，也可有回声
- 发生部位不同则表现各异
  - 小肠
    - 孤立的腹部囊肿
  - 胃
    - **胃内的囊肿**
  - 食管
    - 纵隔囊肿
    - 常合并脊椎异常，特别是**半脊椎畸形**
- 因梗阻造成肠管扩张罕见

- 可进展为羊水过多

MR 表现

- T2WI 下可表现为轮廓分明的高信号肿物

影像学建议

- 确认囊肿位于腹腔内且与泌尿道分离
  - **多数腹部囊性肿物与泌尿道相关**
- 应进行放大、高分辨率显像，以观察囊壁厚度和形态
- 应进行随访，以发现有无扩大或肠梗阻
  - 可发生羊水过多

鉴别诊断

卵巢囊肿

- 仅发生于女胎
- 直到孕末 3 个月才可见
- 为女胎最常见的腹部肿物

肠系膜囊肿

- 壁相对较薄
- 引起梗阻可能性较小
- 表现可完全相同
- 罕见

胆总管囊肿

- 位于右上腹
- 与肝有关连

胎粪性假囊肿

- 外形常不规则
- 囊壁可钙化
- 胎粪性假囊肿的其他表现
  - 腹膜钙化
  - 肠管扩张

扩张的肠管

- 呈管状
- 内容物有回声（肠分泌物）

- 蠕动

脐尿管囊肿

- 位于中线
- 在膀胱顶与脐带发出部位之间

阴道水肿

- 为盆腔中部肿物
- 位于膀胱后
- 孕末3个月方可见

病理

概述

- 胚胎学：两种理论
  - 发生异常的再管化
    - 消化道起源于实性管道
    - 进行性形成的空泡结构相结合形成正常肠腔
    - 若空泡分裂为两组且带有间隔，则形成重复囊肿
  - 从脊索异常分离
    - 可解释为何合并食管重复以及脊椎异常

大体病理及术中所见

- 发生于肠道的肠系膜侧
- 具有肌性壁

临床要点

临床表现

- 宫内
  - 偶然发现
    - 据报道最早见于孕12周
  - 可引起肠梗阻
- 多数表现于儿童期
  - 肠套叠
  - 出血

治疗

- 出生后进一步明确诊断

- 手术切除

预后

- 良好

参考文献

1. Chen M et al: Sonographic features of ileal duplication cyst at 12 weeks. Prenat Diagn 22:1067-70, 2002
2. Richards DS et al: The prenatal sonographic appearance of enteric duplication cysts. Ultrasound Obstet Gynecol 7:17-20, 1996
3. Bidwell JK et al: Prenatal ultrasonic diagnosis of congenital duplication of the stomach. J Ultrasound Med 5:589-91, 1986

胆总管囊肿

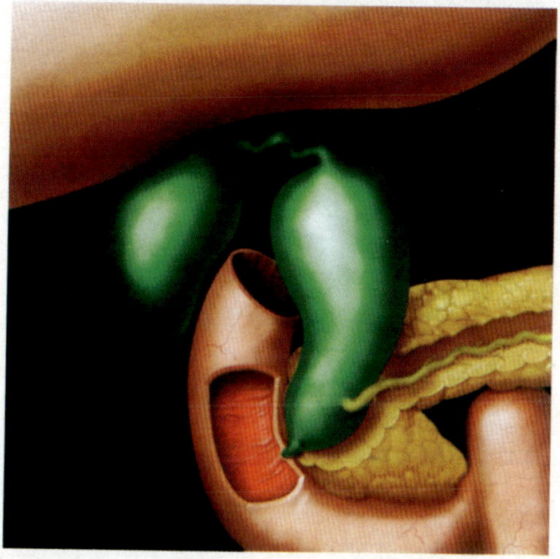

胆总管囊肿。图中标示了胆总管扩张。显示了从胆总管近端胰腺管进入胆总管处到 Oddi 括约肌处异常

要点

- 定义：先天性肝外和/或肝内胆管扩张
- 影像学表现：右上腹囊性包块
- **与胰胆相连处异常**有关
- 如不治疗可能导致肝衰竭
- 是胆管癌的危险因素

影像学表现

一般特征

- 最佳影像学线索：**观察胆管进入囊肿可证实诊断**
  - 观察可能比较困难

超声表现

- 右上腹单纯囊性肿物
- 体积不同

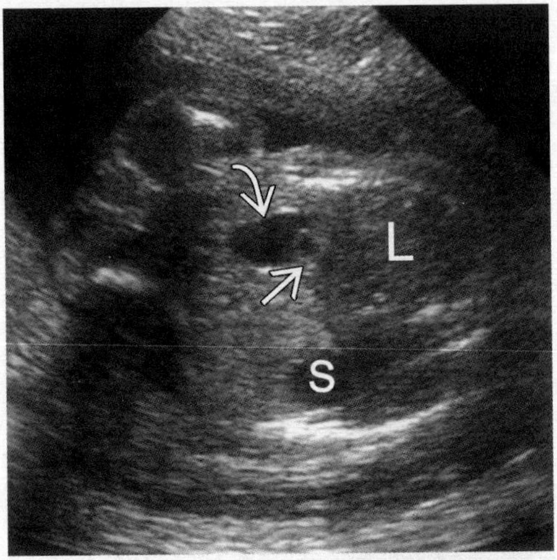

26 周胎儿的胆囊。胎儿腹部倾斜冠状面超声图显示肝下缘（弯箭头）可见一囊性肿物，与胆囊（直箭头）相邻。（L：肝，S：胃）

  - 可能体积较大
- 很难与其他腹腔囊性肿物鉴别

MR 表现

- 经验有限
- 使用 T2WI 评价胆管
- MR 胆管造影术可能有所帮助

影像学建议

- 明确胆囊位置
  - 通常与囊肿毗邻
- 观察肝脏轮廓
  - 与囊肿毗邻密切
  - 冠状面显像更有帮助
    - 肝下

鉴别诊断

副胆囊

- 与正常胆囊相似的梭状外形

肝囊肿

- 有肝实质组织

小肠囊肿

- 位于腹部某处
    - 多见于回肠

肠系膜囊肿

- 位于腹部某处

十二指肠闭锁

- 倾斜平面观察与胃相连

卵巢囊肿

- 仅限于女性
- 妊娠晚期可观察到

胎粪假性囊肿

- 通常外形不规则
- 囊壁可发生钙化
- 胎粪性腹膜炎导致的其他结局
    - 腹膜钙化
    - 肠管扩张

脐静脉曲张

- 彩色超声观察血流

病理

概述

- 病因及发病机制：可能机理（可能为多因素）
    - 与胰胆相连处异常关系密切
        - 胰腺管在括约肌结构上进入胆总管
        - 胰酶反流进入胆总管使管壁变薄
        - 早期囊肿无法完全解释

- 器官发生过程中出现异常穿通
- 上皮异常导致管壁变薄

- 流行病学
  - 在西方人群中少发
  - 在亚洲常见
    - 病例中1/3来自日本
  - 女性多于男性

大体病理及术中所见

- 缺乏上皮层的增厚纤维变性的管壁

Todani分型

- **1型：胆总管囊形或梭形扩张**
  - 占80%～90%
  - **宫内发现类型**
  - 以下分型以胆总管受累部位为根据
- 2型：胆总管憩室
- 3型：胆总管囊肿
- 4型：肝内和肝外胆管扩张
- 5型：肝内扩张［Caroli病（胆汁性肝硬变）］

临床要点

临床表现

- 宫内偶然发现
  - 最早15周诊断
- 多于儿童期表现
  - 黄疸（最常见）
  - 疼痛
  - 右上腹肿物

自然史

- 不治疗导致**胆囊炎、胆汁性肝硬化，甚至肝衰竭**
- **胆管癌**危险因素

治疗

- 在新生儿期彻底检查，包括MRCP和/或ERCP

- 胆囊切除或行肝管空肠吻合术

预后

- 在出现不可逆转的损害前治疗可获得较好的预后

参考文献

1. Redkar R et al: Antenatal diagnosis of congenital anomalies of the biliary tract. J Pediatr Surg 33:700-4, 1998
2. Benhidjeb T et al: Prenatal diagnosis of a choledochal cyst: A case report and review of the literature. Am J Perinatol 13:207-10, 1996
3. Lugo-Vicente HL: Prenatally diagnosed choledochal cysts: Observation or early surgery? J Pediatr Surg 30:1288-90, 1995

泌尿生殖道

肾缺如

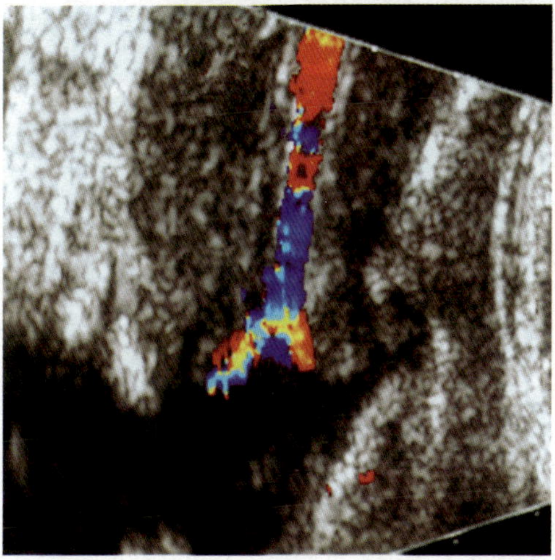

肾缺如。胎儿主动脉的彩色多普勒超声提示肾动脉的缺如。未见肾脏组织和膀胱，无羊水

要点

- 同义词：Potter 综合征
- 定义：肾脏组织的缺如
- 典型影像学表现：**无羊水伴有胎儿膀胱无法显示**
- 双侧肾缺如是致命的
- **在妊娠前三个月有可能漏诊**
- 如果另一肾脏正常，单侧肾缺如可不必过多担心
- 双侧肾缺如的胎儿中有 9%其父母/同胞有无症状的肾脏异常
    - 单侧肾缺如
    - 重复肾
    - 囊性疾病

影像学表现

一般特征

- 最佳影像学线索：无羊水，胎儿膀胱未见

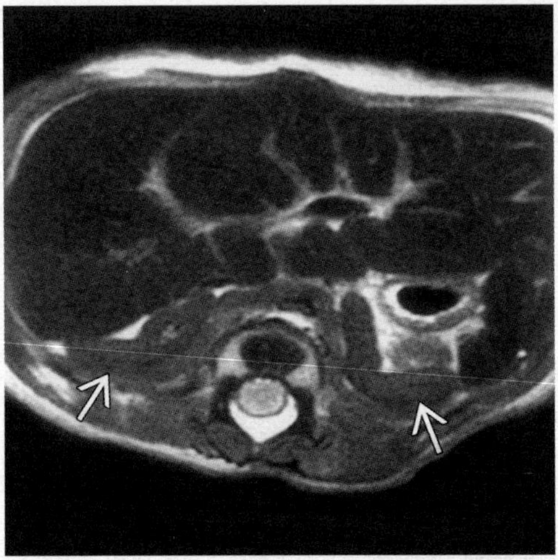

肾缺如。尸检 T2WI 轴面上显示肾上腺（箭头）如何占据肾脏窝，可能造成超声上肾脏存在的假象

超声表现

- 无羊水
- “缺如”的膀胱
- 扁平的肾上腺
- **彩色多普勒**：无肾动脉
- 肺脏发育不良
  - 心/胸周径的测量
- 脐带 2 根血管
- 畸形足
- 先天性心脏病：14%

MR 表现

- SSFSE
  - 早在妊娠 15 周肾脏/膀胱就容易看见
  - 不受羊水过少的影响

影像学建议

- 区别肾上腺和肾脏
  - 肾上腺“三明治”征

    - 皮质低回声
    - 髓质有回声
- 谨防肾上腺增生误认为肾脏的存在
- 腹腔动脉、肠系膜上动脉、肾上腺动脉可见
- 经阴道扫描：胎儿肾脏早在 12 周可以看见
- 检测膀胱的充盈和排空→尿的生成
- 行羊膜腔注入术胎儿 MRI 可提供更好的解剖学显像

鉴别诊断

胎膜早破

- 胎儿膀胱可充盈和排空
- 肾脏可见并正常
- 告知患者

严重的胎儿宫内发育受限（IUGR）

- 胎儿膀胱可充盈和排空
- 肾脏可见并正常
- 脐动脉多普勒可能异常

并腿畸形

- 双侧肾缺如
- 下肢的融合
- 心脏/腹壁的缺损

常染色体隐性遗传的多囊肾

- 肾脏存在：增大，有回声

双侧多囊性肾发育不良

- 肾脏存在：大小不等的囊，膀胱可见

膀胱“缺如”的鉴别诊断

- 无尿液的形成
- 膀胱外翻：尿的生成→羊水
- 膀胱破裂：腹水为尿液
    - 阻塞性肾病

病理

概述

- 遗传学
  - 7，10，21，22三体综合征
  - 支气管-耳-肾发育不全（BOR）综合征
    - 常染色体显性：表现各异
    - 肾脏异常包括缺如
    - 耳聋/耳畸形/支气管囊肿
  - 脑-眼-面综合征
    - 常染色体隐性遗传
    - 小颌，关节挛缩，肾脏异常
- 胚胎学
  - 输尿管芽诱导后肾胚基发育失败
  - 无肾单位形成
- 流行病学
  - 双侧肾缺如：每3000例活产可有1例；男性＞女性
  - 单侧肾缺如：每1300例活产可有1例

临床要点

临床表现

- **在妊娠前三个月羊水量正常**
  - 在17周前肾脏的作用最小

治疗

- 建议终止妊娠
- 家庭的心理支持
- 如果妊娠继续
  - 在分娩时不必监测
  - 分娩时不因胎儿因素干预

预后

- 双侧是致命的：肺脏发育不良
  - 33%死产

- 文献报道最长存活至 39 天
- 单侧的预后与以下因素相关
    - 生殖系统的异常
        - 男性 12%：精囊囊肿
        - 女性 40%：米勒管异常
    - 在单一肾脏中，30%的膀胱尿道反流
    - 膀胱尿道/输尿管肾盂接合部阻塞增加
- 再发率 3%
    - 合并多发异常的复合体中再发率更高

参考文献

1. Poutamo J et al: Diagnosing fetal urinary tract anomalies. Acta Obstet Gynecol Scand 79:65-71, 2000
2. Bronshtein M et al: The early prenatal diagnosis of renal agenesis: Techniques and possible pitfalls. Prenat Diagn 14:291-7, 1994
3. McGahan JP et al: Adrenal hypertrophy: Possible pitfall in the sonographic diagnosis of renal agenesis. J Ultrasound Med 5:265-8, 1986

常染色体隐性遗传 PCKD

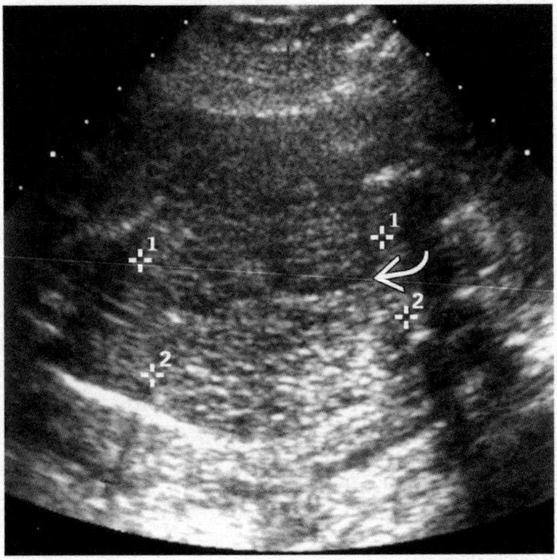

常染色体隐性遗传 PCKD。一个 18 周胎儿的冠状面超声显示明显增大的肾脏充满整个腹部（光标）。标出的薄的低回声边缘为正常的皮质实质部分（弯箭头）。同时无羊水影响了影像学效果

要点

- 同义词：婴儿期多囊肾脏疾病
- 定义：单基因疾病，包括**远曲小管和集合管**的双侧均一的囊性肾脏疾病
- 典型影像学表现：在合并羊水过少的胎儿伴有大的有回声的肾脏
- 肾脏可能增大到导致难产
- 常染色体隐性→再发率 25%

影像学表现

一般特征

- 最佳影像学线索：**增大的、高回声样肾脏**

超声表现

- 肾脏较同胎龄平均值高 2 个 SD

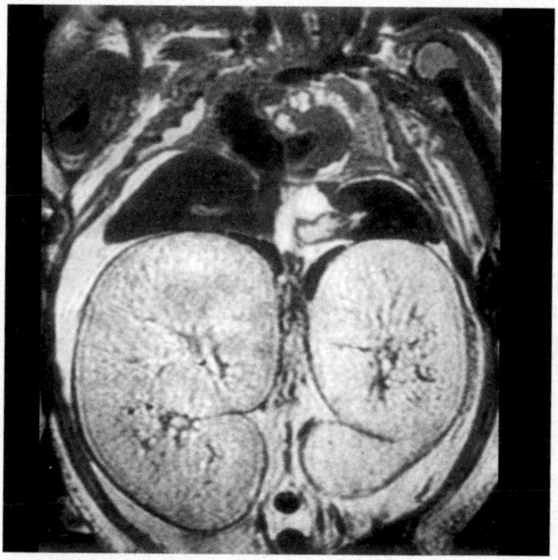

常染色体隐性遗传 PCKD。尸检 T2WI 轴面上显示明显增大的高信号肾脏。同时因羊水过少使胸腔变小，与肺发育不良相关

  - 至晚期胎儿肾脏均为 3～10 倍正常大小
- 肾脏的增大可能直至妊娠中三个月的中期才出现
- 囊肿可能看到**但不是**主要的
- **正常的低回声样皮质存在**
  - 寻找髓质样回声周围的薄边
- 羊水过少
- 胎儿膀胱不可见
- 骨骼肌肉系统的异常
  - 机械性：羊水过少限制活动

MR 表现

- SSFSE
  - 增大的均一的高信号强度的肾脏
    - 小的、不连续的囊肿可能辨清
- 膀胱中无尿

影像学建议

- 在高危胎儿中进行连续肾脏测量

- 肾脏周径/腹围
  - 大于正常 2 个 SD
- 羊水的评价
  - 在妊娠初或中三个月羊水过少→预后差

鉴别诊断

双侧多囊性肾发育不良

- **肉眼可见的囊肿**为明显特征

常染色体隐性遗传的多囊肾

- 询问家族史，检测父母亲的肾脏
- 非对称性的肾脏增大
- 宫内罕见
  - 妊娠后三个月晚期可能发现囊肿
- 羊水正常
- 肾脏回声正常

Meckel-Gruber

- 脑膨出
  - 如果羊水过少限制检测，小头畸形为一线索
- 多指/趾畸形

13 三体综合征

- 肾脏通常较小
- 前脑无裂畸形
- 多指/趾畸形
- 颜面异常

结节性硬化症

- 横纹肌瘤：心脏肿块回声
- 结节：室管膜下小结节
- 肾脏囊肿通常宫内未见

Beckwith-Wiedemann

- 脐膨出
- 巨舌/颌症
- 巨人症：经常并发羊水过多

病理

概述

- 远曲小管和集合管扩张
    - 增加了髓质的体积→肾脏增大
    - 增加了反射的接触面→高回声
- 遗传学
    - 常染色体隐性遗传
    - 定位至染色体 6p 的近端
- 流行病学
    - 每 20000～50000 例分娩可有 1 例
    - 男女比例一致

临床要点

临床表现

- 绝大多数在＜24 周时检出
    - 高危胎儿在 16 周作出诊断
    - 多数肾脏直至 20 周仍正常
- **可能直至妊娠中三个月后期仍正常**
    - 有报道羊水过少的发生可延迟至 28 周

自然病程

- **围生期型**
    - 严重肾脏疾病
    - 肺发育不良
    - 轻微肝脏纤维化
- **少年型**
    - 轻微肾脏疾病，明显的肝脏纤维化
    - 存活者与肝脏疾病更相关

治疗

- 染色体核型分析
- 在三级医疗中心分娩
- 监测腹围：难产的危险

- 如果死亡或终止妊娠，鼓励尸检以确诊

预后

- 胎儿期诊断：绝大多数死产或新生儿期死亡
- 极少数存活者需肾移植
  - 如果生命得到延长，存活者的肝脏疾病更加明显
  - 肝移植为目前唯一有效的治疗
- 严重程度和结局随家庭受累程度而不同
- 再发率 25％

参考文献

1. Zerres K et al: Prenatal diagnosis of autosomal recessive polycystic kidney disease (ARPCKD): Molecular genetics, clinical experience and fetal morphology. Am J Med Genet 76:137-44, 1998
2. Barth RA et al: Prenatal diagnosis of autosomal recessive polycystic kidney disease: Variable outcome within one family. Am J Obstet Gynecol 166:560-1, 1992
3. Cohen L et al: Normal length of fetal kidneys. Sonographic study in 397 obstetric patients. AJR 157:545-8 1991

多囊发育不良肾脏

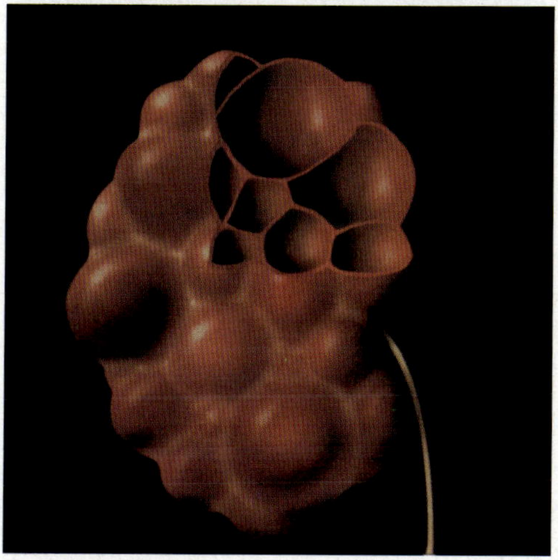

多囊发育不良肾脏。图示不同大小的多发囊肿和轻度的发育不良组织

要点

- 同义词：多囊发育不良的肾脏疾病（MCDK），肾脏囊性发育不良，Potter Ⅱ型
- 定义：多发囊肿和发育不良组织替代了无功能的肾脏组织
- 典型影像学表现：**胎儿肾脏不同大小不相连的多发囊肿**
  - 大的囊肿使轮廓变形，肾脏失去其典型形状
  - 在妊娠过程中，囊肿大小可能改变（可能初始增大，之后复原）
- 第二常见的新生儿的腹内肿块（肾盂积水占第一位）
- **40%有对侧肾脏异常**
- 在重复肾脏中可以是节段性的
- 可能与其他无肾脏结构的异常并发

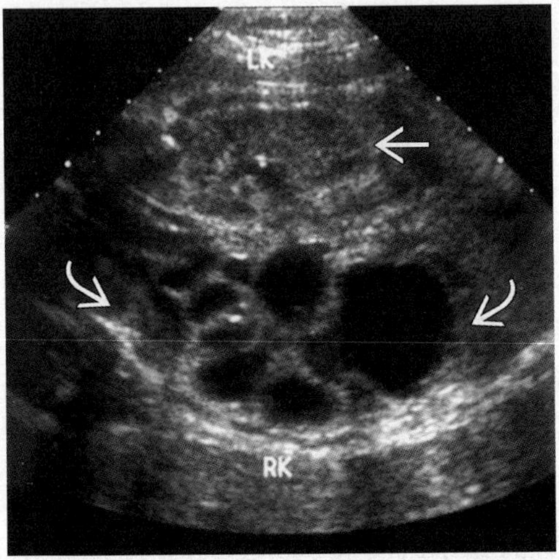

单侧多囊发育不良肾脏。右肾（RK，弯箭头）包含有大小不等的多发囊肿，无正常的实质组织可见。左肾（箭头）正常

影像学表现

一般特征

- 最佳影像学线索：在实时影像中囊肿不能连接

超声表现

- 脊柱两侧囊性包块
- 囊肿通常随机分布，大小、形状不等
- **无正常的肾脏实质组织可见**
- 在妊娠期间囊肿大小可能有明显变化
- 如果是双侧病变，可能有显著的羊水过少

影像学建议

- 仔细评价对侧肾脏（40％异常）
  - 20％对侧 MCDK（通常致死）
  - 10％对侧肾缺如（通常致死）
  - 10％对侧肾盂积水，通常位于输尿管肾盂连接部
- **在妊娠期间，监测羊水量**
- 仔细寻找其他的胎儿异常

- Meckel-Gruber：MCDK，脑膨出，多指/趾畸形
- 18 三体综合征，13 三体综合征，Jeune 综合征，Zellweger 综合征
- 当发现其他异常时行遗传咨询/羊膜腔穿刺术

鉴别诊断

肾盂积水

- 肾盏看上去“囊肿样”，但它们与肾盂中央部相交通

合并肾脏发育不良的阻塞性泌尿系统疾病（Potter Ⅳ型）

- **如果阻塞发生在早期，可能看上去与 MCDK 相同（10 周前）**
- 如果阻塞发生在晚期，肾脏可能保持其蚕豆样外形
- 有时候，肾盂积水首先发现，而后发现皮质囊肿
- 如果阻塞发生在晚期，肾脏可能有功能

常染色体隐性遗传的多囊性肾脏疾病

- 增大的双侧肾脏样回声，无肉眼可见的囊肿

常染色体显性遗传的多囊性肾脏疾病

- 宫内罕见
- 肾脏回声内少量肉眼可见囊肿，羊水正常

巨输尿管：扩张的输尿管

- 通常来源于堵塞
- 增大的输尿管可呈匐行性，造成囊性肿块的假象

先天性中胚层肾瘤

- 实性肾脏肿瘤
- 可有囊性坏死区域

病理

概述

- 遗传学：不遗传，但可以在多种综合征中并发
- 病因及发病机制
  - 可能由于宫内发育的后肾阶段时输尿管或输尿管肾盂连接部的闭锁
  - 输尿管的闭锁使后肾组织不能形成肾单位，因此基底部无

正常的肾脏实质形成
  - 无肾盂闭锁的节段性闭锁导致肾盂积水型极罕见
  - 一段双螺旋输尿管的闭锁可引起节段性 MCDK
- 流行病学
  - 男：女＝2：1
  - 80％在左侧

大体病理及术中所见

- 囊壁厚薄不等，纤维性发育不良组织替代了正常的肾脏间质，可能是巨大的，无固定的外形

临床要点

临床表现

- 可在产前超声中偶然发现
- 在婴儿期发现可触摸的肿块
- 将对侧输尿管肾盂连接部阻塞的症状认为偶然所见，可延迟发现

自然病程

- 绝大多数随时间发展更复杂，可一直无症状
- 可有感染、肿块效应或高血压等合并症

治疗

- 当合并病灶增大（潜在的 Wilms 肿瘤）、反复发作感染、肿块效应或高血压时，手术切除
- 其他的需常规超声监测 3～5 年

预后

- 当对侧肾脏异常和羊水过少时是致命的
- 如果对侧肾脏的输尿管肾盂连接部阻塞诊断延迟，肾脏功能不全将是问题所在
- 当病患在一侧且无合并症时预后很好
- 即使需要手术仍预后很好

参考文献

1. Anderson et al: Detection of obstructive uropathy in the fetus. AJR 164:719-23, 1995
2. Strife JL et al: Muticystic dysplastic kidney in children: US follow up. Radiology 186:785-8, 1993
3. Reuss A et al: Sonographic, clinical and genetic aspects of prenatal diagnosis of cystic kidney disease. Ultrasound in Med & Biol 17:687-94, 1991

输尿管肾盂连接部梗阻

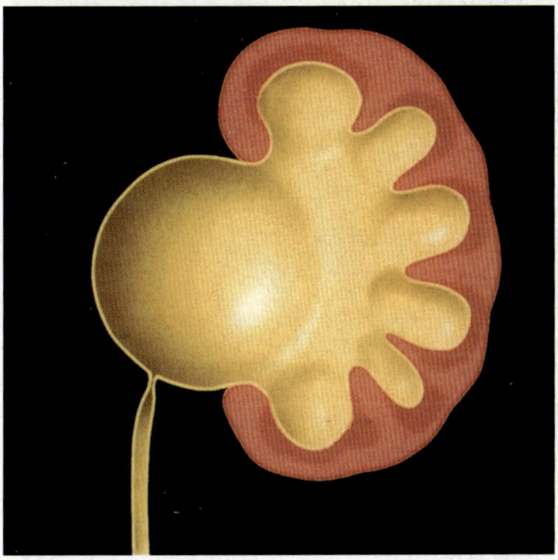

输尿管肾盂连接部梗阻示意图。表明近端输尿管无扩张

要点

- 定义：在输尿管肾盂连接部水平对尿流不同程度的梗阻
- 典型超声表现：截止至输尿管肾盂连接部的显著的肾盂积水
- 梗阻经常是部分性的
- 大部分在宫内病情无进展
- 随访研究需要评定梗阻严重程度的变化，出生后研究需要确定肾脏功能的减退
- **最常见的泌尿道先天性畸形**
- 30%是双侧的
- 羊水过少罕见
- 羊水过多可能发生
  - 梗阻可能损害肾脏浓缩尿液的能力，并发尿液输出量多

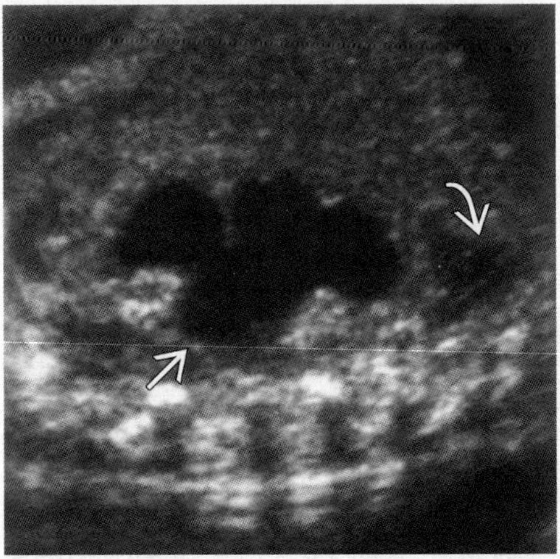

妊娠中三个月胎儿的输尿管肾盂连接部梗阻。超声提示扩张的肾盂和集合系统（箭头）。同时低回声的肾上腺组织在肾脏上方（弯箭头）

影像学表现

一般特征

- 最佳影像学线索：单发的肾盂积水，无输尿管或膀胱的扩张
- 罕见时可能合并肾周的尿性囊肿

超声表现

- 无输尿管积水的中到重度的肾盂积水
- 胎儿肾盂积水：**最敏感的标准**
  - 肾盂的 AP 直径
    - 在 33 周前≥4mm
    - 在 33 周后≥7mm
  - 肾盂/肾脏比＞0.28
  - 肾盏扩张
- 不同程度的肾盏扩张，伴或不伴肾脏皮质的变薄
- 在输尿管肾盂连接部呈钝头或“弹头样”外观
- 胎儿膀胱通常正常
- 可能最初看上去像“囊肿的集合”，但它们均与中心大的“囊

肿”（肾盂）相连接

影像学建议

- 如在产前发现，应每4～6周超声随访
- **生后超声至少在出生72小时之后**
  - 如果早做，脱水将减轻肾盂积水

鉴别诊断

其他病因引起的肾盂积水

- 膀胱输尿管反流
- 输尿管膀胱连结接部梗阻
- 输尿管膨出
- 后尿道瓣膜异常

特发性的胎儿肾盂扩张

- 产前病例有2%～3%可见，可能与母亲的水化作用相关
- 通常为双侧，肾盏不扩张

21三体（T21）综合征相关的胎儿肾盂扩张

- 单发的阳性发现罕见，寻找T21的其他标志
- 单发的阳性发现，对患者而言，危险性增加1.5倍

发育不良的多囊肾（MCDK）

- 囊肿不相通

病理

概述

- 输尿管肾盂连接部梗阻的病因学学说
  - 异常的平滑肌排列削弱了其扩张性
  - 近端输尿管的异常神经分布
  - 输尿管肾盂连接部跨越的血管和纤维化的瘢痕
- 流行病学
  - 泌尿道的先天性异常最常见
  - 合并MCDK时输尿管肾盂连接部的梗阻发生率更高
  - 这些患者需要及时的手术干预，因为MCDK是无功能的，输尿管肾盂连接部可能损害残余的肾脏功能

临床要点

临床表现

- 最常见是在产前超声中偶然发现
- 生后可出现泌尿道感染、间断腹部或侧腹疼痛、血尿等症状
- 在产前超声中发现，需生后评价肾脏功能
    - 至少出生 72 小时后

治疗

- 通常不建议宫内干预或提前分娩
- 生后
    - 肾盂成形术——开腹手术切除输尿管肾盂连接部狭窄节段
    - 内镜下切开术——内镜下肾盂切开术
    - 经皮引流术作为期待疗法，尤其在感染时

预后

- 如果肾脏功能没有被长期存在的高位梗阻损害，预后较好
- 产前发现：预后取决于对侧肾脏情况、羊水量及其他异常的存在
- 肾盂扩张在成功手术后仍应超声监测数年——适当的肾脏生长和在核素扫描中反映的良好的引流是手术成功的关键

参考文献

1. Kraus SJ: Genitourinary imaging in children. Pediatr Clin North Am 48:1381-424, 2001
2. Anderson N et al: Detection of obstructive uropathy in the fetus: Predictive value of sonographic measurements of renal pelvic diameter at various gestational ages. AJR 164:719-23, 1995
3. Corteville JE et al: Correlation of fetal ultrasonographic findings with infant outcome. Am J Obstet Gynecol 165:384-8,1991

重复肾/输尿管膨出

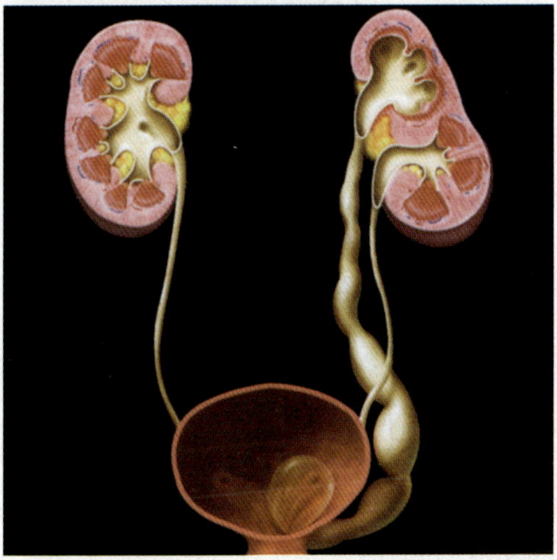

合并异位输尿管膨出的重复肾。图示一重复的左侧集合系统。上半部分是梗阻的，同时输尿管扩张；异位的膨出输尿管疝入膀胱腔

要点

- 定义：重复的肾脏集合系统，合并异位输尿管脱垂入膀胱
- 典型影像学表现：肾盂积水包括上段输尿管积水，膀胱内囊性包块
- Weigert-Meyer 原则：上段输尿管异位插入
  - 对正常输尿管而言是下段和中段的
    - 上段梗阻
    - 下段反流
- 双侧 10%～20%

影像学表现

一般特征

- 最佳影像学线索：**上段集合系统的扩张合并有输尿管膨出具有诊断意义**

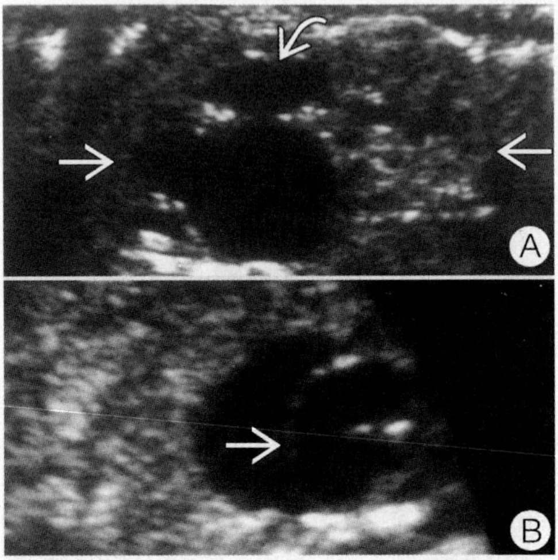

合并异位输尿管膨出的重复肾。(A)左肾(箭头)纵断面显示上段集合系统的扩张(弯箭头)。(B)膀胱的横断面显示一大的输尿管膨出(箭头)

超声表现

- 肾脏
  - 上段集合系统的扩张
    - 可能呈“囊肿样”
  - 反流可间歇地使下段扩张
  - 严重梗阻可能导致发育不良
- 输尿管通常扩张
- 异位的输尿管膨出
  - 膀胱是最常见的疝入部位
    - 尿道较少见
    - 女性:阴道或子宫
    - 男性:精囊、射精管、输精管和附睾
  - 膀胱内薄壁、“气球样”结构
    - 通常较大
    - 可能导致膀胱流出道梗阻或对侧肾脏梗阻
  - 矢状面图可能显示输尿管的直接连接

- 彩色多普勒可能显示输尿管的喷射

影像学建议

- 在横断面和**纵断面**评价肾脏
  - 单独横断面视图能导致输尿管肾盂连接部梗阻的错误诊断
  - 下段部分可能较低移位，难以发现
  - 测量长度
    - >同孕龄测量值的95%
- 在研究中需数次不同时期评价膀胱
  - 如果膀胱是空虚的，**输尿管膨出可能被误认为膀胱**
  - 扩张的膀胱可能压迫输尿管
- 实时显像观察集合系统
  - 肾盂→输尿管→输尿管膨出

鉴别诊断

输尿管肾盂连接部梗阻

- 整个集合系统扩张
- 输尿管未见
- 无输尿管膨出

反流

- 整个集合系统扩张
- 无输尿管膨出
- 两次扫描阳性发现可能不同

单纯性输尿管膨出

- 单纯性输尿管膨出在正常位置疝入
- 不与重复肾相关
- 在宫内不常见

病理

概述

- 大体病理描述
  - 无输尿管膨出的重复肾经常漏诊
    - 在上段和下段集合系统间寻找实质带

        - 正常的变异
- 遗传学
    - 散发
- 病因及发病机制
    - 胚胎学
        - 副输尿管芽单独插入后肾胚基
    - 输尿管膨出的管口**狭窄**→囊内部分的气球样变
    - 输尿管膨出部分扭曲，邻近正常的输尿管管口**反流**
- 流行病学
    - 重复肾合并异位输尿管膨出
        - 每 9 000 例活产中有 1 例
    - 重复肾无输尿管膨出
        - 在一般人群中 1∶150
        - 无重要临床意义

临床要点

临床表现

- 偶然发现
- 肾盂积水的评价

治疗

- 通常不建议宫内治疗
- 产后处理
    - 尿动力学（VCUG）评价动力学状况
        - 反流，脱垂，梗阻
- 手术方案取决于严重程度
    - 膀胱镜下切开术
        - 可以将输尿管膨出的梗阻转成反流
    - 输尿管再植入术
    - 一侧肾盂输尿管切除术

预后

- 早期纠正预后较好
- 无再发率

参考文献

1. Vergani P et al: Accuracy of prenatal ultrasonographic diagnosis of duplex renal system. J Ultrasound Med 18:463-7, 1999
2. Kang AH et al: Antenatal ultrasonographic development of ureteroceles. Implications for management. Fetal Diagn Ther 13:157-61, 1998
3. Abuhamad AZ et al: Renal duplication anomalies in the fetus: Clues for prenatal diagnosis. Ultrasound Obstet Gynecol 7:174-7, 1996

后尿道瓣膜

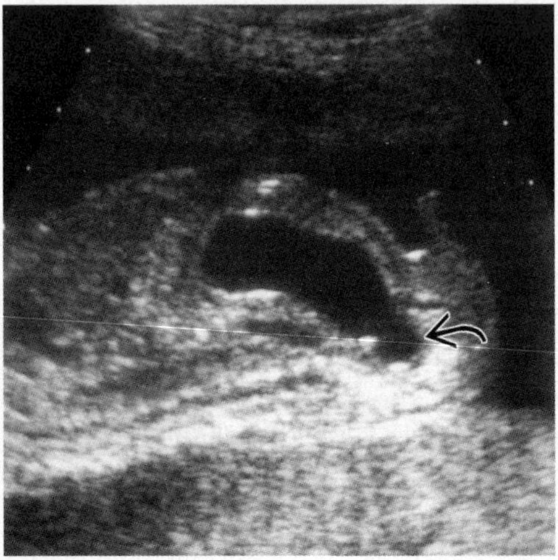

后尿道瓣膜。正中线矢状面显示男性、增大的膀胱伴后尿道扩张（箭头）

要点

- 定义：后尿道瓣膜导致膀胱流出道梗阻
- 典型影像学表现：男性胎儿扩张的膀胱，通常合并羊水过少
- 发病率和死亡率很高
  - 早期诊断（<24 周），羊水过少是预后差的指征
  - 对选择人群胎儿期的干预可能改善预后
- **皮质囊肿是肾脏不可逆损害的最好预测**
- 8%～20%有染色体异常
- 特发于男性胎儿

影像学表现

一般特征

- 最佳影像学线索：膨胀的膀胱呈“漏斗样”突入**扩张的后尿道**

超声表现

- 随梗阻程度不同表现各异

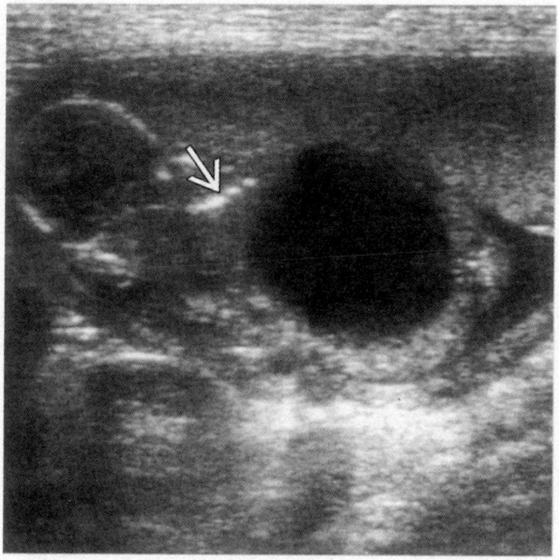

后尿道瓣膜。15 周胎儿明显膨胀的膀胱，显示显著的羊水过少和小的钟形胸（箭头）。预后差

- 膀胱
  - 膨胀且壁增厚
    - 可能巨大，充满整个腹部
  - **扩张后尿道呈“钥匙孔”样**
- 肾脏发现
  - 肾盂积水
  - 输尿管扩张
  - **肾脏发育不良**
    - 回声样肾脏
    - 皮质小囊肿：提示不可逆损害
    - **预后差的征象**
    - 肾周的尿性囊肿
- 尿性腹水
  - 减轻肾脏的压力
  - 预后较好的征象
- 羊水过少
  - 小的钟形胸→肺发育不良

- 43%伴有畸形
  - 心脏异常
  - 在 VACTERL 综合征中可能发现

MR 表现

- 可能有助于评价肾脏发育不良影响的实质组织

影像学建议

- 随访所有膀胱增大的胎儿
  - 如果其他表现和羊水量正常，可能是暂时性的
- 监测预后差的征象
  - 肾脏回声增强（有或无囊肿）
    - 可能发生在尿生化检查异常以前
  - 日益严重的双侧肾盂积水
    - 单侧者可“保护”对侧肾脏（预后较好）
  - 羊水过少

鉴别诊断

尿道闭锁

- 可能有相同表现
- 无羊水
- 男性和女性胎儿均可发生
- 更少见

Prune Belly 综合征

- 腹部肌肉组织缺如或松弛
- 膀胱壁薄
- 全部尿道扩张
  - 不出现特征性的**“钥匙孔”**样改变

巨结肠

- 膀胱壁薄
- 无后尿道扩张
- **羊水正常或增加**
- 女性胎儿更常见

病理

概述

- 遗传学：散发
- 病因及发病机制
  - 异常增厚，有或无正常环形粘膜皱褶的融合
- 流行病学
  - 每 8 000～25 000 例活产男婴中有 1 例
  - 宫内发现率较高

大体病理及术中所见

- 瓣膜变薄但形成一膜性组织阻塞顺行性尿流

临床要点

临床表现

- 羊水过少
- 可能在妊娠最初三个月发现

治疗及预后

- 羊膜腔穿刺术或膀胱穿刺放液术时行胎儿染色体核型分析
- 建议终止妊娠
- ＞32 周日益严重的羊水过少→分娩→内镜下瓣膜部分切除术
- ＜32 周评价肾脏功能
  - 连续每 3～4 天行膀胱引流术
  - 第三样本最有效（“新鲜”尿液）
    - **正常胎儿尿液是低渗的**
- 预后好的指标
    - Na ＜100 mEq/L
    - Cl ＜90 mEq/L
    - 渗透压 ＜210 mOsm/L
    - β_2 微球蛋白 ＜100 mg/L
    - Ca ＜8 mg/dl
    - 超声检查的正常肾脏（正常回声，无囊肿）
- 对日益严重的羊水过少有/无肾盂积水中预后好的胎儿应进行

干预

- 膀胱-羊水分流术
  - 合并症包括瘘口移动和梗阻
- 如果分流失败行膀胱造口术
- 宫内内镜下瓣膜部分切除术的实验性研究

- 总的死亡率25%～50%
  - ＞90%有羊水过少
- 存活者中高达50%发展为慢性肾脏功能不全
- 远期后遗症来自于不良的膀胱功能

参考文献

1. Freedman AL et al: Fetal therapy for obstructive uropathy: Diagnosis specific outcomes [corrected]. J Urol 156:720-3; discussion 23-4, 1996
2. Crombleholme TM et al: Fetal intervention in obstructive uropathy: Prognostic indicators and efficacy of intervention. Am J Obstet Gynecol 162:1239-44, 1990
3. Mahony BS et al: Fetal renal dysplasia: Sonographic evaluation. Radiology 152:143-6, 1984

中胚叶肾瘤

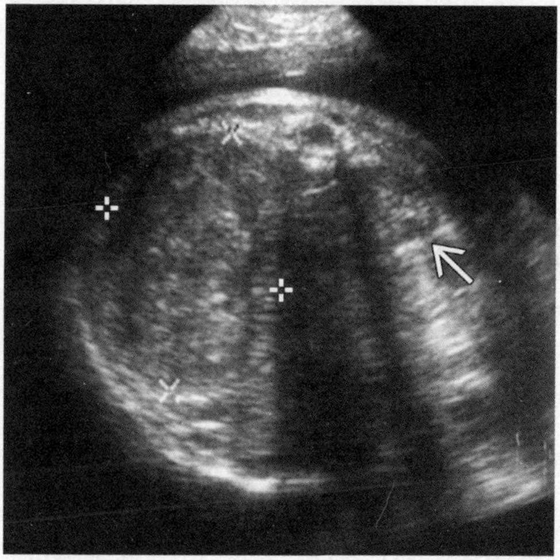

中胚叶肾瘤。胎儿腹部的横面超声显示左肾隐窝内一增大的实性包块（弯箭头）和正常大小的左肾（箭头）

要点

- 同义词：平滑肌错构瘤，间质错构瘤
- 定义：肾脏错构瘤主要由梭形细胞组成
    - 一般是良性的
    - 潜在的细胞恶变性
- 典型影像学表现：一个增大的、单侧的、以实性为主的肾脏肿块
- **羊水过多**为常见特征，可能严重（病因不清）
    - 一些患中胚叶肾瘤的新生儿有高钙血症，高钙血症与多尿相关
        - 可以解释羊水增加
- 罕见，但**宫内肾脏肿瘤最常见**
    - 一般在妊娠后三个月可见
- 大部分在生后前三个月发现

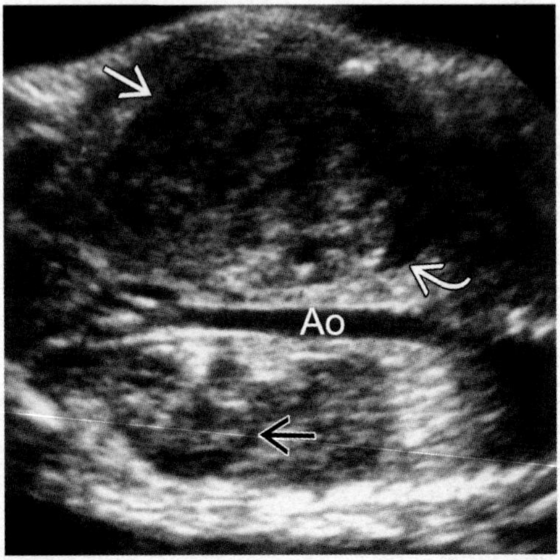

中胚叶肾瘤。同一胎儿的冠状面显示一明显增大的右肾（白箭头），与正常的左肾相比较（黑箭头）。正常的肾上腺在肾脏肿块上可见（弯箭头）（Ao：主动脉）

影像学表现

一般特征

- 最佳影像学线索：在肿块的边缘无正常的肾脏组织可见
- 相关表现阴性
  - 出血或坏死不常见
  - 无肾盂积水

超声表现

- 较小的肿块可保持肾脏样外形
  - 渗透性生长模式
- 较大的肿块可能充满腹部使肠管移位
  - 肠梗阻可能发生
- 回声不等
- 彩色多普勒显示血流

MR 表现

- 如果肿块是肾脏的有助于确诊

影像学建议

- 辨清正常的肾上腺以确定肿块是肾脏的
- 对以下情况定期随访
  - 日益严重的羊水过多
    - 可能严重，导致早产
  - 增大的腹围
  - 合并水肿少见

鉴别诊断

神经母细胞瘤

- 位置在肾脏上
- 肾脏向下端移位
- 不能辨认正常的肾上腺组织

肾上腺出血

- 将随时间进展
- 多普勒示肿块内无血流
- MRI 能够确定血液成分

Wilms 肿瘤

- 超声表现相同
- 宫内极其少见
  - 发现的平均年龄 3.6 岁

常染色体隐性的多囊肾

- 双侧增大

多囊发育不良的肾脏

- 囊性非实性

病理

概述

- 遗传学
  - 散发
  - 无复发危险
- 流行病学

- ○ 罕见
- ○ 男性＞女性

大体病理及术中所见

- 轮状外观
  - ○ 与子宫纤维瘤相似
- 无被膜
  - ○ 超声显示外形清楚

临床要点

临床表现

- 羊水过多
  - ○ 胎儿大于孕周
  - ○ 早产

自然病程

- 尽管组织学良性，但生长迅速
- 腹围增大可能导致分娩时难产

治疗

- 对羊水过多者行羊水消减术
- 对先兆早产者保胎
- 介绍到儿科泌尿医师处就诊
- 在新生儿期行切除术
  - ○ 边缘广泛的**肾切除术**通常可治愈

预后

- 预后很好
  - ○ 放疗或化疗通常不采用
- 局部复发或转移罕见
  - ○ 肺脏是最常见的部位

参考文献

1. Irsutti M et al: Mesoblastic nephroma: Prenatal ultrasonographic and MRI features. Pediatr Radiol 30:147-50, 2000
2. Fung TY et al: Polyhydramnios and hypercalcemia associated with congenital mesoblastic nephroma: Case report and a new appraisal. Obstet Gynecol 85:815-7, 1995
3. Walter JP et al: Mesoblastic nephroma: Prenatal sonographic detection. J Clin Ultrasound 13:686-9, 1985

神经母细胞瘤

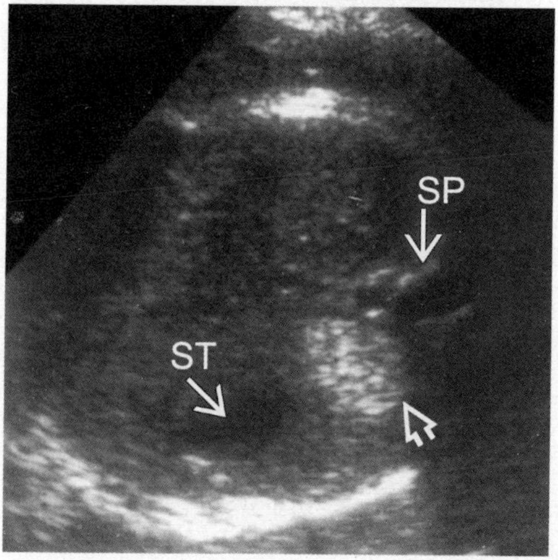

一个 30 周胎儿的神经母细胞瘤。胎儿腹部的横断面超声图显示一局限的肿块回声（空箭头）在胃（ST）的后面，邻近脊柱（SP）。此表象与叶外的积液相同但在彩色多普勒上无供给血管可以鉴别

要点

- 定义：在交感神经网状组织或肾上腺髓质内的神经母细胞增多形成的恶性肿瘤
- 典型影像学表现：**实性和/或囊性的肾脏上的腹膜后肿块**
- **>90%为肾上腺来源**
  - 不同于新生儿期，只有 45%是肾上腺的
- 妊娠后三个月发现
- 升高的儿茶酚胺可能导致母亲的症状
  - 先兆子痫，头痛，心动过速
  - 显示病程期别进展
- 大部分有**良好的期别（1，2，4-S）和生物标记**
- **羊膜腔穿刺术**可能有助于诊断
  - 有报道羊水中儿茶酚胺升高

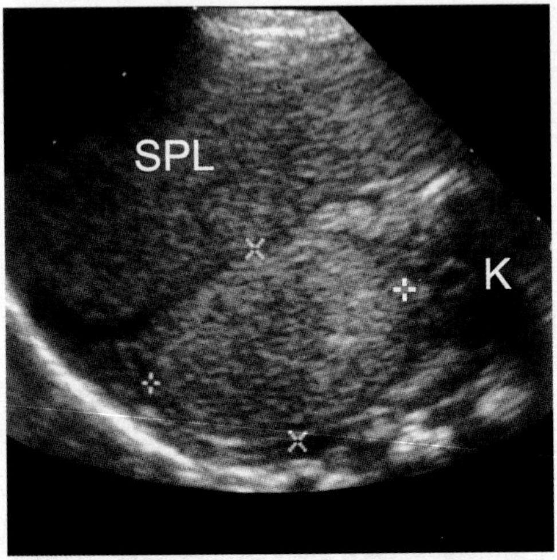

神经母细胞瘤。同一胎儿在分娩后的纵断面图显示一肿块回声在肾脏（K）上方。在手术中确诊（SPL：脾脏）

影像学表现

一般特征

- 最佳影像学线索：在肿块侧无可辨认的肾上腺组织

超声表现

- 回声不等
  - 一致的回声
  - 几乎一半是囊性的
  - 钙化罕见
    - 不如儿科组常见
- 彩色多普勒提示肿块内的血流
  - 无单独的供给血管
- 肝转移可能难以识别

MR 表现

- 有助于分期和发现转移
- 能够准确地从鉴别诊断中排除肾上腺出血

影像学建议

- 仔细检查发现转移
  - 肝脏
  - 胎盘（罕见）
    - 显微镜下的瘤栓
    - 巨大的水肿的胎盘
    - 转移性包块可能性更小
- 如果母亲有先兆子痫，考虑行 MRI
  - 提示疾病严重
  - 寻找转移
- 随访生长发育和水肿的发展

鉴别诊断

肺隔离症

- 在左侧肾上的肿块原因中较神经母细胞瘤发生率可能更高
  - 10%在膈下
  - 通常在左侧
  - 发现更早
- **来自主动脉的优势供给血管**
- 回声一致
- 分离的肾上腺组织可能可识别

肾上腺出血

- 随时间进展
- 在肿块内无彩色血流
- MRI 能够确定血液成分

肾脏的转移瘤

- 肾脏肿块
- 肾上腺是正常的

病理

概述

- 遗传学

  - 家族病例罕见
- 良好的 DNA 指标
- Myc-N 扩增的缺如
  - 主要的癌基因在染色体 2p
    - 在恶化的肿瘤中有多发复制（>10）

分期标准

- 1：局限于相关器官
- 2：扩展至器官外但不过中线
- 3：扩展越过中线
- 4：远处转移
- **4S：转移疾病局限于皮肤、肝脏和骨髓，时间<1 年**
  - 存活率近 100%

临床要点

临床表现

- 一般在妊娠后三个月偶然发现
  - 肾上腺大部分正常
  - 有报道胸部和颈部肿块
- 先兆子痫或头痛罕见

自然病程

- 病程不等
  - 可能自然缓解
  - 大部分保持稳定无并发症
    - 肿瘤可能“成熟”至更良性的组织学类型（神经节神经母细胞瘤和神经节瘤）
  - 少数可发展为水肿，甚至死亡

治疗

- 如果生长迅速或发现转移应考虑早期分娩
- 分娩后手术切除
  - 放疗或化疗通常不采用
- 对一些良好分期疾病提倡不治疗

预后

- 全部的存活率>90%

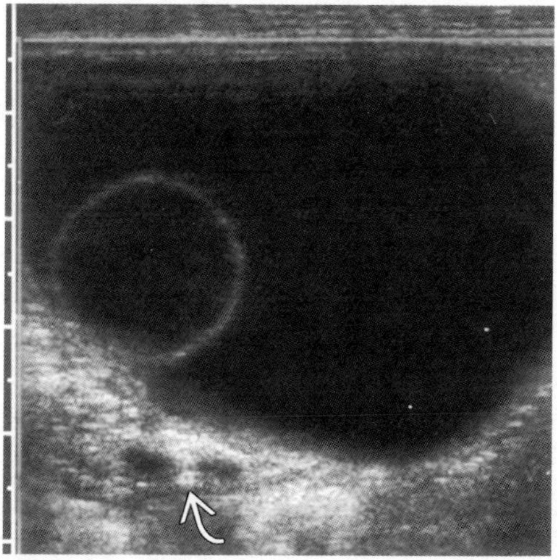

卵巢囊肿。同一病例生后一天的超声图显示囊肿主要是无回声的，内有一更小的囊肿。可见有两个小囊肿的新月形正常实质，确定是卵巢原发的（弯箭头）。囊肿在随访检查中消失

- 可能导致肠管梗阻
  - 可能发生羊水过多
- 大部分单侧，但偶然可双侧
- 如果囊肿破裂，可有腹水

超声表现

- 一般无回声和单房
  - 偶尔可能有分隔
- 内部的回声表明出血，通常来自扭转
  - 根据时期表现各异
    - 弥漫样回声
    - 液体/液平
    - 像回缩的凝血块样、新月样或圆形
  - 多普勒通常无帮助

影像学建议

- 确定囊肿是腹膜内的，与泌尿系统可分离

    - 大部分腹部囊性包块与泌尿系统有关
- 识别性别

鉴别诊断

脐尿管囊肿

- 在膀胱的圆顶和脐带插入处之间
- 男性和女性均可发生

阴道水肿

- 盆腔中线上的肿块
- 在膀胱的后面

复制囊肿

- 在妊娠中三个月更早发现
- 男性和女性均可发生
- 可能看上去表象相同

肠系膜囊肿

- 男性和女性均可发生
- 可能看上去表象相同
- 更少见

胆囊管囊肿

- 右上象限
- 与肝脏相关

扩张的肠管

- 管状结构
- 内容物有回声
- 蠕动可确定

胎粪假性囊肿

- 大部分为不规则轮廓
- 壁可以钙化
- 胎粪性腹膜炎的其他后遗症
    - 腹膜钙化
    - 扩张的肠管

病理

概述

- 病因及发病机制
  - 对增加的激素水平的反应
  - 与胎儿的甲状腺功能低下相关
- 流行病学
  - 1/3 的女性婴儿有囊肿
    - 大部分是显微镜下的
    - 巨大到超声可检测者罕见

临床要点

临床表现

- 通常在妊娠后三个月偶然发现

自然病程

- 并发出血或扭转者罕见
  - 随囊肿增大危险性增加
- 大部分 6 个月内可恢复
  - 可能需要 2 年完全复原

治疗

- 出生前囊肿引流术
  - 通常仅对大的引起肠管梗阻或难产危险的囊肿
  - 为预防扭转，一些人提倡对>4cm 的囊肿进行治疗
  - 囊液中的孕激素和雌激素升高具有诊断意义
- 生后行超声以确定卵巢的位置
- 每月进行随访直至囊肿消失
- 手术切除的指征
  - 扭转的证据
  - 肠管或泌尿道的梗阻
  - 不能自行消失
    - 所有的囊肿将最终消失，这一点尚有争议
    - 无潜在恶性

- 手术需保护卵巢实质

预后

- 如果无扭转，预后较好

参考文献

1. Crombleholme TM et al: Fetal ovarian cyst decompression to prevent torsion. J Pediatr Surg 32:1447-9, 1997
2. Muller-Leisse C et al: Ovarian cysts in the fetus and neonate-changes in sonographic pattern in the follow-up and their management. Pediatr Radiol 22:395-400, 1992
3. Meizner I et al: Fetal ovarian cysts: Prenatal ultrasonographic detection and postnatal evaluation and treatment. Am J Obstet Gynecol 164:874-8, 1991

骶尾部畸胎瘤

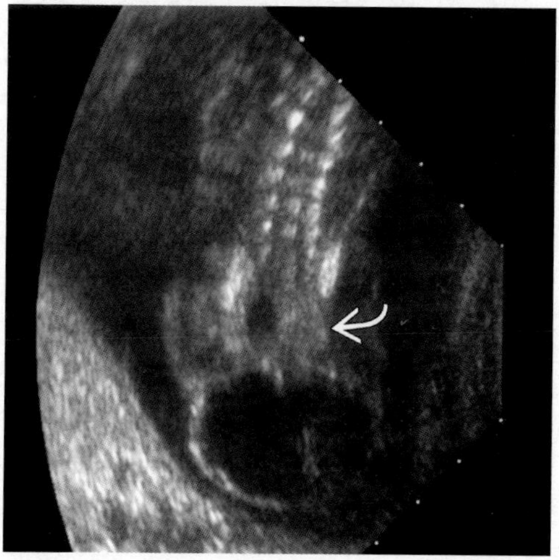

骶尾部畸胎瘤。超声图像显示来自胎儿会阴的囊性肿块，可能为实性成分（弯箭头）。显示明显增宽的茎间距离导致与脊髓脊膜膨出混淆。连续的横断面图像表明脊柱是正常的

要点

- 定义：来源于所有三胚层细胞层的肿瘤
- 典型影像学表现：延伸自胎儿骶骨的外生肿块
- 胎儿的肿瘤一般是良性的
- **血运丰富**：高输出量心衰/出血的危险
- 可以是巨大的
  - 梗阻性分娩：难产率 6%～13%
  - 产伤：胎儿有出血的危险
- 一些病例可能受益于胎儿的手术

影像学表现

一般特征

- 最佳影像学线索：延伸自骶骨的外生混合囊性/实性肿块

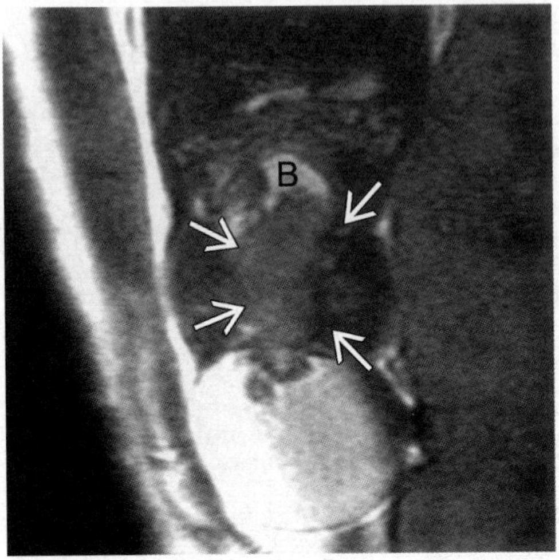

骶尾部畸胎瘤。同一胎儿 MRI 的冠状 SSPSE 图像显示明显的内部软组织部分（箭头）挤压了膀胱（B）的位置。此胎儿经剖宫产娩出，并行非复杂性单一期别肿块切除术

- 解剖学：美国小儿外科分学会（AAPSS）分四型

超声表现

- 囊实性肿块
    - 完全囊性结构的有过报道
    - 可能有钙化
- 胎盘肥大
- 羊水过多→增加早产的危险
- 彩色多普勒显示由血管组成

MR 表现

- SSFSE
    - 显示构成来源
    - 肿块内血液成分低信号可确诊出血
- FMPSPGR
    - 血液成分产生高信号：**可鉴别增大是由出血还是快速生长引起**

    ○ 脂肪成分显示高信号

影像学建议

- 超声心动图了解高输出状态
    - 如发生水肿预后非常差
- 病变的大小：囊性/实性部分的体积
    - 不可预测的生长
    - 报道肿块直径可达 25cm
- 仔细寻找相关畸形：11%～38%
    - 大部分是肿瘤生长的局部继发效应
        - 无孔肛门
        - 阻塞性尿路疾病

鉴别诊断

脊髓脊膜膨出（MMC）

- 存在脊柱的缺陷
- 包括神经成分
- 几乎所有的 MMC 患者合并 Chiari Ⅱ畸形
    - 额部中央凹陷的“柠檬”征：常常在 34 周前消失
    - 小脑池液闭塞的“香蕉”征
- 注意：**MMC 和骶尾部畸胎瘤（SCGT）可能同时发生**

其他实性肿瘤

- 在骶尾骨区域可见其他肿块
- 较 SCGT 更罕见

病理

概述

- 遗传学：无非整倍体病例报道
- 病因及发病机制
    - 胚胎学
        - 原索的遗迹
        - 多能性细胞
        - 肿瘤包括所有三个胚层的细胞

    - 不完全分化
- 流行病学
  - 1∶35 000
  - 新生儿肿瘤最常见
  - 男性∶女性＝1∶4
  - 恶变：男性＞女性

临床要点

临床表现

- 最早在13.5周发现
- 通常发现时肿物大小＞周数
  - 大的肿块
  - 羊水过多

治疗

- 监测先兆子痫的产妇
- 每周扫描监测肿块的大小和水肿的征象
- 肺成熟后在三级医疗中心分娩
- 如果肿瘤＞5cm，建议剖宫产
  - 较大的肿块可能需要古典式切口
  - 囊性病变者可能允许阴道分娩
- 胎儿手术
  - 必须染色体核型正常
  - 以实性为主：增加了水肿的危险，与肿瘤大小不相关
  - 经验有限但还是可采用的

预后

- 胎儿预后：50％的死亡率，与高输出状态相关
  - 新生儿预后：≤5％的死亡率，与恶性肿瘤相关
- 如果发生以下情况，结局较差
  - 母亲有扫描监测的指征
  - 在＜30周时诊断
  - 水肿→几乎通常致死性的
- 如果囊性结局较好

- 血管少→降低了出血、水肿的危险

参考文献

1. Avni FE et al: MR imaging of fetal sacrococcygeal teratoma. AJR 178:179-83, 2002
2. Coleman B et al: Fetal therapy: State of the Art. J Ultrasound Med 21:1257-88, 2002
3. Altman RP et al: Sacrococcygeal teratoma: American Academy of Pediatrics Surgical Section survey-1973. J Pediatr Surg 9:389-98, 1974

骨骼

软骨发育不良

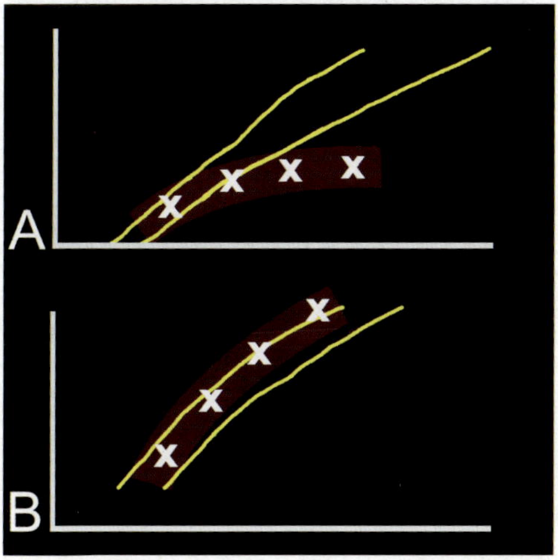

软骨发育不良。(A) 股骨长度：在最初扫描时股骨长度正常，其生长速度减慢在孕中期明显，尤其在妊娠后三月更为显著。(B) 头围曲线显示头颅增大

要点

- 定义：髋和肩部骨骼发育不良存在两种形态
  - 杂合子：**最常见非致命的骨骼畸形**
  - 纯合子：致命的
- 典型影像学表现：明显缩短的长骨伴有大头和前额的隆起
- 单基因缺损在染色体 4p
- **孕 22 周前不能诊断**
  - 纯合子可以早点诊断
- 常染色体显性遗传，但 80%为新的突变

影像学表现

<u>**一般特征**</u>

- 最佳影像学线索：早期时发育正常的长骨在 22 周后进行性缩短

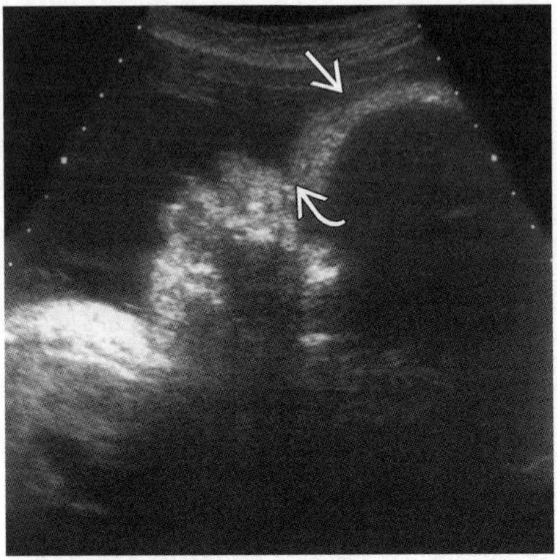

软骨发育不良。软骨发育不良胎儿侧面观，显示前额隆起（箭头）和鼻骨塌陷（弯箭头）

- 髋和肩部骨骼发育不良：肢体近端缩短

超声表现

- **成骨正常**
- 没有弯曲和成角
- **大头伴有前额隆起**
- **扁平、塌陷的鼻梁**
- 胸腔正常或轻度狭小
- **三叉手**
  - 手指长度均相同
  - 3、4 指不能合拢
- 骨骼生长
  - 表现在 21～27 周
  - 渐进的差异性生长
    - 在孕后三月骨骼明显缩短
    - 头周径（HC）和股骨长度（FL）的比值增加（因为两条短股骨和大头的原因）
  - 上肢受到的影响更严重

- 在孕后三月可发展为羊水过多
- 腰椎间隙减小
- 三维超声对评估手和脊柱有很大帮助
- **纯合子的形态**
  - 检查所见情况更重，出现得更早
  - 有患病风险的患者（单亲或双亲患病）应接受系列的超声检查
    - 在孕 17 周的时候 FL＜3%
    - 在孕 26 周的时候相对双顶径（BPD），FL＜34mm

放射学表现

- 在孕后三月拍摄 X 线可以更好地评估骨骼的形态和成骨情况
  - 拍摄 X 线时首选 KUB
    - 胎儿的骨骼经常和母亲的脊柱重叠

影像学建议

- 如果股骨滞后于其他测量，应随访超声检查
  - 杂合子形态则在孕后三月表现明显
- 排除致死性发育不良
  - 细肢
  - 小胸

鉴别诊断

成骨发育不全

- 骨折是主要特点
- 成骨减少

脊椎骨骺发育不良

- 其长骨的特点与软骨发育不良相似
- 无前额的隆起
- 可存在小颌

致死性侏儒

- 肢体缩短更严重
- 小胸
- 长骨弯曲

- 苜蓿叶状头颅

病理

概述

- 一般病理描述
  - 轻症软骨发育不良
    - 在宫内不易发现
  - 重要器官异常的发生率不增加
- 遗传学
  - 常染色体显性遗传
  - **纯合子软骨发育不良是致死性的**
  - **80%的病例是新突变的**
- 病因及发病机制
  - 软骨成骨减少
  - 染色体 4p 缺失
    - 成纤维细胞生长因子受体-3（**FGFR3**）突变
  - **与双亲高龄相关**
- 流行病学
  - 杂合子：出生活婴中 1∶10 000～30 000
  - 纯合子：极少
    - 父母双方受累或一方受累加上新的突变

临床要点

临床表现

- 在孕中晚期出现长骨进行性变短

治疗

- 应接受遗传咨询
- FGFR-3 突变可以通过羊膜腔穿刺或绒毛膜绒毛采样来诊断

预后

- 一般可以正常生存，智商也正常
- 骨科和神经系统的合并症发生率增加
- 颈椎不稳定

 - 椎管狭窄
 - 肢体弯曲
- 单亲受累其后代患病率为 25%
- 双亲受累其后代患病率为 50%
 - 25%为纯合子
- 新的突变不增加风险

参考文献

1. Patel MD et al: Homozygous achondroplasia: US distinction between homozygous, heterozygous, and unaffected fetuses in the second trimester. Radiology 196:541-5, 1995
2. Guzman ER et al: Prenatal ultrasonographic demonstration of the trident hand in heterozygous achondroplasia. J Ultrasound Med 13:63-6, 1994
3. Kurtz AB et al: In utero analysis of heterozygous achondroplasia: Variable time of onset as detected by femur length measurements. J Ultrasound Med 5:137-40, 1986

软骨发育不全

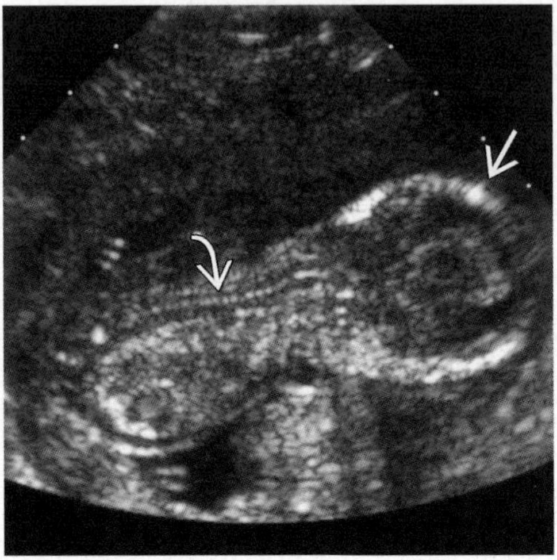

软骨发育不全 2 型。胎儿冠状位声波图显示了相对于躯干的大头。正常的颅骨骨化（箭头）。脊柱钙化几乎缺失（弯箭头）。下肢明显短缩，长骨没有正常骨化

要点

- 同义词：软骨形成缺陷
- 定义：致死性骨骼发育不良归因于软骨细胞基质形成失败
- 典型影像学表现
    - 严重肢体短小
    - 骨骼钙化明显减低
- 1 型（Parenti-Fraccaro）
    - 严重的肢体短缩
    - 成骨差
    - 脊椎骨化低
    - 肋骨骨折
- 2 型（Langer-Saldino）
    - 肢体不同程度的短缩

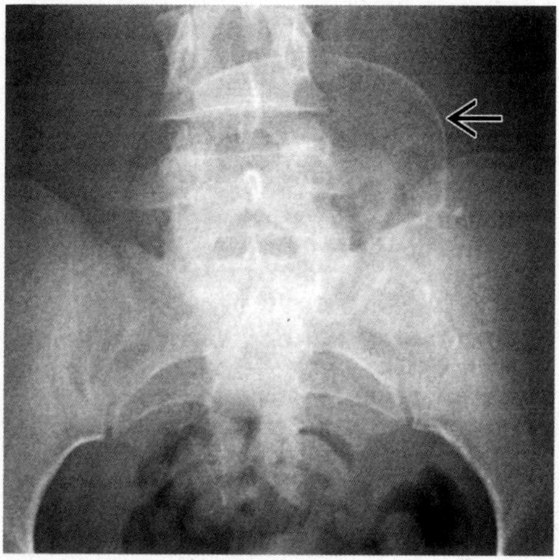

软骨发育不全 2 型。在孕 30 周胎儿骨骼监测中，只有颅骨（箭头）骨化，因此称为“漂浮头”

- 颅骨成骨相对正常
- 脊柱和骨盆完全无骨化

影像学表现

一般特征

- 1 型影像学特点
  - 普遍钙化不全
  - 肋骨骨折
    - 骨折不是主要特点
- 2 型影像学特点
  - 正常的颅骨骨化
  - 脊柱无钙化
    - 均一的低回声
    - 无可见的骨化中心

超声表现

- 短粗的肋骨
- 小颌

- 大头
- 短躯干
- 水肿
- 羊水过多
- 囊性水囊瘤
- 皮肤增厚

胎儿骨骼测量结果

- 2 型："漂浮头"
    - 只有颅骨骨化的可以成像
    - 正常锁骨

影像学建议

- 最好测量所有长骨
- 面部特征
    - 小颌
    - 腭裂

鉴别诊断

成骨发育不全（OI）

- 骨折是成骨发育不全的**主要特点**
    - 肋骨骨折出现在 1 型软骨发育不全
        - 不是主要特点
    - 2 型软骨发育不全不发生骨折
- 在成骨发育不全中颅骨钙化不良

低磷酸酯酶症

- 颅骨低钙化
- 多发长骨**骨折**

骨发育不全症

- **胸椎扁平**
- 桡骨、尺骨、胫骨弯曲
- 畸形足

病理

概述

- 一般病理描述
    - 软骨基质未形成
    - 没有基质就等于没有骨骼
- 遗传学
    - 1 型：常染色体隐性遗传
        - 25%的复发机会
    - 2 型：散发
        - 再发风险可以忽略不计
        - COL2A1 基因突变所致
- 流行病学
    - 罕见，散发
    - 病例报告显示男性发病较多
    - 孕 12～14 周就可被诊断

临床要点

自然病程

- 致死性

治疗

- 建议终止妊娠
- 如果继续妊娠而且诊断明确
    - 临产时不必胎儿监测
    - 允许早产
    - 对其家人要给予心理支持
- 如果诊断不明确并产下活婴，应进行心肺复苏至诊断明确为止
- 全面的遗传评估具有重要意义
- 尸检对于最后的特殊诊断也具有重要意义
    - X 线
        - 脊柱缺乏钙化

  - 细胞培养
  - 骨、软骨活检
- 应在对于胎儿病理、骨骼发育不良有经验的三级中心进行分娩

预后

- 致死性
- 发生率依不同类型而有分别

参考文献

1. Korkko J et al: Widely distributed mutations in the COL2A1 gene produce achondrogenesis type II/hypochondrogenesis. Am J Med Genet 92:95-100, 2000
2. Jaeger H et al: The boneless neonate: A severe form of achondrogenesis type 1. Pediatr Radiol 24:319-21, 1994
3. Anteby S et al: Prenatal diagnosis of achondrogenesis. Radiol Clin (Basel) 46:109-14, 1977

致死性发育不良

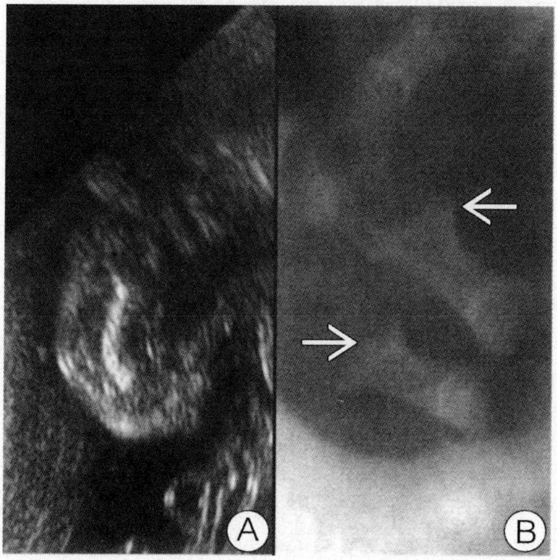

致死性发育不良。下肢超声图（A）示弯曲的股骨。股骨长度低于 GA 平均值 2 个标准差。在孕 30 周的胎儿骨骼监测（B）中显示股骨短缩伴有明显干骺端肿大（箭头）

要点

- 同义词：TD，致死性骨骼发育不良，致死性侏儒
- 定义：由于纤维母细胞生长因子 3 基因突变所致致死性骨骼发育不良
- 典型影像学表现
  - 短肢侏儒：可以是肢根的
  - 长骨弯曲
  - 扁椎体
  - 胸腔狭小
  - 腹部膨隆
  - 三叉手
  - 脑积水
  - 皮肤冗长

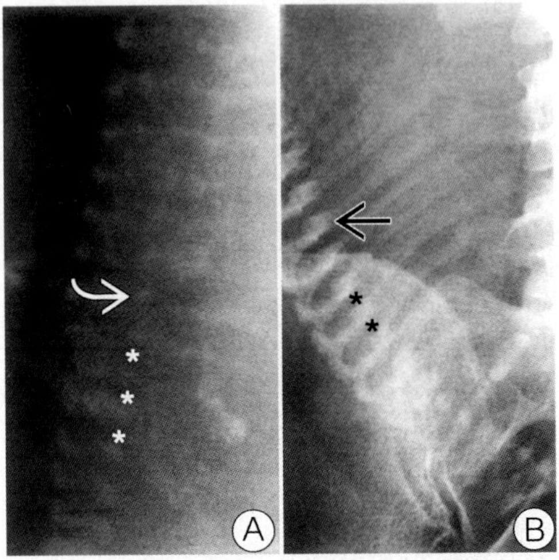

致死性发育不良。孕 30 周的胎儿骨骼监测（A）显示严重的扁椎体（弯箭头）。椎间盘高度（*）大于椎体的高度。在孕期受伤的孕妇身上偶得的胎儿脊柱影像（B）显示正常的椎体和椎间盘高度（箭头）

- 最常见的致死性骨骼发育不良
  - **任何一种严重的细肢都会导致不良的预后**
  - 明确的产前诊断具有挑战性
  - 明确诊断不会与孕期处理冲突，但影响发病风险咨询

影像学表现

超声表现

- 最佳影像学线索
  - “电话筒状”股骨是 TD 1 型的典型表现
  - “苜蓿叶状”头颅是 TD 2 型的典型表现
- 1 型
  - 相对正常的头颅
  - 长骨，<5% GA
  - **长骨弯曲，**特别是“电话筒状”股骨
  - 胸腔狭小，肢体短小

  - 鼻梁扁平，前额隆起
- 2 型
  - “苜蓿叶状”头颅
  - 股骨弯曲不明显
  - 扁椎体不明显
- 75%在孕中晚期出现严重的羊水过多

胎儿骨骼放射检查

- 扁椎体：比用超声检查更清晰
- 不规则干骺端

影像学建议

- 测量所有的长骨
- 在孕后三月进行胎儿骨骼调查
- 三维超声更有利于了解胎儿的空间关系
  - 骨骼的缺失
  - 肩胛骨发育不良或不发育
  - 肋骨短小
  - 分开的手指

鉴别诊断

软骨发育不全

- 脊柱骨化缺失
  - 在 TD 中脊柱骨化受限

纯合子的软骨发育不良

- 首先看父母是否发病
- 孕 20 周前可以不明显

屈肢骨发育不良

- 肩胛骨发育不良
- 腓骨发育不良
- 上肢较下肢发育滞后
- 股骨胫骨明显弯曲成角

病理

概述

- 一般病理描述
  - 股骨生长区表现为不正常的骨化
  - 颞叶异位
  - 在显微镜下中枢神经系统出现其他异常
- 遗传学
  - 散发的 FGFR-3 基因新的显著突变
- 病因及发病机制
  - FGFR-3 是酪氨酸激酶受体家族的一员
  - 酪氨酸激酶在细胞的成长分化过程中起重要作用
  - 最终导致软骨细胞分化异常
- 流行病学
  - 在美国出生活婴中占 1∶10～40 000
  - 男女比例相等

临床要点

临床表现

- 孕 14 周后可以发现

自然史

- 在出生的最初几天是致命的
  - 胸腔狭小：肺发育不良
  - 非正常的颅骨、脊柱、小枕骨大孔：脑干受压

治疗

- 羊膜腔穿刺术
  - 对 FGFR-3 基因突变进行分子学检查
- 建议终止妊娠
- 如果继续妊娠并且诊断明确
  - 不必在临产时进行胎儿监测
  - 允许早产
  - 对家属提供心理支持

- 如果诊断不明确并且胎儿活产，应进行心肺复苏至诊断明确为止
- **尸检对于最后的特殊诊断具有重要意义**
  - 即使进行过产前检查也要拍摄 X 线
  - 骨、软骨活检
- 应在对于胎儿病理、骨骼发育不良有经验的三级中心进行分娩

预后

- 没有明显的复发风险

参考文献

1. Chen CP et al: Second trimester molecular diagnosis of a stop codon FGF3 mutation in a type 1 thanatophoric dysplasia fetus following abnormal ultrasound findings. Prenat Diagnosis 22:736-7, 2002
2. Kolbe N et al: Diagnosis of skeletal dysplasia by multidisciplinary assessment: A report of two cases of thanatophoric dysplasia. Ultrasound Obstet Gynecol 19:92-8, 2002
3. Garjian K et al: Fetal skeletal dysplasia: Three-dimensional US-initial experience. Radiology 214:717-23, 2000

成骨发育不全

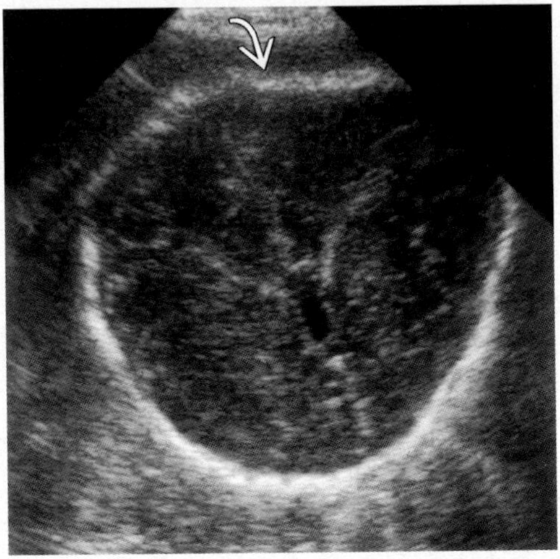

成骨发育不全。胎头的影像示颅骨显影极差说明钙化不足。还可看见探头使颅骨扁平变形（箭头）

要点

- 定义：以易骨折为特点的骨骼发育不良
- 典型影像学表现：**多发长骨、肋骨骨折**
- 成骨发育不全（OI）分 4 型
  - 2 型最常见，可以在宫内诊断
    - 在新生儿期可导致死亡

影像学表现

一般特征

- 最佳影像学线索：骨折的存在是 OI 与其他骨骼发育不良疾病区分的标志
- 分类：基于表型
  - 1 型：生后肢体骨发育畸形
  - 2 型：最严重，多发骨折
    - 胸腔狭小

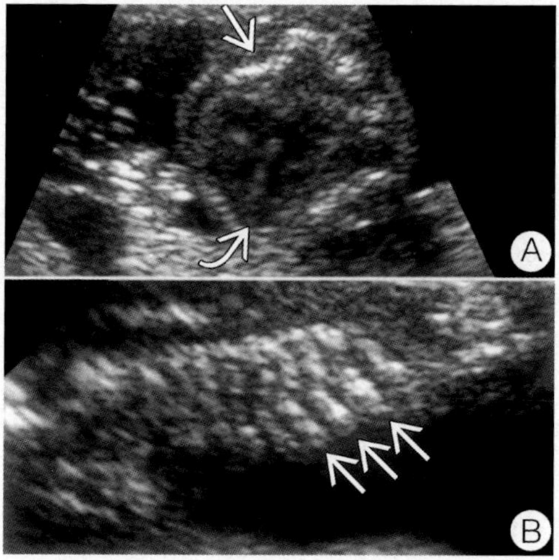

成骨发育不全。（A）心脏水平（弯箭头）的轴位图示胸腔狭小伴凹陷，不规则的肋骨（箭头）。（B）在矢状位肋骨呈波浪状、串珠状、非正常影像（箭头）

    - 重度肢体骨短缩
    - 颅骨去钙化
  - 3 型：出生时多发骨折
    - 进行性变形
    - 可于孕中期发现
  - 4 型：发病延迟
    - 在 40～50 岁时出现骨质疏松

超声表现

- 对于高危产妇，超声表现正常不能排除 OI
- 肢体
  - 由于骨折导致长骨短缩
  - 成角
  - 硬化
    - 可以导致骨骼不规则的弯曲
  - 钙化不足
    - 可以看见后方皮质（例如前方皮质无拖影）

    - 骨骼变短且变粗
- 胸部
  - 胸腔狭小
  - 肋骨短凹
  - 多发骨折，呈串珠状
- 脑
  - 解剖结构更清晰
    - 颅骨钙化不足
    - 无回声
  - 探头压力可使头颅变形

放射学表现

- 胎儿骨骼监测时更易发现骨折

影像学建议

- 测量所有长骨
- 严重肢根异常
- 寻找肩胛骨
  - 如存在，屈肢骨发育不良不太可能
- 比较胸腹周径
  - 胸腔狭小在出生时更易发生呼吸受限
- 监测羊水量
  - 有否羊水过多
- 注意脑积水
  - 头的大小可以影响分娩

鉴别诊断

低磷酸酯酶症

- 无骨折

软骨发育不全（AG）

- 在 AG 2 型中脊柱钙化缺失

屈肢骨发育不良

- 肩胛骨发育不良
- 股骨、胫骨明显成角弯曲

病理

概述

- 遗传学
  - 大多为常染色体显性遗传
  - 2 型可能为常染色体隐性遗传
  - 镶嵌现象和新的突变共存
  - COLIA1，COLIA2 基因决定了 1 型胶原蛋白的产生
- 病因及发病机制
  - 1 型胶原蛋白异常
  - 骨骼钙化不足
  - 骨骼脆性增加
- 流行病学
  - 在新生儿中发病率为 4：100 000（2 型占 50%）

大体病理及术中所见

- OI 2 型
  - 骨皮质薄，骨小梁稀疏
  - 破骨细胞/骨细胞比例增加
  - 胶原纤维薄，骨质薄
  - 钙化不协调

临床要点

临床表现

- 孕 13～14 周可发现
- 可能有家族史

治疗

- 遗传咨询
- CVS 或羊膜腔穿刺术进行生化、胶原蛋白分析
  - 要仔细调查整个家族
  - 培养纤维细胞或羊水细胞
    - 培养 30 天
  - 在绒毛中有明显的胶原

    - 直接提取，3～5 天可出结果
- 对非致死型行剖宫产术
  - 减少产伤的机会
- 如果终止妊娠或胎儿死亡，鼓励尸检
  - 如果要获得明确的生化缺陷，可做细胞培养

预后

- 依分型不同而定
- 2 型多发生新生儿死亡
  - 肋骨骨折引起胸腔狭小，从而导致肺部受限

参考文献

1. Ries L et al: Prenatal diagnosis of a novel COL1A1 mutation in osteogenesis imperfecta type 1 carried through full term pregnancy. Prenat Diagn 20:876-80, 2000
2. Sarathchandra P et al: A light and electron microscope study of osteogenesis imperfecta bone samples, with reference to collagen chemistry and clinical phenotype. J Pathol 192:385 95, 2000
3. Raghunath M et al: Prenatal diagnosis of collagen disorders by direct biochemical analysis of chorionic villus biopsies. Pediatr Res 36:441-8, 1994

关节弯曲症

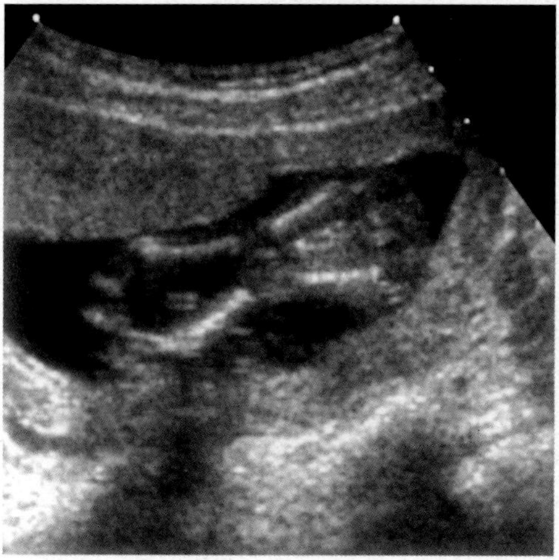

关节弯曲症。超声表现为下肢伸展固定于非正常的位置。胎儿多发先天异常，母亲血清筛查为 18 三体综合征的风险增加

要点

- 同义词：胎儿运动功能减退/失动症、多发先天挛缩、Pena-Shokeir 表型
- 定义：**2 处或更多处多发关节先天挛缩**
- 远端关节挛缩：属于除外神经肌肉疾病导致肢体功能障碍而引起的非进行性挛缩
- 典型影像学表现
  - 重者表现为没有肢体运动
  - 胎儿躯干偶尔会滚动
- 涉及几个乃至所有的关节
- **关节弯曲症是一种描述，而非一种诊断**
- 超过 150 种情况都用关节弯曲作为一个特点来进行描述
- 胎儿运动的改变通常与发病机制相关
  - 肌肉异常

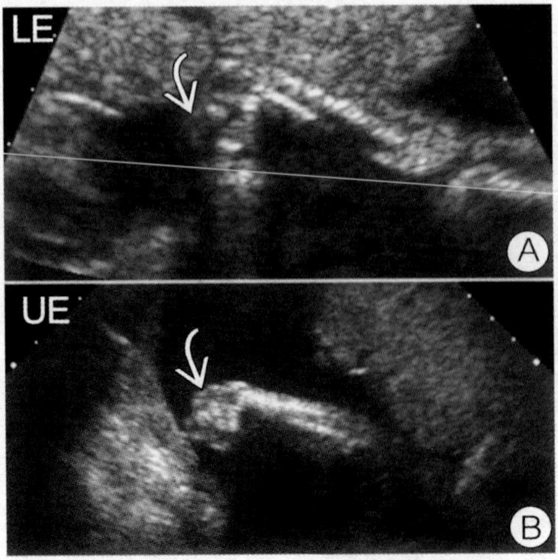

关节弯曲症。上、下肢在超声中显示处于异常位置。肢体处于伸展位，手脚则处于异常的固定屈曲位（箭头）。延长扫描时间胎儿肢体位置并不改变

    - 强直性肌营养不良
    - 重症肌无力：新生儿占 12%
    - 肌肉发育不良
  - 神经系统疾病
    - 前角细胞损伤
    - 中枢神经系统畸形
  - 结缔组织缺陷
  - 运动空间受限
    - 羊水过少
    - 多胎

影像学表现

一般特征

- 最佳影像学线索：肢体缺乏运动

超声表现

- 肢体位置异常

- 腿处于伸展位
- 腕关节屈曲位
- 多节指
- 蹼状关节
- 羊水过多：因为胎儿吞咽减少
- 肺发育不良：短肋骨，胎儿缺乏呼吸样运动
- 脐带过短：从而使胎儿活动减少
- 与宫内发育迟缓（IUGR）相关的其他原因

MR 表现

- 可以评价大脑的发育
  - 胼胝体发育不全
  - 无脑回畸形
  - Dandy-Walker 畸形

影像学建议

- 仔细观测相关异常
- 多发结构异常和 IUGR
  - 18 三体综合征风险增加
- 上肢呈“侍者索要小费”的位置
  - 肌肉发育不良
- 吹口哨样面容，侧面观嘴唇呈吹口哨状
  - 吹口哨样面容综合征
- 出生时呼吸困难的风险增加
  - 羊水过多
  - 小颌
  - 细肋骨
  - 胎儿活动减少

鉴别诊断：几种相关疾病的特点

18 三体综合征

- 多发结构异常
- 典型的手指位置（手紧握，手指在里面重叠）

多发性翼状胬肉综合征

- 蹼状关节

- 囊性水囊瘤

吹口哨样面容综合征

- 吹口哨样面容：口的直径可以只有几毫米
- 脊柱侧凸

肌肉发育不良

- 上肢呈“侍者索者要小费”的位置

病理

概述

- 遗传学
  - 2%有染色体异常
    - 18 三体综合征，8 嵌合三体
  - 常染色体显性遗传：远端关节挛缩
    - 一些远端关节挛缩与染色体 9，11 相关
  - 常染色体隐性遗传
    - Pena-Shokeir 综合征（遗传性运动神经元畸形伴有特殊的神经症状）
    - Scandinavian 致死性先天挛缩
- 病因及发病机制
  - 前角细胞损毁可能是根本原因
  - 孕 8～14 周胎儿对缺氧敏感性最高
- 流行病学
  - 在新生儿中为 1∶3 000

临床要点

临床表现

- Pena-Shokeir 综合征可于孕 14 周后诊断
- 致死性 Scandinavian 型在孕 13～16 周可出现水肿和下肢错位

治疗

- 遗传咨询：建议染色体核型分析
- 在三级医疗中心进行分娩：避免呼吸衰竭
- 固定的肢体位置会影响阴道分娩

预后

- 取决于
  - 关节挛缩的数量和严重程度
  - 相关的异常和染色体异常
- 出生时需要用呼吸机的婴儿预后不好
  - 撤除呼吸支持前要排除重症肌无力
    - 腾喜龙兴奋试验

参考文献

1. Sung SS et al: Mutations in genes encoding fast-twitch contractile proteins cause distal arthrogryposis syndromes. Am J Hum Genet 72:681-90, 2002
2. Krakowiak PA et al: A variant of Freeman-Sheldon syndrome maps to 11p15.5-pter. Am J Hum Genet 60:426-32, 1997
3. Bianchi DW et al: An approach to ventilator-dependent neonates with arthrogryposis. Pediatrics 94:682-6, 1994

畸形足/摇椅足

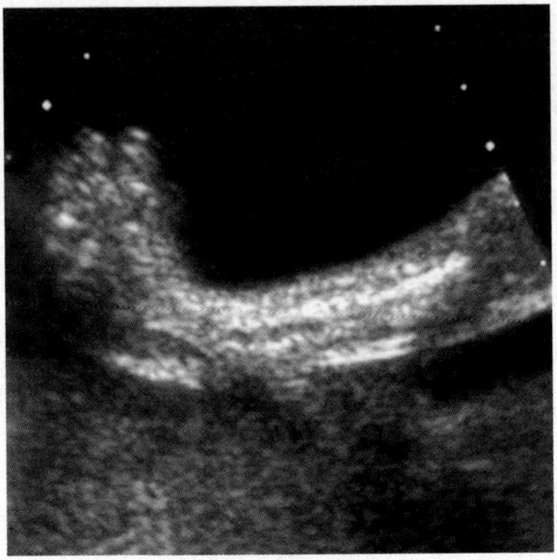

畸形足。在孕中期胎儿出现单独的畸形足。下肢长轴影像显示在同一影像中出现腿和翻转足。胎儿没有其他异常，染色体核型也正常

要点

- 同义词
  - 畸形足：马蹄内翻足、外翻足
  - 摇椅足：凸底外翻足、凸足、垂直仰趾足
- 定义
  - 畸形足：**足、踝关节和胫、腓骨之间异常的关系**
  - 摇椅足：凸足，足背侧中部脱位
  - 外翻＝向外侧屈曲，内翻＝向内侧屈曲
  - 马蹄足＝足底屈曲
- 典型的影像学表现
  - 畸形足：足的畸形朝向胫、腓骨
  - 摇椅足：足形呈凸形，伴或不伴畸形足
- 出生前的超声影像很难明确是何种畸形
  - **马蹄内翻足最常见**

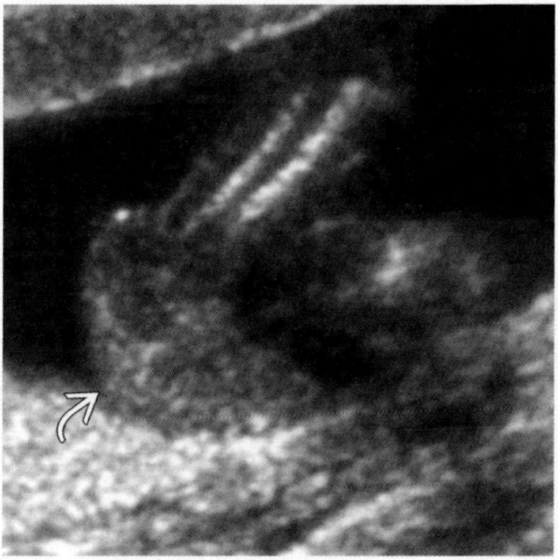

摇椅足。摇椅足的胎儿伴有 18 三体综合征。注意足部凸起的位置（箭头）。这是一个持久的表现，还伴有其他多发的复合畸形

- **和其他畸形高度相关**
- 和染色体异常相关
- **诊断出现假阳性和假阴性都是很常见的**
- 经常是双侧的

影像学表现

一般特征

- 最佳影像学线索
  - 畸形足：持续发现足偏斜向踝关节内侧 90°
  - 摇椅足：足变小变凸，像“波斯拖鞋”

超声表现

- 畸形足
  - **足的长轴和胫腓骨的长轴一致**
    - 正常表现应为：下肢远端的冠状显像在足的短轴上
  - 马蹄内翻足：足仰趾位屈曲（像马蹄）
    - 足、踝关节中度偏斜

  - 由于屈曲，足的长度缩小
 - **60%的患者为双侧畸形足**
 - **50%合并其他畸形，50%为单发**
  - 20%合并的畸形在初次超声检查中不能表现
- 摇椅足
 - 可以伴有畸形足
 - 在矢状面上足过伸、凸出
  - 凸出后，足的长度变短
 - 70%为双侧畸形
 - **很少单独发生**
- 畸形足和摇椅足的相关点
 - 胎儿失动畸形序列征
  - 由于一些原因胎动减少
  - 宫内发育迟缓（IUGR）、肢体异常、肺发育不全、扁平鼻、羊水过多
 - 慢性**羊水过少**
  - 多种原因：肾脏的原因最常见
 - 神经功能或神经支配异常
  - **脊柱裂**、脊柱闭合不全
 - 胎儿肌肉、结缔组织的原发异常
 - 强直性肌萎缩
 - **18 三体综合征**
  - 23%合并畸形足
  - 10%合并摇椅足
  - 其他严重畸形常见

影像学建议

- 排除暂时足位置的异常
 - 当发现单发的足畸形，建议随诊复查
- 三维超声有助于诊断
 - 为了精确诊断，可以使用多层扫描

鉴别诊断

正常足的位置

- **胎儿足暂时地呈翻转位**
- 如果超声表现不明显，且畸形单独存在，可考虑为正常
- 是畸形足最常见的假阳性的原因（12%）

病理

概述

- 病因及发病机制
  - 正常发育需要胚胎的运动
    - 始于孕7～8周
  - 由于某些原因，胚胎不能运动
    - 肢体畸形或挛缩
- 流行病学
  - 畸形足
    - 宫内诊断占**1/1 000**
    - 60%为双侧发病，40%为单侧
    - 50%伴有其他畸形
  - 摇椅足
    - 更少，为畸形足的1/100
    - 70%为双侧发病，更易合并18三体综合征

临床要点

临床表现

- 在常规超声检查中偶然发现
- 伴有其他畸形

治疗

- 羊膜穿刺的作用
  - 有报道0～6%的单发畸形足为假阴性（产后发现伴有其他畸形）
    - 18三体综合征，21三体综合征，47XXY，47XXX

  - 当伴有其他畸形时建议羊水穿刺术
- 畸形足
  - 60%手术治疗，40%持续石膏固定或无需治疗
- 摇椅足
  - 基本都需手术治疗

预后

- 取决于染色体核型和合并的畸形种类
- 单发者预后相对好

参考文献

1. Bakalis S et al: Outcome of antenatally diagnosed talipes equinovarus in an unselected obstetric population. Ultrasound Obstet Gynecol 20:226-9, 2002
2. Malone FD et al: Isolated clubfoot diagnosed prenatally: Is karyotyping indicated? Obstet Gynecol 95:437-40, 2000
3. Shipp TD et al: The significance of prenatally identified isolated clubfoot: Is amniocentesis indicated? Am J Obstet Gynecol 178:600-2, 1998

羊膜带综合征

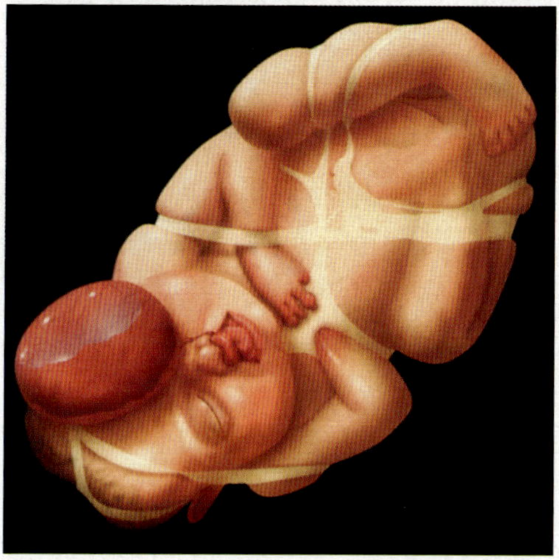

羊膜带综合征。图示羊膜带综合征的各种临床表现，包括缩窄、截断、面裂、脑膨出

要点

- 同义词：ADAM（**amniotic deformity，adhesion，mutilation**）（羊膜畸形、粘附、残缺）、羊膜带序列征、羊膜分裂复合体
- 定义：羊膜分裂引起胎儿部分内陷从而导致面裂、挛缩、截断的发生
- 典型影像学表现：胎儿伴有随机、经常外观奇特缺损，影响到胎儿的多处部位
- 早期分裂易导致严重甚至致死的畸形
  - 面裂
  - 躯体壁
- 晚期分裂常导致肌肉骨骼畸形

影像学表现

一般特点

- 最佳影像学线索：**缺损不对称分布**为该病特点

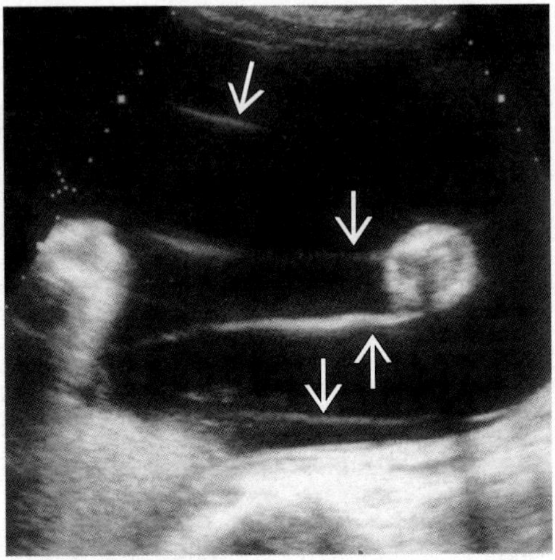

羊膜带综合征。在羊水中出现多数薄膜，有些缠在胎儿肢体上（箭头）

- 缺损可以单发或多发，但没有特殊的形式

超声表现

- 羊水中的羊膜带表现为多数薄膜
  - 在羊水过少时很难分辨清楚
- 头面部
  - **面裂**
    - 不符合发育裂的模式
    - 常是斜形的
    - 面部畸形经常很严重
  - 脑膨出
    - 发生在头骨裂缝以外的部位
  - 无脑畸形
    - 不对称的头颅缺损或脑组织存在
  - 无颅畸形
- **肢体**
  - **肢体截断**
    - 常发生在手指、脚趾

        - 单发易漏诊
    - 伴有水肿的远端肢体缩窄
        - 可最终导致截断
    - 环状缩窄
    - 畸形足、手
    - 假并指（趾）畸形
        - 指远端融合
- 胸腹壁缺损
- 在有些病例中出现羊水过少
    - 羊水漏到羊膜和绒毛膜之间，被重吸收

影像学建议

- 如果缺损非常规分布，应仔细寻找羊膜带
    - 可能会因为粘附紧密而看不到
- **彩色多普勒评估受损肢体的血流**

鉴别诊断

体蒂畸形

- **胎儿与胎盘粘附**
- **无脐带**
- 主要出现脊柱侧弯

身体发育缺损

- 具有与胚胎发育一致的解剖分布
- 脑膨出
    - 枕部、额部
- 唇裂
    - 单侧、双侧或正中（不是斜的）
- 腹裂
    - 脐位于正中线的右侧
- 脐膨出
    - 疝形成在脐带基底部

羊膜片

- 羊膜缠绕粘连

- 在基底部增厚，伴有游离缘
- 胎儿活动自由

绒毛膜羊膜分离

  - 不发生胎儿陷入

病理

概述

- 一般病理描述
  - 羊膜破裂并不经常导致羊膜带综合征
  - 与非整倍体综合征不相关
- 病因及发病机制（未完全清楚）
  - 推测（有些病例不能完全解释清楚）
    - 羊膜破裂
    - **羊膜绒毛侧连接较紧密**
    - 胎儿陷入
    - 血管收缩导致水肿，进一步引起畸形或截断
  - 危险因素：羊膜穿刺、药物（美沙酮、麦角酰二乙胺）、Ehlers-Danlos 综合征、大疱性表皮松解症
- 流行病学
  - 占出生率的 1∶1200～1500

临床要点

临床表现

- 评估主要畸形
  - 孕初三月即可检测到
- 偶然发现小的肢体畸形

治疗

- 严重畸形应建议终止妊娠
- 有在宫内羊膜带从粘附肢体上松散的报道

预后

- 就缺损范围而言，可轻微或是致死的
- 无复发风险

参考文献

1. Tadmor OP et al: Limb amputation in amniotic band syndrome: Serial ultrasonographic and Doppler observations. Ultrasound Obstet Gynecol 10:312-5, 1997
2. Quintero RA et al: In utero lysis of amniotic bands. Ultrasound Obstet Gynecol 10:316-20, 1997
3. Mahony BS et al: The amniotic band syndrome: antenatal sonographic diagnosis and potential pitfalls. Am J Obstet Gynecol 152:63-8, 1985

桡骨畸形

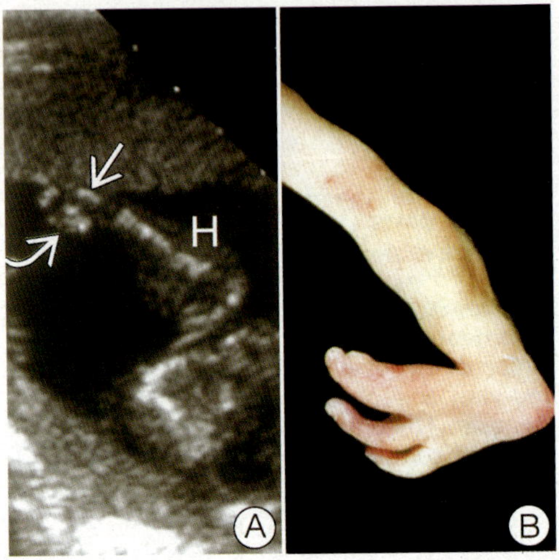

桡骨畸形患儿合并 18 三体综合征。(A) 左上肢图像显示为正常的肱骨 (H)。有一个单独的短的前臂骨 (箭头)，手处于固定屈曲位 (弯箭头)。(B) 照片证实了超声所见。并且还有拇指缺失和 2、3 指并指畸形

要点

- 同义词：桡骨发育不良、桡骨发育不全
- 定义：畸形的种类可以是以下几项的缺失或发育不良
  - 桡骨
  - 桡腕骨
  - 拇指
  - 伴或不伴拇指错位或分指
- 典型影像学表现：**单根前臂骨，手的位置异常**
- 桡骨发育不全的疾病分类
  - 染色体或单基因的异常
    - 18 三体综合征
    - Holt-Oram 综合征：双侧、非对称性上肢缺陷，与先天

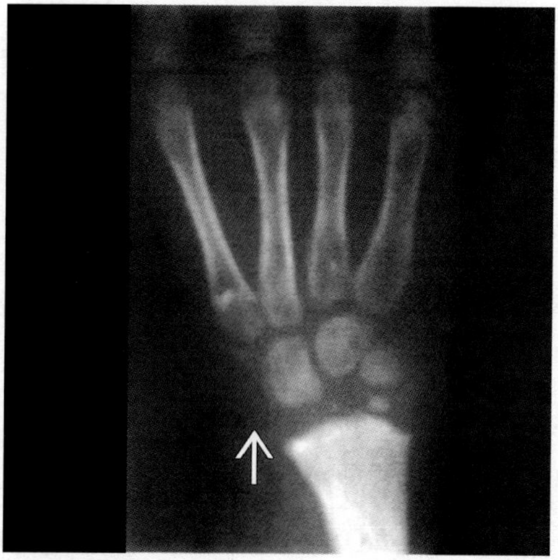

桡骨畸形。这是一个桡骨畸形患儿的腕部 X 线图。单独的前臂骨合并拇指缺失，桡掌骨缺失。还伴有舟状骨、大多角骨、小多角骨（STT）缺失（箭头所指为正常 STT 所在位置）

性心脏病有关
    - Fanconi 贫血（先天性再生障碍性贫血）
    - 血小板减少性桡骨缺陷（TAR）
- 致畸原暴露
    - 丙戊酸
    - 沙利度胺
- 综合征
    - VACTERL
    - Cornelia de Lange 综合征
    - Nager 综合征
    - Omphalocele-radial-rag（ORR）complex

影像学表现

一般特征

- 最佳影像学线索：单根前臂骨

超声表现

- 可有多种类型和原因
- 手部至14周完全成型
- 所有长骨长度均有正常生长曲线
- 多发畸形可能为VACTERL或染色体缺陷

影像学建议

- 胎儿超声心动图
  - 在95%的Holt-Oram综合征患儿中伴有心脏畸形：房间隔缺损（ASD）、室间隔缺损（VSD）
  - 与VACTERL相关：C=心脏缺损
- 仔细寻找其他的结构异常
  - 86%伴有拇指发育不全的胎儿还伴有其他畸形
  - 发生率未知
- 监测生长过程
  - **宫内发育迟缓（IUGR）更说明可能存在染色体异常**

鉴别诊断

短肢体骨骼发育异常

- 所有的长骨都有异常（程度不同）
- 短缩比缺失常见
- 常伴有头颅和脊柱的异常
- 常有骨化异常

截肢畸形

- 寻找羊膜带
- 受损部位较多

病理

概述

- 遗传学
  - 常染色体显性遗传
    - Holt-Oram综合征（在子代中的严重程度呈增长趋势）
    - Nager综合征

  - 常染色体隐性遗传
    - Fanconi 贫血
    - TAR
  - 性染色体隐性遗传存在，但非常罕见
- 病因及发病机制
  - 胚胎学
  - 孕 6～12 周肢芽外胚层顶部受损
    - 血管异常
    - 局部毒素：母亲患糖尿病、丙戊酸
    - 母亲感染
- 流行病学
  - 占活产 1∶30 000
  - 双侧发病占 50%

临床要点

临床表现

- 在孕 16～18 周应进行常规检测

自然病程

- 取决于相关的畸形

治疗

- 遗传咨询
- 建议染色体核型分析
  - 非整倍体
  - Fanconi 贫血
    - 接触双环氧丁烷后必须检查染色体
- 排除母亲糖尿病
- 检查父母有无潜在缺损
  - Holt-Oram 综合征表现为遗传早现（指某种遗传病在连续世代中，发现其发病年龄一代比一代早，病情一代比一代严重的现象）
- 如果有 TAR 家族史，考虑行脐血穿刺术
  - 血小板减少、再生障碍性贫血

- 肘部屈曲畸形可能会导致难产
- 罕见的损害：需要到专门医疗中心进行重建手术
  - 完善的分类系统可保证
    - 追踪发病
    - 治疗随访

预后

- 取决于基础病因
  - 18 三体综合征：预后差
  - 三掌骨拇指：如果单独存在，可于 1～2 岁后行手术矫正
- 复发取决于基础病因

参考文献

1. De Smet L et al: Classification for congenital anomalies of the hand: The IFSSH classification and the JSSH modification. Genet Couns 13:331-8, 2002
2. De Kerviler E et al: The clinical and radiological features of Fanconi's anemia. Clin Radiol 55:340-5, 2000
3. James MA et al: Characteristics of patients with hypoplastic thumbs. J Hand Surg 21:104-13, 1996

多指(趾)畸形

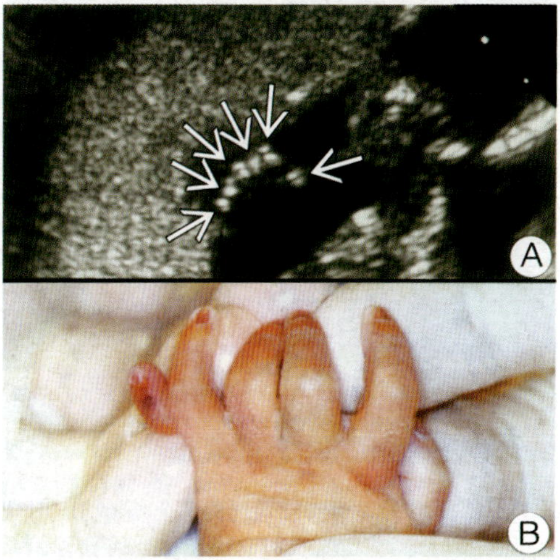

多指（趾）畸形。（A）超声和（B）生后的照片显示手后轴多指畸形。手指弯曲，每个手指不止一个指骨（箭头）。计数清楚很困难，需要多层次影像来证实

要点

- 定义：手或足出现一个或多个多余的指（趾）
  - **前轴**：桡骨或胫骨侧
  - **后轴**：尺骨或腓骨侧
- 典型影像学表现：在一侧或双手、足出现 6 个或更多的指（趾）
- 后轴出现多指（趾）更常见
  - 在黑人中更常见
- 超过 100 个综合征中都涉及此病

影像学表现

一般特征

- 最佳影像学线索：需要双侧轴和冠状面的图像来证实

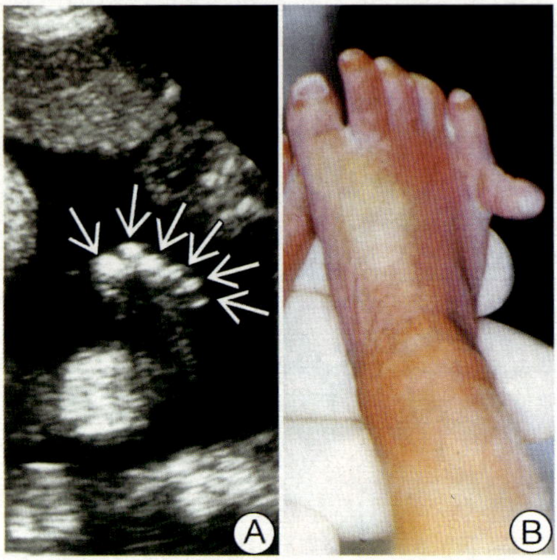

多指（趾）畸形发生在 13 三体综合征的患儿身上。（A）超声和（B）生后照片显示足的后轴多趾畸形

- **斜面影像会产生错误的多指（趾）的表现**

超声表现

- 多余的指（趾）可能比较小或成角
- 可能是没有骨头的肉赘
  - 在宫内很难发现
  - 常常漏诊
- 后轴
  - 多余的指（趾）和正常的指（趾）在同一平面上
  - 可以直接从正常的指（趾）上长出［二裂指（趾）］
- 前轴
  - 多余的指（趾）位于基部
- **三维超声的作用**
  - 能更好地表现出解剖形态
  - 有助于诊断

影像学建议

- 计数并且再计数
  - 容易过度诊断或漏诊

  - **明确双手（足）没在一起**
    - 多指（趾）畸形的错误表现
  - **同时在两侧轴向和冠状面进行确认**
- 仔细寻找其他畸形和综合征
- 如果合并其他畸形，应行超声心动检查

鉴别诊断

13 三体综合征
- 前脑无裂畸形
- 肾囊肿
- 心脏缺损

Meckel-Gruber 综合征
- 脑膨出
- 肾囊性发育不全
- 多指（趾）畸形

短肋骨多指（趾）畸形
- 胸部狭小
- 四肢短小
- 多指（趾）畸形

Ellis-van Creveld 综合征（软骨外胚层发育不良综合征）
- 软骨内骨化异常
- 胸部狭小
- 多指（趾）畸形
- 心脏缺损
- 安曼派教徒中发生率高

Smith-Lemli-Opitz 综合征
- 出生时胆固醇代谢异常
- 心脏缺损
- 小头畸形
- 腭裂
- 隐睾

Carpenter 综合征
- 颅缝早闭导致尖颅

- 前轴多指（趾）畸形
- 并指（趾）畸形
- 心脏缺损

病理

概述

- 一般病理描述
  - 三掌骨（指样）拇指被认为是前轴多指（趾）畸形的一部分
  - 在一些综合征中可以合并并指（趾）畸形
- 遗传学
  - 随综合征多样化
  - 单独的：多数为家族性，具多种遗传方式
    - 多为常染色体显性遗传
- 流行病学
  - 后轴
    - 在白种人中占 1∶3 000
    - 在黑人中占 1∶300
  - 前轴（不常见）
    - 1∶10 000
    - 无种族差别

大体病理及术中所见

- 发展的种类很多
  - 仅仅为软组织（皮赘）
  - 多样化的掌骨发育和功能

临床要点

临床表现

- 其他主要畸形时常伴有的轻微畸形
- 如果单独存在可能偶然发现

治疗

- 所有的胎儿应了解染色体核型

- 了解家族史
- 有关综合征的遗传咨询
- 切除多余的指（趾）
    - 没有骨头的可以在婴儿期进行
    - 有骨头的则需等到 1～2 岁时进行
        - 可能需要进行关节重建或肌腱转移术

预后

- 依综合征的不同而异
- 单独发病的预后好

参考文献

1. Kos M et al: Limb deformities and three-dimensional ultrasound. J Perinat Med 30:40-7, 2002
2. Bromley B et al: Isolated polydactyly: Prenatal diagnosis and perinatal outcome. Prenat Diagn 20:905-8, 2000
3. Zimmer EZ et al: Fetal polydactyly diagnosis during early pregnancy: Clinical applications. Am J Obstet Gynecol 183:755-8, 2000

人鱼体序列征

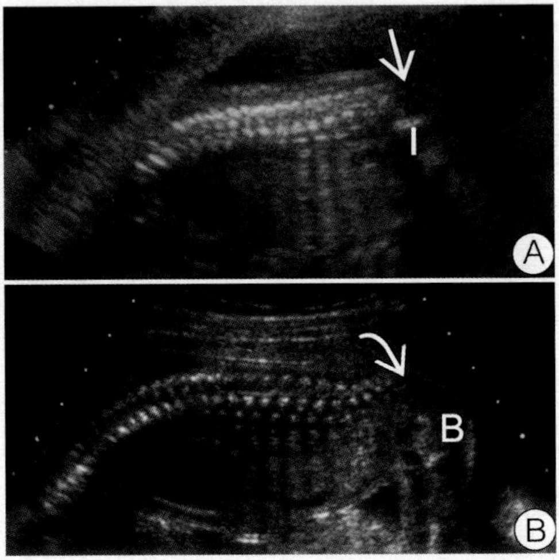

人鱼体序列征。正常胎儿（B）与患儿（A）的脊柱矢状面相比。脊柱（箭头）在髂骨（I）上方突然中止。正常胎儿的脊柱在臀部（B）平面逐渐变小融合为一点（弯箭头）

要点

- 同义词：尾部发育不全，尾部发育异常
- 定义：多种程度的发育不全，神经管远端断裂
- 典型影像学表现：骶骨缺失伴或不伴腰椎缺失
- 合并
  - 胃肠（GI）/泌尿生殖器（GU）的异常
  - 下肢功能异常
- 母亲患糖尿病为重要的风险因素

影像学表现

一般特征

- 最佳影像学线索：**骶骨缺失伴有下肢发育不全**为诊断依据

超声表现

- 脊柱突然中止

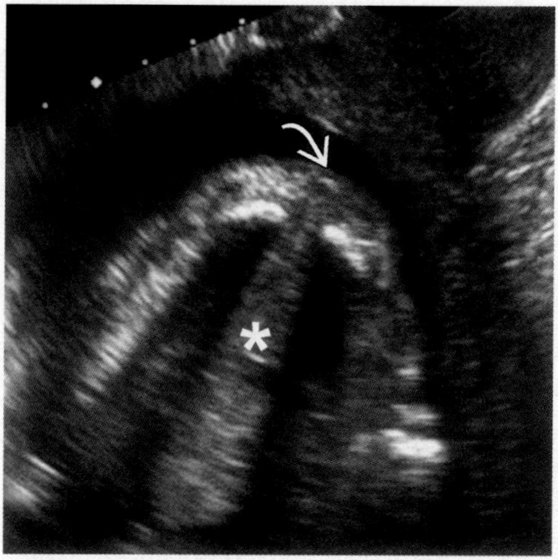

人鱼体序列征。在髂骨平面经阴道扫描显示骶骨缺失（弯箭头）。声波穿透明显加强

- 躯干短小
- 畸形足
- 下肢挛缩：**"佛像"**体位
- 羊水正常或增多
- 伴有多种畸形
    - GI：肛门直肠/十二指肠闭锁
    - GU：肾囊性发育不良、膀胱扩张、肾盂积水
    - CNS：脊柱裂
    - 心血管系统（CVS）

MR 表现

- 理论上对发现合并畸形有帮助，尤其是孕妇肥胖时

影像学建议

- 正常的胎儿脊柱在臀部平面逐渐变小融合为一点
- 留意"逐渐变小"的脊柱，**可能逐渐变小但没中止在骶骨**
- 冠状面扫描显示肋骨，向下数腰椎为 5 节
- **轴位图像在髂骨嵴水平最易显示骶骨**
- 直到孕中期骶骨才开始骨化：轻微的病例可能会漏诊

- 胎儿超声心动检查：易合并心血管畸形
    - 在患有胰岛素依赖型糖尿病的母亲中应常规进行

鉴别诊断

脊髓脊膜膨出

- 骨化中心存在
- 后部结构展开
- 寻找囊
- 合并 Arnold-Chiari 缺损
    - 小脑延髓池闭塞
    - “香蕉样”小脑
    - “柠檬”征：到孕 34 周不消失

VACTERL：多种畸形的复合体

- 脊柱（Vertebral）
- 肛门直肠（Anorectal）
- 心脏（Cardiac）
- 气管食管瘘（Tracheoesophageal fistula）
- 肾脏（Renal）
- 肢体（Limb）
- **和母亲患糖尿病无关**

病理

概述

- 遗传学
    - 偶发家族性病例
- 病因及发病机制
    - 神经管远端形成失败
- 流行病学
    - 男：女＝1：1
    - 1～5/100 000
    - 母亲患糖尿病的婴儿 1％患人鱼体序列征（CRS）
    - 12％～16％患儿的母亲为糖尿病患者

    - 血糖控制不佳认为是发病因素之一

大体病理及术中所见

- 种类
    - 骶骨缺失但下肢正常
    - 骶骨缺失
    - 下腰椎异常，偶可累及胸椎
    - 畸形足
    - 髋、膝关节屈曲畸形
    - “盘腿”或“佛像”体位
    - 下肢活动减少或消失
- 无足并腿畸胎不再认为是该病的一部分
    - 下肢融合
    - 肾缺如
    - 无羊水
    - 血管缺陷
    - 致死性

临床要点

临床表现

- 最早在孕 11 周即可发现

治疗

- 母亲糖尿病检测
- 胎儿超声心动检查
- 对畸形足和挛缩进行矫形手术

预后

- 类似于高中位的腰椎脊髓脊膜突出
- 神经源性膀胱
- 运动神经元受损多于感觉神经元受损
- 高死亡率与合并畸形相关

参考文献

1. Subtil D et al: Early detection of caudal regression syndrome: Specific interest and findings in three cases. Eur J Obstet Gynecol Reprod Biol 80:109-12, 1998
2. Adra A et al: Caudal regression syndrome: Etiopathogenesis, prenatal diagnosis and perinatal management. Obstet Gynecol Surv 49:508-16, 1994
3. Twickler D et al: Caudal regression versus sirenomelia. J Ultrasound Med 12:323-30, 1993

脐带

单脐动脉

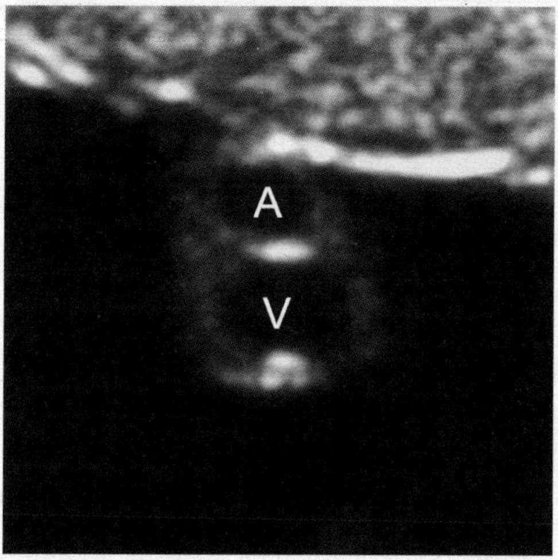

单脐动脉。该图为羊水中一脐带游离襻的横断面声像图，仅可见两条血管，一条为脐动脉（A），另一条为脐静脉（V）。注意该脐动脉直径大于脐静脉直径的 50%

要点

- 同义词：单侧脐动脉缺失，双血管脐带
- 定义：**先天性左或右脐动脉缺失，**以致脐带中为单脐动脉（SUA）与脐静脉（UV）
- 典型影像学表现：在所有脐带断面中均**仅见两条血管，**而不是三条
- 例行检查中应常规记录脐血管的数量
- 通常为**独立偶发现象**
- 非独立发生者与染色体异常有关
  - 18 三体
  - 13 三体
  - **非 21 三体**
- 宫内生长受限（IUGR）的发生率增加

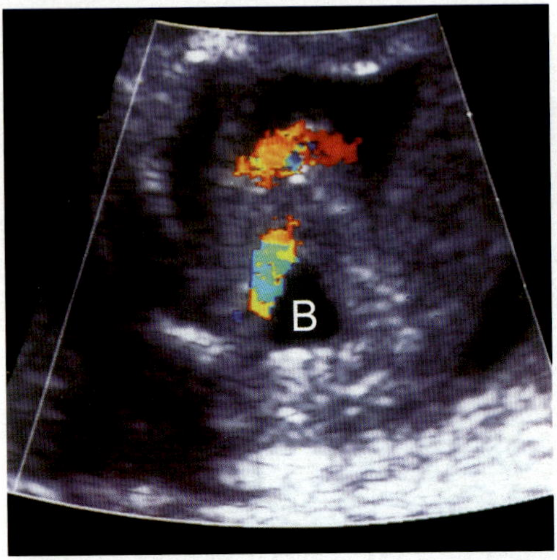

单脐动脉。胎儿骨盆横断面的彩色多普勒扫描可见毗邻于胎儿膀胱（B）的单脐动脉（彩色血流信号）

影像学表现

一般特征

- 最佳影像学线索：在羊水和胎儿盆腔中可以见到双血管性脐带

超声表现

- 在脐带的横断和纵切面声像图中，清晰可见其内仅有两条血管（SUA+UV）
- **腹内段亦有一条血管缺如**
  - 脐动脉绕经胎儿膀胱，汇入髂动脉
  - **以胎儿膀胱横断面为最佳观察水平**
  - 使用彩色或强效多普勒容易观察
  - 当怀疑存在单脐动脉时，最好辨别究竟哪侧脐动脉缺如
- **盘曲**较正常脐带少
  - 纵切面像中，单脐动脉与脐静脉平行
- 单脐动脉较正常脐动脉**粗**
  - 其直径>脐静脉直径的50%
    - 正常者<脐静脉直径的50%

    - 其血流量相当于正常脐动脉总血流量的一半
- **70%为左脐动脉缺失**
  - 与右侧缺失者在预后及合并异常方面无差异
- 单脐动脉可合并
  - 18 三体
  - 13 三体
  - **IUGR（15%）**
  - **肾脏异常**
    - 一侧肾脏发育不全
    - 并腿畸形：总合并单脐动脉
  - 脐带帆状植入
  - 双胎动脉反向灌注序列征

影像学建议

- 对所有病例进行彩超检查
- 脐带检查可疑单脐动脉者，应在胎儿骨盆横切面声像图中观察脐动脉以确诊
- 仔细观察是否合并胎儿异常
  - 肾脏异常
  - 进行染色体检测：18 三体，13 三体
- **超声随访观察胎儿生长情况**

鉴别诊断

脐动脉发育不良

- 左或右侧脐动脉较小
  - 羊水中及腹内段脐动脉发育不良
- 左右脐动脉直径相差>50%
- 可合并与单脐动脉相同的各种异常
- 多普勒可显示非一致性血流
  - 较细一侧动脉血流阻力增加
    - S/D 值升高

近胎盘侧脐动脉融合

- 正常情况下，左右脐动脉可在进入胎盘 3cm 内融合

- 若此融合段过长，则易与单脐动脉混淆
- 可不合并其他异常

病理

概述

- 病因及发病机制
  - 胚胎学：病因假想
    - 一侧原本正常的脐动脉萎缩
    - 持续性卵黄动脉（并腿畸形者最为可能）
- 流行病学
  - 发病率：**新生儿的 0.63%**
  - 高加索人更高

临床要点

临床表现

- 通常单独、偶然发现
  - 不需进行羊膜腔穿刺
  - 应对胎儿生长情况进行随访
- 合并其他异常
  - 可考虑羊膜腔穿刺

治疗

- 产前超声观察胎儿肾脏不满意者，产后应进行新生儿肾脏超声检查

预后

- 单一病变者预后佳
- 合并其他严重异常或 18 三体、13 三体者预后差

参考文献

1. Chow JS et al: Frequency and nature of structural anomalies in fetuses with single umbilical arteries. J Ultrasound Med 17:765-8, 1998
2. Catanzarite VA et al: Prenatal diagnosis of the two-vessel cord: implications for patient counseling and obstetric management. Ultrasound Obstet Gynecol 5:98-105, 1995
3. Parrilla BV et al: The clinical significance of single umbilical artery as an isolated finding on prenatal ultrasound. Obstet Gynecol 85:570-2, 1995

脐带囊肿

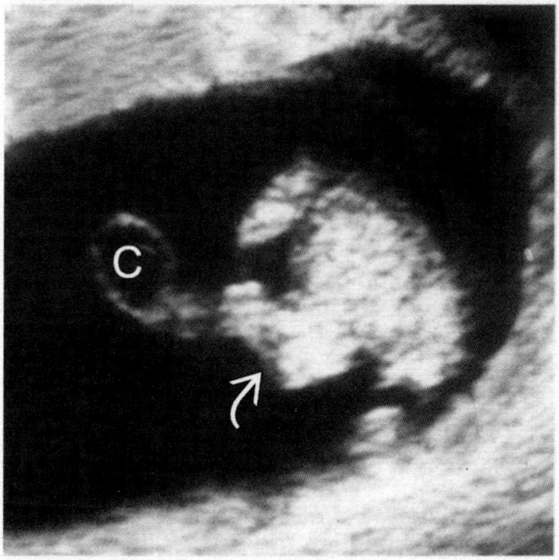

脐带囊肿。孕初三个月超声发现一较小的脐带囊肿（C）。应注意，它是与生理性肠疝同时发生的（弯箭头）。该囊肿后来消失，该儿预后良好

要点

- 定义：脐带假性囊肿，或被覆有上皮的真性囊肿
- 典型影像学表现：与脐带相连的一个或多个**圆形囊肿**
- **假性囊肿更为多见**
  - 与 Wharton's 胶水肿或退变有关（Wharton's 胶为包裹于脐带外的凝胶状基质）
- **真性囊肿可能合并胎儿结构异常**
  - 尿囊囊肿
  - 脐肠系膜导管囊肿
  - 脐尿管囊肿
- 假性囊肿和真性囊肿有超声同一性
- **通常偶然发现，且可自然消解**
- 多数见于孕早或中期
  - 孕早期多见于脐带发生盘绕时

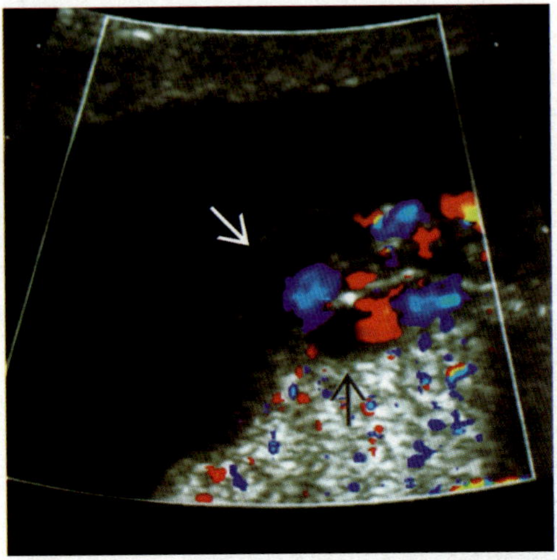

脐带囊肿。在脐带的胎盘起始处可见两个囊肿（直箭头），偏于脐血管，可能为假性囊肿。该患儿未发现其他异常且预后良好

影像学表现

一般特征

- 最佳影像学线索：与脐带相连的一个或多个囊肿

超声表现

- 一个或多个囊肿，其内部回声可有可无
- 多个囊肿相聚成簇
- **多位于脐带两端**
  - 位于中部者不常见
- **尿囊囊肿**
  - 位于近胎儿端
  - 其形成是因为膀胱与脐带之间通过**未闭的脐尿管**相连通
    - 仔细观察可发现其连通
  - 可长大并压迫脐带
  - 彩色多普勒可见脐血管环绕于囊肿周围
    - **囊肿被脐血管包在中央**
- **假性囊肿**

  - 形态各异但大小固定
  - 可为多个并成簇
  - 囊肿偏于脐血管
- **脐肠系膜导管囊肿**
  - 与假性囊肿类似
  - **可合并其他异常**
    - 腹腔内肠系膜囊肿
    - 脐带息肉
    - 脐膨出
    - 膈疝
    - 心脏缺陷
    - 脊柱裂
    - 21 三体
- **孕早期的囊肿**
  - 常于孕中期之前消失
  - 可能为假性囊肿
  - **与脐带盘绕以及生理性肠疝有关**

影像学建议

- 应注意是否合并其他异常，筛查 21 三体
- 注意囊肿相对于脐血管的位置
  - 位于中心还是偏心
- 随访观察囊肿是否有所增长

鉴别诊断

孕早期的正常卵黄囊

- 卵黄囊位于羊膜囊之外，与脐带囊肿不同

脐静脉曲张

- 脐静脉局部扩张
- 彩色多普勒可探及血流

正在消解过程中的脐带血管瘤

- 有脐带穿刺史或明显外伤史
- 其表现随时间而变化

    - 有回声 → 囊性

病理

概述

- 病因及发病机制
  - 假性囊肿：可能的成因
    - 由于脐带盘绕和中肠疝出，以致脐带中流体静力学压力增加
    - 从而导致液体渗入 Wharton's 胶，发生粘液性变或囊性变，形成囊肿
  - 真性囊肿：可能的成因
    - 尿囊、脐肠系膜以及卵黄导管的胚胎残余

镜下特点

- 真性囊肿被覆有上皮

临床要点

临床表现

- 孕早或中期产检时偶然发现
- 可合并其他异常

自然病程

- 孕早期的囊肿多数可自行消解
- 假性囊肿可自消或稳定留存下来
- 尿囊囊肿若合并脐尿管未闭可增长

治疗

- 通常无治疗必要
- 若囊肿压迫脐带，则可考虑终止妊娠
- 合并其他异常以及可疑 21 三体时，可考虑进行羊膜腔穿刺

预后

- 单发病变者预后佳

参考文献

1. Sepulveda W et al: Clinical significance of first trimester umbilical cord cysts. J Ultrasound Med 18:95-9, 1999
2. Sepulveda W et al: Prenatal diagnosis of umbilical cord pseudocyst. Ultrasound Obstet Gynecol 4:147-50, 1994
3. Persutte WH et al: Antenatal diagnosis of fetal patent urachus. J Ultrasound Med 7:399-403, 1988

脐带多普勒：正常/异常

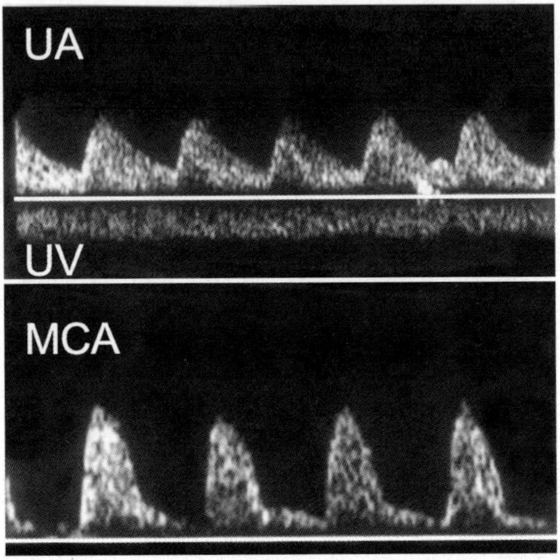

正常脐带多普勒表现：所示分别为正常孕晚期脐动脉（UA）、脐静脉（UV）和胎儿大脑中动脉（MCA）波形图。脐动脉在舒张期可见持续性正向血流，脐静脉血流为“平坦”、非脉冲性的。大脑中动脉为高阻血流，其舒张期血流为正向但较少

要点

- 定义：对脐动脉和脐静脉进行血流量和血流方向的测量
- 典型影像学表现
  - 正常脐动脉
    - 低阻波形：持续性正向舒张期血流
    - 波形中无“切迹”
  - 正常脐静脉
    - 持续一致的血流：“平坦”波形
- 多普勒效应：声波经过运动物体反射后，其频率发生改变
  - 本节中的“运动物体”是指脐血管内的血液
- 为正确理解此概念，需了解**正常胎盘的血流特点**
  - 低氧血液通过脐动脉从胎儿运出

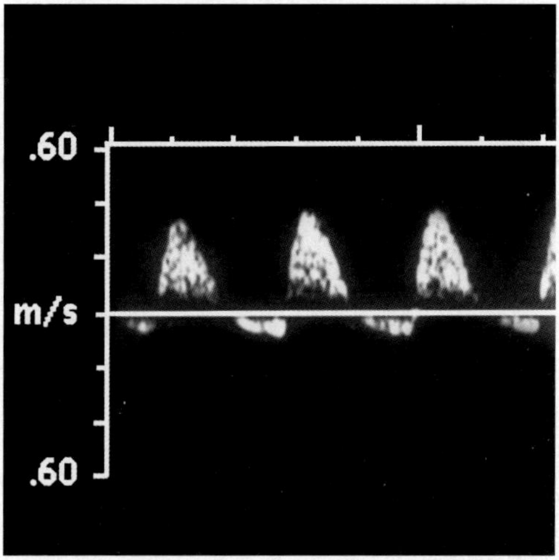

异常脐血流多普勒表现：该脐动脉波形为反向舒张末期血流，相应的大脑中动脉则表现为低阻血流，提示由于头部供血不足而发生了血流再分布，BPP 为 0/10。观察到胎儿这些指标后，即刻进行了剖宫产

- 脐动脉在胎盘表面分支后进入绒毛结构
- 绒毛浸泡在母体的“血池”内：绒毛间隙
  - 滋养细胞侵入螺旋动脉板
- 在绒毛间隙水平进行氧交换
- 微绒毛汇合形成脐静脉
- 脐静脉→静脉导管→下腔静脉
- 下腔静脉血中来自静脉导管的那部分富含氧分
  - 从卵圆孔分流→左心房→左心室→主动脉

- 若胎盘血流阻力增加→脐动脉血流波形会发生变化
  - 为克服胎盘阻力，左心室压力会相应地改变
  - 该压力沿“左心房→右心房→脐导管→下腔静脉→脐静脉”的环路方向逆返回去
- 脐带血流循环异常时，**最后发生改变的是脐静脉**

影像学表现

一般特征

- 血流情况可通过比值“量化”：非角度依赖性
  - S/D比值：收缩期血流速峰值（PSV）/舒张末期血流速（EDV）
  - 阻力指数（RI）：（PSV－EDV）/PSV
    - 舒张末期血流缺失（AEDF）或为反向舒张末期血流（REDF）时该值为RI＝1
  - 搏动指数（PI）：（PSV－EDV）/平均时间分布血流速率（TAV）
    - 通过心动周期计算血流
    - 包括逆向血流

影像学建议

- **选取相对稳定的区段进行测量**
  - 脐带近胎儿段：血流阻力最高
  - 近胎盘段：阻力最低
  - 自由漂浮的脐带襻为最佳测量段
- **多胎妊娠时，宜选取近脐带附着处进行测量**
  - 目的是为了确保每个胎儿均得到测量
  - 避免因测量位置不同而造成测量误差
- 应注意胎盘功能不良的征象
  - 见“非对称型宫内发育迟缓”
- 确认异常表现
  - **仔细观察波形**：即使舒张末期血流缺失，仍应争取进行测量
- 不建议对生长发育正常的胎儿进行多普勒检测
  - 目前所有处置的指标均是基于高危妊娠者
  - 不适用于一般人群

鉴别诊断

＜16周的妊娠

- 出现反向舒张末期血流为**正常现象**

- 绒毛间隙尚未形成

胎儿呼吸运动

- 脐静脉可出现搏动性血流，但与舒张末期血流并无关联

病理

概述

- 正常胎盘形成
  - 孕早期：绒毛间质→1、2、3级绒毛干
  - 孕中期：分支血管形成
    - 10～15级中间绒毛
  - 孕晚期：非分支性血管形成
    - 中间绒毛芽生出大量的终末绒毛
- 异常胎盘形成→分支失败或异常
  - 第三级绒毛中未出现肌性小动脉
- 流行病学
  - 异常脐血流可发生于
    - 胎儿宫内发育迟缓：占10%
    - 非整倍体性染色体异常

临床要点

临床表现

- 孕中期出现胎盘功能不良
- 对子宫动脉进行多普勒检测，有可能筛选出早期的高危病例
  - 此时进行干预有利于避免或者减少胎盘血管病变的发生

治疗及预后

- ＞30周：脐血流多普勒异常者应考虑终止妊娠
- **孕中期需慎重权衡**
  - 宫内环境有恶化的危险
  - 胎盘可能过早老化
- 舒张末期血流缺失（AEDF）
  - 30%经卧床休息和控制母体疾病后可得以改善
  - 24～48小时即可改善

  - 孕中期者可继续妊娠
- 反向舒张末期血流（REDF）
  - 定量计算 A/B 比值，即：正向最大振幅（A）/反向最大血流量（B）
  - 孕中期的 REDF，若 A/B 比值＞4.3，且脐带游离襻脐静脉搏动消失，应进行期待观察
- 脐血流多普勒正常者亦应进一步证实胎儿胎盘循环是否正常
  - 即使脐血流正常，若该循环异常或存在某些综合征，也将严重影响预后
- 围生期预后不良：并发宫内生长受限（IUGR）者，危险性增加 4 倍
  - IUGR＋多普勒异常，再追加 4～8 倍
- **围生期死亡率**
  - AEDF：8.9％
  - REDF：35.7％
    - **预示胎儿有可能在 1～7 天内死亡**
- 动脉多普勒："冰山一角"
  - 辅以静脉多普勒，可获得更多的胎儿反应性信息
  - 信息越多，所作出的决策越合理

参考文献

1. Alfirevic Z et al: Doppler ultrasonography in high-risk pregnancies: Systematic review with meta-analysis. Am J Obstet Gynecol 172:1379-87, 1995
2. Forouzan I et al: Absence of end-diastolic flow in the umbilical artery: A review. Obstet Gynecol Surv 50:219-27, 1995
3. Tulzer G et al: Doppler in non-immune hydrops fetalis. Ultrasound Obstet Gynecol (Vol.):279-83, 1994

胎盘/宫颈

前置胎盘

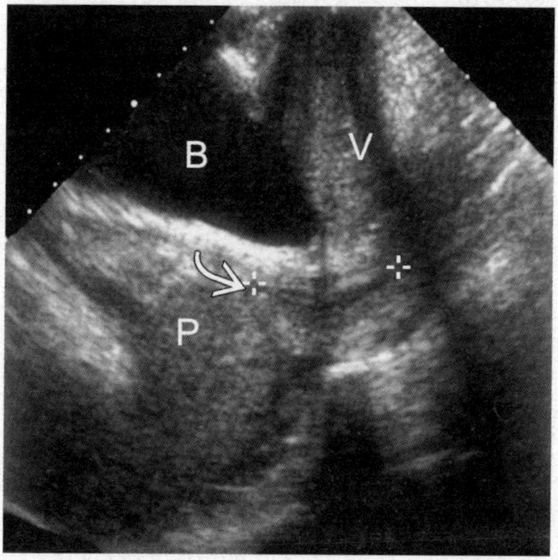

前置胎盘。经会阴超声显示完全性前置胎盘。胎盘（P）完全覆盖子宫颈内口（箭头）。星号测量子宫颈长度。注意闭合的阴道（V）和部分充盈的膀胱（B）作为透声窗

要点

- 同义词：低置胎盘
- 定义：胎盘异常附着在子宫下段
- 典型影像学表现：胎盘完全或部分覆盖子宫颈内口
- 前置胎盘可以是**完全性、边缘性，或部分性**
- **低置胎盘**通常在妊娠20周前可见，妊娠34周前恢复正常
- 患者大多数表现为无痛性阴道出血
- 仔细的经阴道超声检查或经会阴超声检查可以确诊
- 发生危及生命的**胎盘植入的可能性为5%**

影像学表现

一般特征

- 最佳影像学线索：经腹超声检查提示胎盘位于子宫下段，再

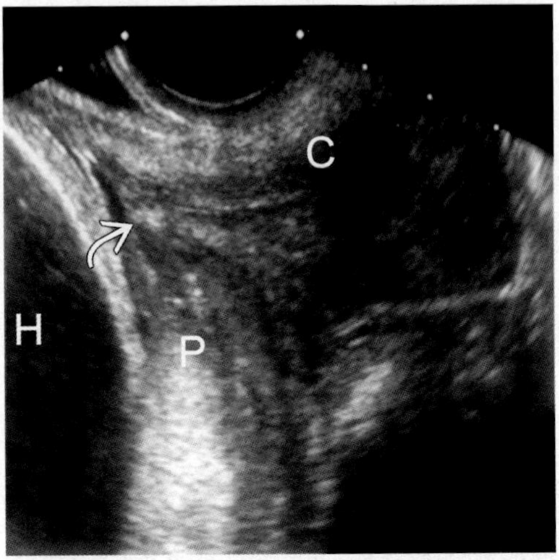

前置胎盘。妊娠末期合并阴道出血的边缘/部分性前置胎盘患者。经阴道超声显示后壁的胎盘下缘（P）位于子宫颈内口（箭头）（C：子宫颈；H：胎头）

经阴道超声或经会阴超声检查确诊前置胎盘

超声表现

- 每一次妊娠中晚期超声检查**准确的胎盘附着部位**
- 超声检查人员可以在妊娠末期观察到胎儿先露部“漂浮”
  - 在胎头和子宫颈之间增厚的软组织
- **完全性前置胎盘**
  - 完全覆盖子宫颈内口
  - 与宫颈的关系可以是**位于中央，也可不对称**
  - **几乎不随妊娠进展而转归**
- **部分和边缘性前置胎盘**
  - 部分性：胎盘下缘部分覆盖子宫颈内口
  - 边缘性：胎盘部分覆盖子宫颈，但没有遮盖子宫颈内口
  - **很难阐明部分性和边缘性的区别**
  - 有可能随着妊娠的进展而**转归**
- 低置胎盘
  - 通常见于妊娠 20 周前，**大多数至妊娠 34 周转归**

  - 胎盘下缘距离子宫颈内口 2～3cm
- 前置胎盘和胎盘植入
  - 多次剖宫产史加上前壁的前置胎盘者风险性明显增加
  - 观察胎盘和膀胱之间的完整的**子宫肌层带**

MR 表现

- 正中纵切面最佳
- 胎盘位置和与子宫颈的关系很易看到

影像学建议

- 针对前置胎盘的阴道超声检查技术
  - **直视下小心放置阴道探头**
  - 找到正中纵切面，并确定胎盘的下缘
  - **测量胎盘至子宫颈内口的距离**
- 针对前置胎盘的经会阴/经大阴唇超声检查技术
  - **活动性出血患者**应优先选择
  - 抬高孕妇臀部以减少肠管的干扰
  - 选择 3～5MHz 探头，放置在会阴部（小阴唇）
  - 选择闭合的阴道作为至子宫颈的透声窗
  - 确定胎盘的边缘，测量其至子宫颈内口的距离

鉴别诊断

过度充盈的膀胱

- 造成异常子宫颈延长的假象
  - 正常附着的胎盘看似前置
- 嘱患者排空膀胱后重复检查

子宫下段肌层收缩

- 看似过度充盈的膀胱
- 通常随着时间的变化而消失
- 记录增厚的子宫肌层
- 经阴道超声可以分辨子宫颈和子宫收缩

胎盘早剥

- 血肿可以与胎盘超声回声相同，并覆盖子宫颈
- 患者表现出血（类似前置胎盘）

- 多普勒超声能识别血肿和胎盘
  - 胎盘内和胎盘后血管可见缓慢血流
  - 血肿内无血流征象

病理

概述

- 病因及发病机制
  - 胚泡种植在子宫下段
    - 子宫内膜损伤，子宫内膜血供不良
  - **低置和边缘性前置胎盘经常可以转归正常**
    - 妊娠晚期子宫下段延长，使胎盘上移
  - 向营养性
    - 胎盘在血供不良的区域“退变”
    - 胎盘在血供良好的区域“生长”
- 流行病学
  - 发病率随不同孕周诊断和产次而不同
    - 妊娠15～16周为5%
    - 足月妊娠时为0.5%（初产妇仅为1∶1 500）
    - 90%低置胎盘可转归
    - 5%可合并植入、粘连
  - **高危患者**
    - 孕妇年龄大，经产妇
    - 前置胎盘史，剖宫产史，吸宫史
    - 吸烟，使用可卡因

临床要点

临床表现

- 无痛性阴道出血，通常在妊娠末期
- 超声检查发现

治疗

- 显性出血需卧床或住院治疗
- 尽可能延长孕周的保守治疗

- 大多数病例需**剖宫产**终止妊娠
- 极少数边缘性前置胎盘可以经阴道分娩
    - 胎头在分娩过程中可以压迫胎盘
    - 必要时急诊剖宫产

预后

- **如果妊娠 34 周时还提示前置胎盘将不易转归**
- 适当的处理预后好
- 孕妇死亡率<1%

参考文献

1. Smith RS et al: Transvaginal ultrasonography for all placentas that appear to be low-lying or over the internal cervical os. Ultrasound Obstet Gynecol 9:22-4, 1997
2. Laurie MR et al: The use of second-trimester transvaginal sonography to predict placenta previa. Ultrasound Obstet Gynecol 8:337-40, 1996
3. Wing DA et al: Management of symptomatic placenta previa; a randomized, controlled trial of inpatient versus outpatient expectant management. Am J Obstet Gynecol 175:806-11, 1996

胎盘早剥

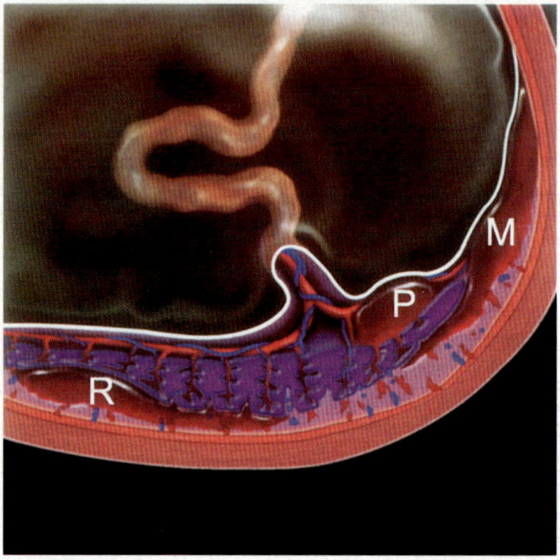

胎盘早剥。图示胎盘周围通常出血的部位。边缘性剥离（M）发生在胎盘的边缘，胎盘后剥离（R）和胎盘表面的剥离（P）少见

要点

- 同义词：早剥胎盘
- 定义：分娩前胎盘未成熟剥离
- 典型影像学表现：可见胎盘血肿，尽管随大小、部位、出血孕周而不同
- 根据部位分类为**胎盘后、边缘、胎盘表面**
- 边缘性胎盘早剥最常见
- 胎盘后早剥最危险，且难以诊断
- **早剥是一种临床诊断，超声检查往往是阴性的**
- 患者通常表现为在妊娠末期阴道出血和腹痛
- **所有妊娠中占1%**
- 胎死宫内的最常见原因

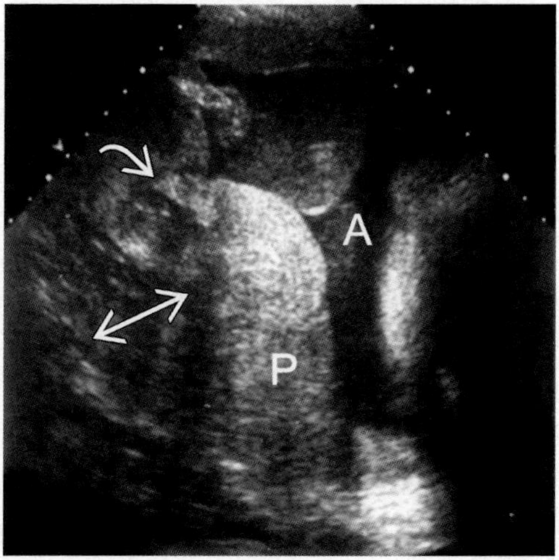

胎盘早剥。一出现症状前滥用可卡因的患者发生急性大面积早剥。胎盘的边缘（弯箭头）剥离和胎盘后大血肿（箭头）。羊水中的回声为羊膜腔内出血（P：胎盘）

影像学表现

一般特征

- 最佳影像学线索：**胎盘从子宫壁剥离，**导致胎盘后低回声或胎盘边缘血肿

超声表现

- 随出血的孕周、大小和部位不同，超声表现不同
  - 急性血肿
    - 与胎盘回声相同
    - **可与胎盘混淆**
  - 亚急性血肿
    - 混合、低回声
  - 吸收中血肿
    - 液化：透明的
- 边缘性胎盘早剥
  - 绒毛膜下出血

    - 早剥的**最常见类型**
        - 占 20 周前胎盘早剥的 91%
        - 占 20 周后胎盘早剥的 67%
    - 胎盘周围血肿
        - 在绒毛膜下可见曲线样低回声血流
        - 有时可见血液从胎盘处排出
    - 仅 50%的病例可见胎盘边缘翘起
- 胎盘后剥离
    - 绒毛膜下空间可见血液
    - **胎盘厚度增加**是最常见的急性发现
        - 胎盘后血液，回声相同
        - 同时血液进入胎盘
    - **频谱多普勒可以帮助鉴别血液和胎盘**
- 胎盘表面早剥
    - 罕见部位
    - 血肿在胎盘的胎儿面
        - 羊膜下或绒毛膜下部位
    - 血肿可以压迫脐带的起始部位
- **羊膜腔内出血**
    - 羊水中可见回声，被胎儿吞咽
    - 可见于边缘型或胎盘表面型胎盘早剥

影像学建议

- 有腹痛和出血的患者要首先探查是否有胎盘早剥
- 如果早剥发生在胎盘后且胎儿可存活，须停止检查，转交至临床医生
- 频谱多普勒在鉴别血肿和胎盘方面优于彩色多普勒
- **估计胎盘剥离的程度（%）**

鉴别诊断

子宫肌瘤

- 低回声，胎盘可附着其上
- 肌瘤会影响子宫的轮廓

- 患者通常没有症状
- 彩色多普勒可以显示肌瘤内部的血流，除外血肿

前置胎盘

- 临床症状类似胎盘早剥（出血），但通常无痛性
- 低置胎盘接近或覆盖子宫颈内口
  - 有时与胎盘早剥相关

病理

概述

- 病因及发病机制
  - 小血管出血至蜕膜底层→早剥初始
  - 出血将蜕膜剥离，波及至胎盘
  - 血肿的扩大也造成进一步的分离
- 流行病学
  - 占妊娠的1%
  - 高危患者
    - **胎盘早剥史：风险性增加10倍**
    - 孕妇高血压
    - 使用可卡因（与高血压相关）
    - 吸烟
    - 多产
    - 创伤

临床要点

临床表现

- 诊断为临床性的
- 出血、疼痛、子宫收缩及高张力
  - **80%伴有出血+/−疼痛**
  - 20%为隐性出血，或不出血
    - 更易发生于胎盘后早剥
    - **可以表现为早产**
- **绝大多数发生在妊娠的末期，也可发生在妊娠20周后的任何**

时期

治疗

- 取决于孕周和孕妇状态
- 许多病例有自限性倾向：期待疗法
- 病情平稳者可经阴道分娩
- **剖宫产**多用于有症状的患者

预后

- **胎盘剥离面＜30%预后好**
- 剥离面＞50%，胎儿死亡率＞50%
- 急性突发症状往往结局不良
- 胎盘后出血结局最差

参考文献

1. Kramer MS et al: Etiologic determinants of abruptio placentae. Obstet Gynecol 89:221-9, 1997
2. Nyberg DA et al: Sonographic spectrum of placental abruption. AJR 148:161-4, 1987
3. McGahan JP et al: Sonographic spectrum of retroplacental hemorrhage. Radiology 142: 481-5, 1982

胎盘植入

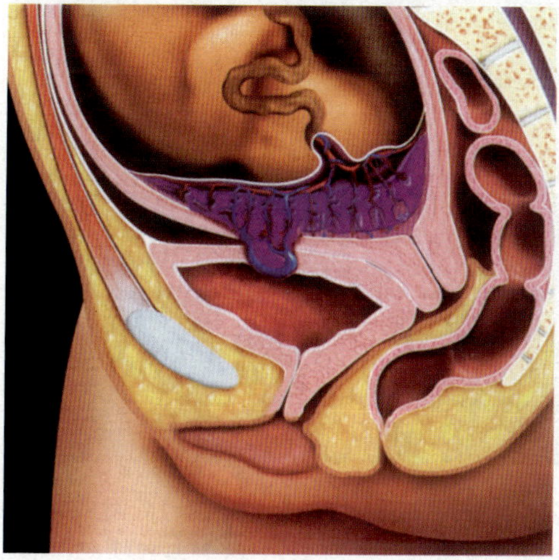

胎盘植入。孕妇腹部纵切面扫描。胎盘组织突破子宫前壁肌层，并侵入膀胱。在胎盘异常侵蚀部位蜕膜缺失

要点

- 定义：胎盘组织异常侵入至子宫内膜以外
- 典型影像学表现
    - 胎盘后低回声带消失
    - “异常”内膜血管
- **风险增加**
    - **形成蜕膜能力受损：子宫手术史**
    - **前置胎盘**
- 疾病分型
    - **粘连：**胎盘与子宫内膜粘连
    - **肌层植入：**胎盘侵入子宫肌层
    - **穿透植入：**胎盘侵入，穿透浆膜层+/一侵入邻近器官
- 孕产妇死亡率：7%～10%；胎儿死亡率：9%

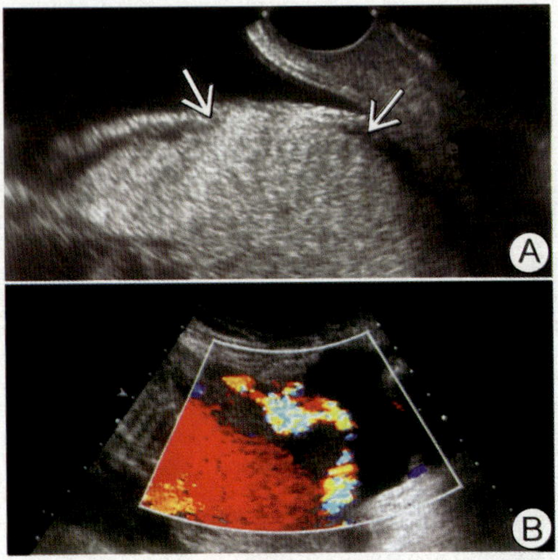

胎盘植入。阴道超声扫描显示胎盘后低回声带和膀胱粘膜反射回声消失（箭头）。彩色多普勒超声显示异常血管从胎盘处至膀胱。上述为胎盘植入的特征

影像学表现

一般特征

- 最佳影像学线索：胎盘后低回声带消失

超声表现

- 正常胎盘后低回声带
  - 由底蜕膜和肌层组成
  - 在胎盘面都应显示
  - 正常膀胱粘膜→有超声反射
- 胎盘侵入的相关表现
  - 前置胎盘
  - 胎盘后低回声带消失
  - 膀胱反射消失→穿透植入
  - 大血管分布在子宫肌层+/一进入膀胱
- 子宫肌层前壁较后壁变薄
  - 早期妊娠易见
  - 前置胎盘经阴道超声扫描

MR 表现

- T2W1
    - 子宫肌层正常低信号消失
    - 在子宫外缘可见胎盘样信号的扩展
    - 子宫/盆腔器官脂肪平面消失
- Gd 加强
    - Gd 穿过胎盘
    - 一般在妊娠期避免使用
    - 在生命受到威胁时建议使用者平衡风险/益处比
- MR 技术
    - 如果有剖宫产史，盆腔结构在瘢痕处变形
    - 为探查宫底和后壁胎盘时需要身体蜷曲
    - 为更好地评价侵入程度，充盈膀胱
    - 为与阴道对照考虑使用对比剂
    - 通过胎盘的轴向、纵切和冠状平面
    - 快速扫描，避免胎儿运动的人为影像干扰

影像学建议

- 系列扫描：**能够发现肌层植入至穿透植入的进展**
- 高分辨探头可以评价腹壁、子宫肌层厚度
- 阴道超声可以显示前置胎盘和前壁胎盘形态
- MRI 更适合于胎盘位于后壁的高危患者
- 为确定子宫外范围的术前 MRI，不能有效地诊断粘连和植入

鉴别诊断

前置胎盘

- 胎盘后低回声带连续存在

病理

概述

- 异常胎盘形成是出血的潜在因素
- 流行病学
    - 1∶70 000～93 000

- 前置胎盘患者中 5%发生
- 有 4 次以上剖宫产史患者中 10%发生
- 合并前置胎盘、并有 4 次以上剖宫产史者中 67%发生

临床要点

临床表现

- 典型表现：在孕晚期不可控制的出血
- 加强关注→对高危患者主动检查
  - 早期妊娠<10 周时胎囊位置偏低→加重怀疑
  - 在妊娠中晚期制定手术前计划

治疗和预后

- 出血的高风险甚至见于自然流产或胎死宫内
  - 在清宫时不可控制的出血
- 妊娠 30 周后收入院
- 在妊娠 34～35 周终止妊娠
  - 妊娠 36 周以后出血性并发症明显增加
- 剖宫产加子宫切除术
- 选择胎儿分娩（胎盘遗留在子宫内）
  - 术后化疗：甲氨蝶呤
  - 术后栓塞
  - 产后出血的风险
  - 因产后出血行延期子宫切除术理论上更安全
    - 子宫血流减少
- 术前放置动脉栓塞导管
  - 有报告可有效控制出血
- 因为可能存在膀胱/尿道/肠道的侵蚀或损伤，需其他手术科室配合
- **明显增加孕产妇和胎儿死亡风险**
- **高发病率**
  - 90%需要输血
    - 40%≥10 单位
  - 28%术后感染

- 核磁共振和超声检查：对所有类型预测率差（对穿透植入较好）
  - 核磁共振敏感率 38%
  - 超声检查敏感率 33%
- **为最差结局做准备**

参考文献

1. Conrad JA et al: Placenta Percreta: Magnetic resonance imaging and temporary bilateral internal iliac artery balloon occlusion. Journal of Women's Imaging 4:139-44, 2002
2. Sonin AI: Nonoperative treatment of placental percreta: Value of MR imaging. AJR 177:1301-3, 2001
3. O'Brien J et al: The management of placenta percreta: Conservative and operative strategies. Am J Obstet Gynecol 175:1632-8, 1996

胎盘血液池

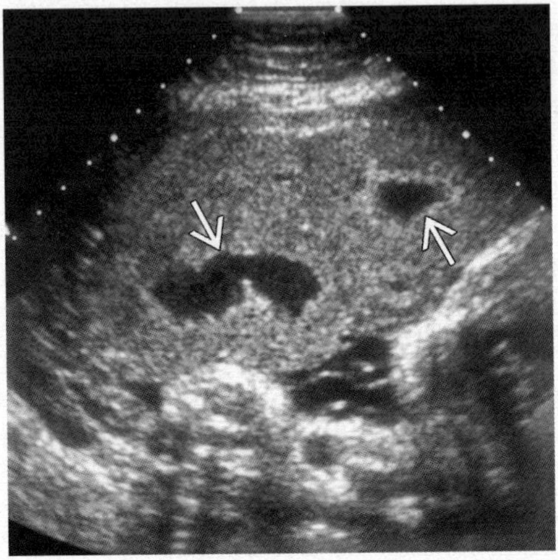

胎盘血液池。在胎盘内可见两个低回声区（箭头）。在实时超声时可见细缓血流和形态的变化

要点

- 同义词：胎盘内超声透明区，静脉池
- 定义：正常绒毛间隙增大，伴有静脉血流、出血或纤维化
- 典型影像学表现：在胎盘内分散的**局部透明或低回声区**
- **常见于正常妊娠 20 周后**
- 正常情况下随着妊娠的进展数目可以增加
- **如果在妊娠早期发现或较弥漫应视为异常**
    - 相关因素
        - 母亲血清甲胎蛋白水平升高
        - 早期妊娠出血
        - 胎盘功能不全

影像学表现

一般特征

- 最佳影像学线索：显著的胎盘透明区伴有/不伴有血流，通常

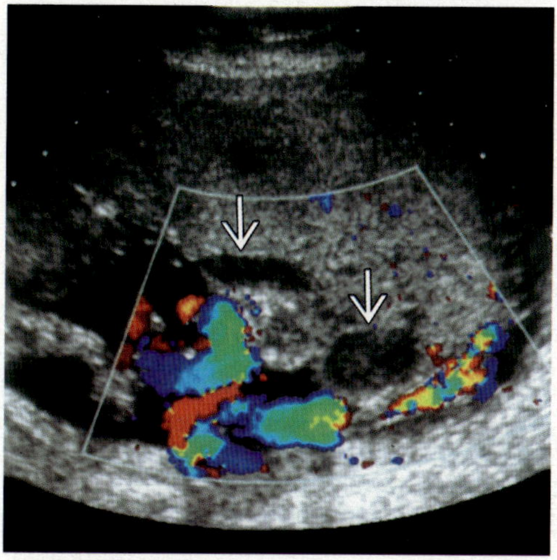

胎盘彩色多普勒检查显示两个低回声区（箭头）。缺少绒毛膜血管瘤显而易见的血流

局限或分散

超声表现

- 少数局部透明或低回声区
- **在标准灰阶超声可见血流**
  - 因为血流太慢，彩色多普勒并不能显示血流
- 通常在检查过程中可见透明区**大小和形状的变化**
- 在透明区无血流提示**纤维素沉积**
  - 除非弥漫性存在，一般无临床意义
  - 通常在绒毛下
- 少见的起源于胎盘的弥漫性病变
  - “瑞士奶酪样胎盘”
    - 表现类似滋养细胞改变
  - 相关因素
    - 母亲血清甲胎蛋白水平升高
    - 出血
  - 多数纤维素沉积导致不协调表现

影像学建议

- **彩色多普勒**评价血管
- 弥漫性病变或早期发现
    - 当胎盘功能不全时妊娠有风险
    - 随访生长和羊水量
- 妊娠晚期当病变散发时，通常是正常的
    - 不需要随访

鉴别诊断

孕期滋养细胞增生

- 部分性葡萄胎
    - 三倍体核型
    - 弥漫性囊性胎盘，同时伴有存活的胚胎或胎儿
    - 胎儿由于严重的宫内生长发育受限而异常
- 双胎妊娠合并完全性葡萄胎
    - 完全性葡萄胎合并正常双胎为极少见现象
    - 两个胎盘：一个囊性，一个正常
        - 正常胎盘与正常胎儿相关
        - 囊性胎盘，无胎儿

绒毛血管瘤

- 小血管的良性胎盘肿瘤
- 通常独立的局限性实性包块
- 低或高回声
- 经常在脐带起始部位
- 彩色多普勒可显示**内部血管**
- 可见羊水过多

胎盘出血

- 通常为早剥
    - 从胎盘的边缘或后方
- 症状
    - 出血
    - 疼痛

病理

概述

- 一般病理描述
  - 胎盘内出血可由胎盘血管池引起，导致绒毛间血栓和纤维素沉积
  - 沿基底板广泛纤维素沉积可导致母体基底板梗死
    - 增加生长受限和死亡的危险
    - 少见
- 病因及病理机制
  - 正常绒毛间隙增大
  - 绒毛毛细血管破裂导致胎盘内出血
  - 绒毛内血栓导致纤维素沉积
  - 多数或大的病损可导致邻近绒毛梗死
- 流行病学
  - 足月胎盘中 40％可见绒毛内血栓
  - 足月胎盘中 25％可见胎盘梗死

临床要点

临床表现

- 最初在超声检查时发现
- 母亲血清甲胎蛋白水平升高

自然病程

- 通常在妊娠晚期常见

治疗

- 大多数病例不必要
- 如果胎盘功能不良，则需要提早终止妊娠

预后

- 通常较好

参考文献

1. Harris RD et al: Sonography of the placenta with emphasis on pathologic correlation. Semin Ultrasound CT MRI 17:66-8, 1996
2. Bernstein IM et al: Elevated maternal serum alpha-fetoprotein: Association with placental sonolucencies, fetomaternal hemorrhage, vaginal bleeding, and pregnancy outcome in the absence of fetal anomalies. Obstet Gynecol 79:71-4, 1992
3. Spirt BA et al: Intervillous thrombosis: Sonographic and pathologic correlation. Radiology 147:197-200, 1983

绒毛血管瘤

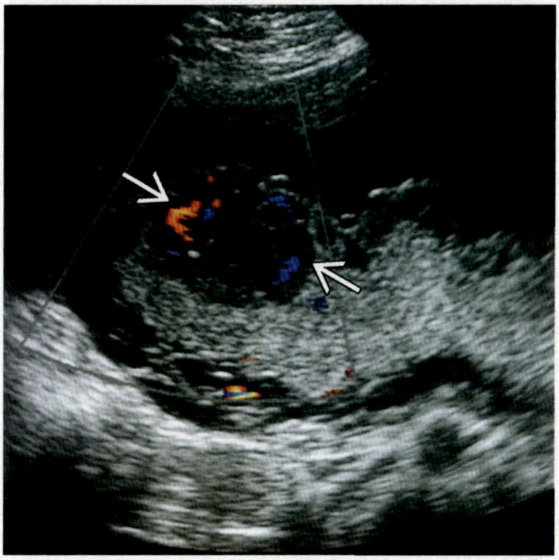

小绒毛血管瘤。胎盘彩色多普勒超声显示在胎盘胎儿面（箭头）有一有血管结构的、局限的、低回声包块

要点

- 同义词：胎盘血管瘤
- 定义：胎盘良性血管肿瘤
- 典型影像学表现：实性、低回声、带有血管的胎盘包块
- 尚未有准确发生率
- **羊水过多**通常伴随大包块（病因不清）
    - 可能发生机制：源于易渗透的肿瘤血管的漏出
- **导致胎儿水肿罕见**
    - 继发于**动静脉吻合**
- 通常在妊娠中晚期诊断
- 通常在胎盘的**胎儿面**，邻近脐带起始部位

影像学表现

一般特征

- 最佳影像学线索：**彩色多普勒可以显示血流**

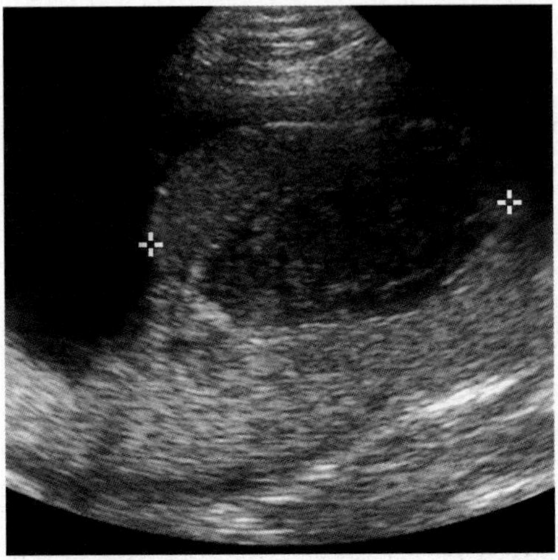

大的绒毛膜血管瘤。胎盘图像显示一大的、低回声的包块突向羊膜腔（星号），存在轻度的羊水过多

- **大的动脉血流可增加胎儿水肿的风险**
- 通常局限，也可见多发的
- 也可在脐带上发现

超声表现

- 低回声
- 局限的
- 如果内部出血回声相同

MR 表现

- T1WI：与胎盘同
  - 出血处可见高信号边缘
- T2WI：高信号

影像学建议

- 测量
  - <5cm 通常无并发症
  - >5cm 时，要评价并发症
    - 羊水过多
    - 胎儿水肿

        - 胎儿生长受限
- 血管证实
    - 通常比大小对结局的预测更重要
- 每 2～3 周评价血管瘤大小和胎儿情况

鉴别诊断

胎盘血液池

- 观察缓慢的血流
    - 充满静脉血液
- 血流太慢，多普勒不能探测

胎盘出血

- 多普勒显示无血流
- 可随时间变化

粘膜下纤维瘤

- 在胎盘附着的子宫处

畸胎瘤（罕见）

- 起源于羊膜和绒毛膜之间
- 伴有钙化的不规则包块

胎盘转移

- 母体
    - 恶性黑色素瘤
        - 可以转移至胎儿
    - 乳腺
    - 淋巴瘤
- 胎儿
    - 成神经细胞瘤
        - 大肿瘤
        - 通常可见胎儿水肿

病理

概述

- 相关性

  - 胎儿血管瘤
  - Beckwith-Wiedemann 综合征
  - 单脐动脉
- 流行病学
  - 占分娩胎盘的 1%
    - 许多非常小，超声不可分辨

镜下特征

- 三种类型
  - 血管瘤性
    - 血管多
    - 多数导致并发症
  - 细胞性
    - 内皮细胞连接致密
    - 血管少
  - 退化性
    - 粘液性和透明沉积
    - 超声检查时可见包块回声增强，而血管少

临床要点

临床表现

- 偶然发现
- 大包块
  - 母亲血清甲胎蛋白水平升高
  - 继发于羊水过多的大于胎龄儿

治疗

- 一般无需治疗
- 羊水过多时伴羊膜腔穿刺减压
- 胎儿水肿
  - 因贫血而输血
  - 结扎或热凝固交通的血管
    - 结果不同

预后

- 无胎儿水肿预后好

- 如果胎儿水肿存在预后差

参考文献

1. Jauniaux E et al: Color Doppler imaging in the diagnosis and management of chorioangiomas. Ultrasound Obstet Gynecol 15:463-7, 2000
2. Zoppini C et al: Varying clinical course of large placental chorioangiomas. Report of 3 cases. Fetal Diagn Ther 12:61-4, 1997
3. Bromley B et al: Solid masses on the fetal surface of the placenta: Differential diagnosis and clinical outcome. J Ultrasound Med 13:883-6, 1994

葡　萄　胎

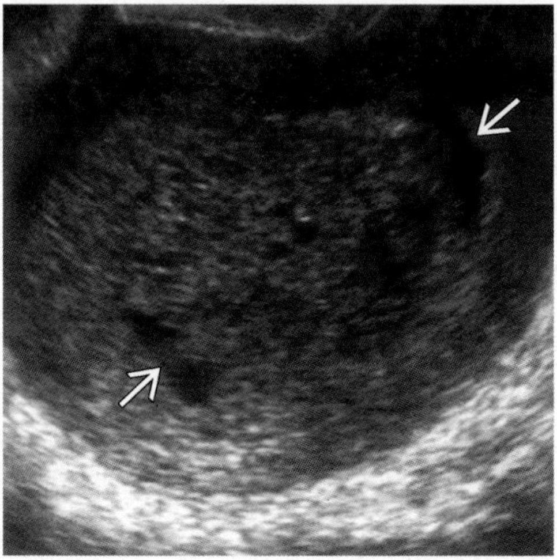

葡萄胎。子宫内显示多数小囊的回声块，伴有血 hCG 升高和出血。注意月牙形出血处（箭头）

要点

- 同义词：水块样妊娠，完全性葡萄胎，传统葡萄胎
- 定义：滋养叶组织增生
- 典型影像学表现：增大的子宫内含有**多数小囊的回声团块，无胎儿组织**
- 最常见的类型是妊娠期滋养叶组织增生
- 遗传表型 100％来源于父方
- **通常在妊娠前 3 个月诊断**
- 与人绒毛膜性腺激素水平升高相关
- 病理学诊断的特点是**滋养叶组织增生**
- 可以发展为侵袭性葡萄胎或绒癌

影像学表现

一般特征

- 最佳影像学线索：回声团块，内含大小不等的小囊，充满子

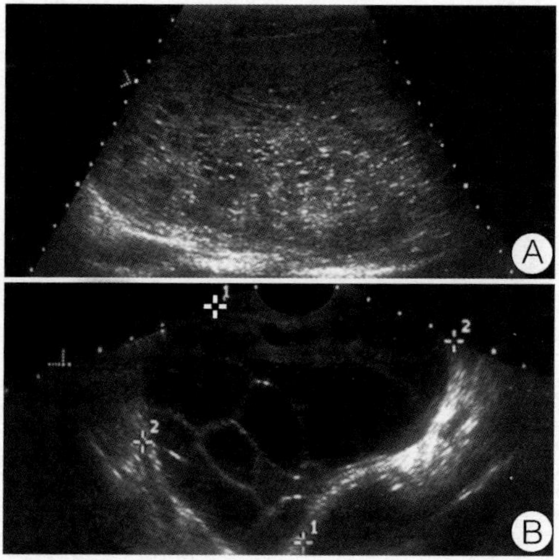

妊娠中期葡萄胎。(A）子宫纵切面显示子宫腔充满有多数小囊的回声团块；(B）明显增大的左侧卵巢内（标记处）可见黄素膜囊肿

宫内

超声检查

- **在妊娠前 3 个月超声表现不同**
- 典型表现
  - 早期妊娠的子宫内充满回声团块
  - 高分辨率超声可显示许多小囊
  - 无胚胎/胎儿
  - 多普勒超声显示**低阻力的高流速血流**
  - 在卵巢上可见**黄素膜囊肿**
    - 见于 20%～50%病例，仅见于 hCG 非常高时
    - 双侧多分隔性卵巢囊肿
- 葡萄胎**可被认为是无胚胎性妊娠**（枯卵）
  - 孕囊内缺乏正常的结构
    - 无卵黄囊，或卵黄囊异常
    - 孕囊直径>2 cm 时，不伴有存活的胚胎
  - 临床可疑病例+血 hCG 升高

- 妊娠中期葡萄胎
    - 更严重的表现
    - 子宫增大，伴有囊性团块
    - 黄素膜囊肿更易见
- **葡萄胎与胎儿并存**
    - 罕见
    - 胎儿正常（不似伴有三倍体/部分性葡萄胎）
    - 表现为**双卵双胎**的滋养叶组织增生
- 超声可发现的相关并发症
    - **出血**：在团块内或邻近处可见无回声区
    - **侵袭性葡萄胎/绒癌**
        - 20%以上病例发展成侵袭性葡萄胎或恶性（绒癌）
        - 治疗后血 hCG 升高的临床可疑病例
        - 可见回声团块侵袭至子宫肌层

影像学建议

- 在早期胎盘内见到囊性改变时，注意探查胎儿
- 无胚胎妊娠合并囊性胎盘时，使用多普勒超声探查高流速低阻力的血流

鉴别诊断

胎盘水肿样改变

- 可见无胚胎妊娠，或胎儿死亡
- **可见水肿样改变，但不伴有滋养叶组织增生**
- 如见单独的葡萄胎，需要病理学医生诊断
- 多普勒超声显示**低流速、高阻力的血流**
- 低 hCG 水平

假水泡样胎盘

- 胎盘间质发育不良，导致绒毛水肿
- 多见于先兆子痫和正常胎儿
- 胎盘肥大和 Beckwith-Wiedeman 综合征时可见

不完全/部分性葡萄胎/三倍体

- 囊性胎盘

  - 绒毛水肿，伴滋养层增生极少
- 可见到异常的胎儿，由此可与典型葡萄胎相鉴别
  - 胎儿存在 IUGR，伴或不伴其他多发异常

病理

概述

- 遗传学
  - **DNA 全部来源于父方**
  - 46XX 最多见
    - **不活跃或无核的卵子受精**
    - 单倍体精子复制成双倍体，细胞进一步分化
  - 47XY 核型不常见
    - 不活跃或无核的卵子被 X 和 Y 精子授精
- 流行病学
  - 在美国，每 1 200 次妊娠发生一次
  - 在远东地区，每 100 次妊娠发生一次
  - 随孕妇年龄增大，风险增加
  - 有葡萄胎史者，风险增加 30 倍

镜下特点

- 基本特征：滋养叶组织异常增生
- 绒毛水肿：非特异性表现

临床要点

临床表现

- **妊娠剧吐**
- 先兆流产症状（出血、疼痛、宫颈闭合）
- 子宫较正常停经月份大
- **血清 hCG 增高**

治疗

- 吸宫术
- 子宫内膜刮宫确定肌层浸润
- 系列 hCG 随访

预后

- 预后好
  - 即使发生侵蚀性葡萄胎/绒癌，90%治愈率
- 12%～15%发展为侵蚀性葡萄胎
- 5%～8%发展为绒癌

参考文献

1. Benson CB et al: Sonographic appearance of first trimester complete hydatidiform moles. Ultrasound Obstet Gynecol 16:188-91, 2000
2. Lazarus E et al: Sonographic appearance of early complete molar pregnancies. J Ultrasound Med 18:589-94, 1999
3. Jauniaux E et al: Early ultrasound diagnosis and follow up of molar pregnancies. Ultrasound Obstet Gynecol 9:17-21, 1999

侵蚀性葡萄胎 / 绒癌

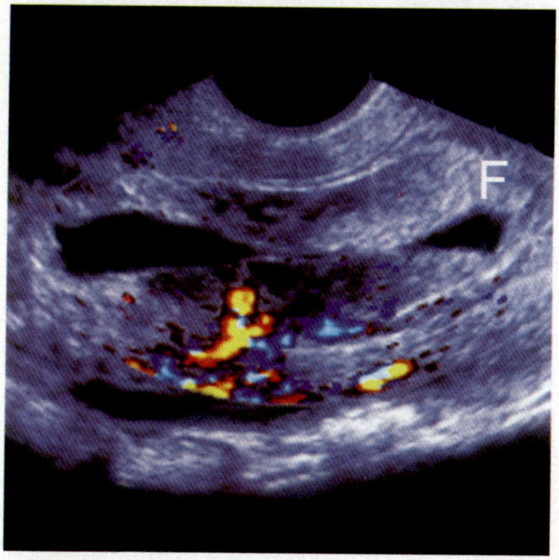

侵蚀性葡萄胎。后位子宫长轴切面，子宫肌层前壁被异源血管组织代替（F：宫底）

要点

- 同义词：妊娠滋养叶组织疾病（GTD）、妊娠滋养叶组织增生（GTN）
- 定义：滋养叶组织异常增生，发生肿瘤转移
- 典型影像学表现
  - 侵蚀性葡萄胎
    - 在子宫肌层内局灶性回声增强
  - 绒癌
    - 广泛的出血性坏死沉积
- **GTN 包含特有的病理和遗传学特征**
  - 完全性葡萄胎
  - 部分性葡萄胎
  - 侵蚀性葡萄胎
  - 绒癌
  - 胎盘部位滋养叶肿瘤

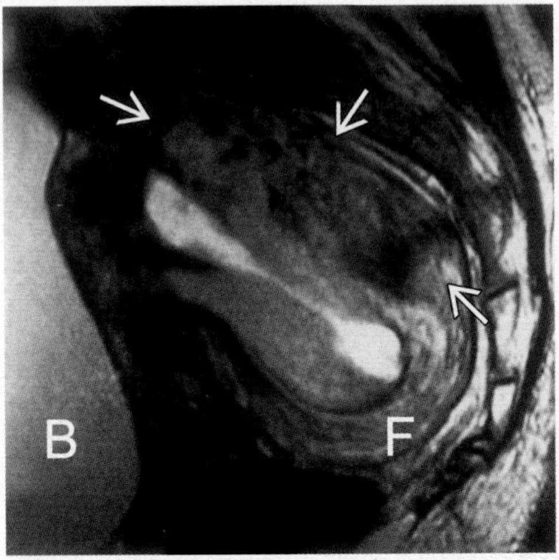

侵蚀性葡萄胎。纵向 T2WI MRI：子宫为后位，子宫前壁肌层被一异源团块所替代（箭头）。其他扫描平面显示侵入至浆膜层（F：宫底，B：膀胱）。患者应用甲氨蝶呤治疗非常成功。影像学表现和 hCG 恢复至正常

 - 持续性妊娠滋养叶增生
- 人绒毛膜促性腺激素（hCG）升高
- 探讨阴道出血原因时影像学有助于诊断 GTN
- **影像学不能确定非转移性滋养叶疾病的处理**
  - 完整的分期和处理原则

影像学表现

一般特征

- 最佳影像学线索：**侵入子宫肌层**的回声团块

超声表现

- 侵蚀性葡萄胎：侵入子宫肌层的回声团块
  - 血管通常含有高流速、低阻力的血流
  - 在 hCG＜700 mIU/L 时病变可以隐匿
- 尽管肿瘤消失，子宫肌层的病变也可以持续存在

- 绒癌的原发肿瘤通常很小（2～8mm）：明显的转移表现

CT 表现

- 有助于诊断脑、肺、肝的转移

MR 表现

- T2W1
  - 子宫增大
  - 解剖结构中断或完全消失
  - 子宫肌层可见异源回声信号
  - 血流消失：高密度血管性肿瘤
- Gadolinium 增强显像：子宫肌层侵蚀深度

其他表现

- 超声和核磁共振取代血管造影用于分期
- 栓塞有助于控制出血

影像学建议

- **超声/核磁共振的敏感度**≤70％
- **特异度更低**
- 彩色多普勒超声：血管分布侵蚀性葡萄胎＜绒癌

鉴别诊断

宫内容物残留

- hCG 水平低
- 内容物残留在宫腔内，**不会侵蚀至子宫肌层**

病理

概述

- 遗传学
  - 75％绒癌：肿瘤抑制基因/肿瘤始发基因不平衡
- 流行病学
  - 绒癌：50％继发于葡萄胎
  - 30％继发于流产
  - 20％继发于正常妊娠

镜下特点

- 绒癌

   ○ 镜下见退行性细胞和合体滋养层细胞，没有绒毛结构
- 侵蚀性葡萄胎
   ○ 广泛滋养叶组织水肿和增生
   ○ 绒毛不消失，穿透至子宫肌层或子宫血管

分期或分级

- **目前尚无广泛认可的分期方法**
   ○ 解剖分期：FIGO
      ▪ 第 1 期：局限在子宫体（较少治疗失败）
      ▪ 第 2 期：转移至盆腔/阴道
      ▪ 第 3 期：肺转移
      ▪ 第 4 期：远处转移（需要联合化疗）
   ○ 评分：WHO/NIH
      ▪ 使用 hCG 数字评分系统，时间从上次妊娠算起，其他临床指标
      ▪ 主要应用 FIGO 分期 2/3
      ▪ WHO/NIH 评分大于 8 意味“高风险”：联合药物治疗
      ▪ “低风险”分期 2/3 应用单一药物化疗

临床要点

临床表现

- **血清 hCG 升高**
   ○ 直至妊娠结束后或完全葡萄胎后
- 绒癌转移→呼吸困难、神经系统症状、腹痛

治疗

- 化疗
- 监测 hCG 水平
   ○ 每周一次至正常后 3 次，以后每月一次，共 6～12 个月
- 手术
   ○ 无保留生育功能愿望者
   ○ 出血：子宫或阴道转移处出血
- 在监测期间避免妊娠
   ○ 妊娠后 hCG 升高很难评价复发/持续的 GTN

预后

- 治愈率 90%
- 侵蚀性葡萄胎/绒癌对化疗敏感
- 尽管有转移的高风险
  - 经联合化疗后完全缓解率为 75%
- 出血对生命有威胁
  - **应用栓塞：**可以避免紧急子宫切除

参考文献

1. Li HW et al: Current understandings of the molecular genetics of gestational trophoblastic diseases. Placenta 23:20-31, 2002
2. Cohn D et al: Gestational trophoblastic disease: New standards for therapy. Current opinion in Oncology 12:492-6, 2000
3. Kohorn EI et al: Nonmetastatic gestational trophoblastic neoplasia. Role of ultrasonography and magnetic resonance imaging. J Reprod Med 43:14-20, 1998

宫颈机能不全

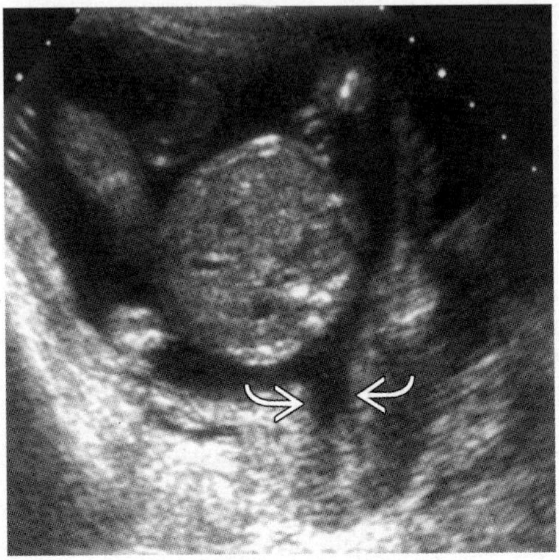

宫颈机能不全。妊娠 20 周无症状孕妇，经阴道超声显示宫颈长度缩短、内口扩张（箭头）

要点

- 定义：过早宫颈容受和/或宫颈内口扩张
- 典型影像学表现：在妊娠 35 周前宫颈管长度（CL）较相应孕周值缩短，+/−宫颈内口（IO）呈楔形/漏斗形
- 宫颈最佳显像是通过**经阴道超声**（TVUS）
- **宫颈长度与早产风险呈负相关**
- 宫颈最早期的变化在宫颈内口
- 8%～10%活产为早产，导致 70%以上的新生儿死亡

影像学表现

一般特征

- 最佳影像学线索：**在妊娠 24 周或以前经阴道超声显示宫颈长度（CL）小于 25mm，和/或宫颈内口呈漏斗状（超过 50%宫颈长度）**

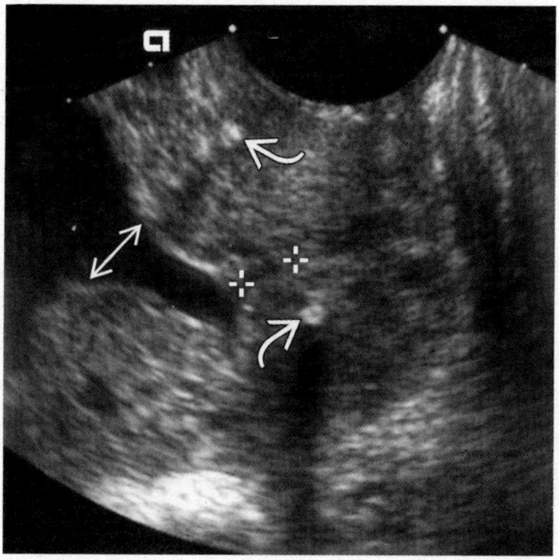

宫颈机能不全。宫颈前后唇可见宫颈环扎的缝线（弯箭头）。宫颈内口扩张（直箭头），标记点测量关闭的宫颈内口与缝合处的距离。此病例功能性宫颈长度（全部关闭的宫颈）为 15mm

超声表现

- 测量宫颈长度
  - 经阴道超声可以精确地测量宫颈的全长
  - 妊娠 24 周时正常宫颈长度
    - 初产妇为 34±8mm，经产妇为 36±8mm
  - 妊娠 28 周时正常宫颈长度
    - 初产妇为 33±8mm，经产妇为 35±8mm
  - 妊娠 24 周时小于 25mm，早产的风险增加 4 倍
  - 小于 30mm 时需随访
- 宫颈管表现
  - 宫颈内口漏斗状：**常为最先的异常发现**
    - 羊膜囊呈“Y 形”
    - 漏斗可以增大呈“V 形”达到宫颈外口（EO）
    - 宫颈内口漏斗状大于宫颈长度的 50%，79%将会发生早产

- **胎膜膨出**
  - 宫颈内口和外口开大，伴有羊膜囊凸入
  - 沙漏状胎膜
    - 典型的前羊膜囊突入至阴道上段
- **动态宫颈**：在检查过程中宫颈有变化
  - 报告最差结果
    - 最短宫颈长度
    - 宫颈内口漏斗的最宽度
  - **子宫底加压时**有时可见动态宫颈变化
  - 如果有可能，最先检查宫颈
- 监测**宫颈环扎**（宫颈部位的缝合）
  - 妊娠 3 个月以后或发现早期宫颈异常表现时缝合
  - 经阴道超声在宫颈前后唇可见缝线的回声
  - 测量宫颈闭合处至缝合水平之间的距离
  - 测量**宫颈闭合部分＝功能性宫颈**

影像学建议

- 常规经腹检查子宫下段
- 高危患者需做经阴道超声
  - 早产史、宫颈手术史、多胎妊娠
- 当阴道超声禁忌时可采用**经会阴超声检查**
  - 胎膜破裂者
  - 已知胎膜膨出或沙漏样胎膜
  - 活动性出血
- 经阴道超声测量宫颈长度的技术方法
  - 直视下小心插入探头
  - **为取得最佳长轴切面，**找寻正中纵切面和合适的角度
  - 向外移动探头直至宫颈外口可见
  - 测量宫颈内口至外口距离 3 次
  - 如果可见漏斗状变化，测量其直径和长度
  - 在宫底加压 15 秒后，重复测量一次
- 经会阴超声测量宫颈长度：较难
  - 抬高孕妇的臀部，尽可能减少肠道的干扰

  - 使用 3～5MHz 探头
  - 将探头放置在会阴、小阴唇上
  - **利用闭合的阴道作为至宫颈透声窗**
  - 测量技术同经阴道超声

鉴别诊断

过度充盈的膀胱＋/－子宫下段的收缩

- **当子宫前后壁贴近时可以造成漏斗的假象**
  - 注意子宫肌层的厚度
- 如果膀胱充盈，让患者排空膀胱
- 经阴道超声显示肌层下方的正常宫颈长度
- 随时间的变化而有变化

宫颈纳囊囊肿

- 造成宫颈管内有液体的假象
- 经阴道超声显示囊肿在宫颈前或后唇的，而非在颈管

病理

概述

- 流行病学
  - **所有妊娠中 8%～10%将发生早产**
  - 早产导致>70%的新生儿死亡（正常新生儿）

临床要点

临床表现

- 无症状
- 高危患者
  - 早产史
  - 多胎妊娠
  - 宫颈锥切活检或其他宫颈手术
- **胎儿纤粘蛋白（fFN）试验异常**
  - 阴道窥器检查，找寻阴道粘液中 fFN
  - 阳性结果表示绒毛膜和蜕膜的分离

   - 阳性＋宫颈长度小于25mm，64％发展为早产
   - 阴性＋宫颈长度小于25mm，仅有25％发展为早产
   - 在24小时内做过阴道超声者不能做此检查，如果必需，则先做此检查

治疗

- 宫颈环扎
   - 许多研究表明并没有真正降低早产率
- 卧床休息

预后

- 依赖于分娩孕周
- 妊娠24周时宫颈长度小于25mm，早产风险增加4倍
- 漏斗长度大于宫颈长度50％，早产风险增加79％

参考文献

1. Colombo DF et al: Cervical length and preterm labor. Clinic Obstet Gynecol 43:735-45, 2000
2. Wong G et al: Sonographic assessment of the cervix in pregnancy. Semin in Ultrasound CT and MR 19:370-80, 1998
3. Iams JD et al: The length of the cervix and the risk of spontaneous premature delivery. N Engl J Med 334:567-72, 1996

双胎

双绒毛膜双羊膜囊双胎

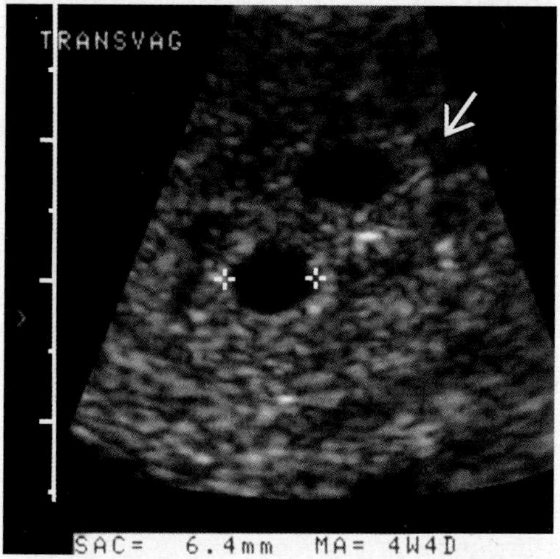

双绒毛膜双羊膜囊双胎。阴道超声显示两个孕囊被有回声的绒毛膜组织所包绕。光标测量的是一个孕囊，箭头所示的第二个孕囊可见绒毛膜样回声反射，双绒毛膜囊在自末次月经始的 5 周内就能够得到证实

要点

- 同义词
  - 非单卵双生双胎，异卵双生双胎：双受精卵的（DZ）
  - 单卵双生双胎：单受精卵的（MZ）
- 定义：具备分离的绒毛膜囊的双胎
- 典型影像学表现：在孕初三个月可见两个完整的绒毛膜囊
- 双绒毛膜囊（DC）双胎
  - DZ 占 2/3
  - MZ 占 1/3
    - 卵裂球在受精后 3 日内分裂
    - 绒毛膜囊在第 4 日开始生长
- MZ 双胎中

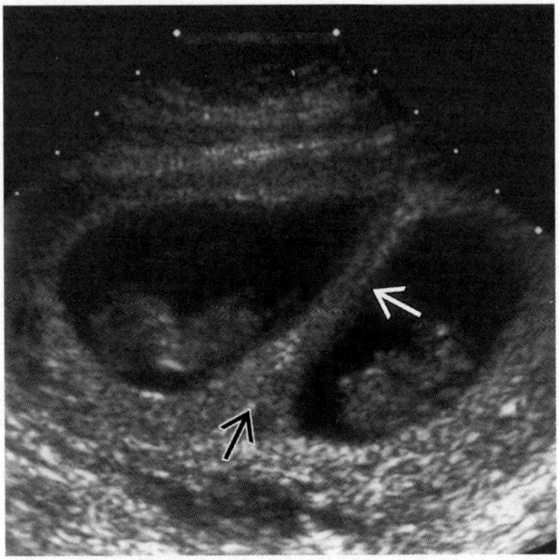

双绒毛膜双羊膜囊双胎。阴道超声显示两个孕囊被绒毛膜组织样回声所包绕。白色箭头所示双胎之间的膜是增厚的，黑色箭头所示的绒毛膜组织伸入这层膜。此导致“双胎峰”征象

- DC 占 30％
- 单绒毛膜双羊膜囊（MCDA）占 60％
- 单绒毛膜单羊膜囊（MCMA）占 10％

影像学表现

一般特征

- 最佳影像学线索
  - **厚的绒毛膜样回声**完整地围绕在每个胚胎周围
  - **性别不同**是随后征象中最特异的

超声表现

- 早孕期即可诊断
  - 厚的绒毛膜样回声完整地围绕在孕囊周围
- 双卵黄囊
  - **双羊膜囊**妊娠的特异征象
  - DC 双胎一定是双羊膜囊

- 在 DZ 中胎儿性别可能是不同的
  - 在 MZ 中，即使是 DC 其胎儿性别也一定相同
- **双胎盘**
  - 证明可能困难
    - 脐带起始部位相近
    - 胎盘间的融合
    - 后期的表现
  - 双胎之间增厚的膜
- **“双胎峰”或 Lambda 征**
  - 绒毛膜组织延伸入胎盘上双胎之间的膜
  - 绒毛膜是有回声的
  - 有回声 的“三角形”：底边在胎盘表面，顶点在膜内

MR 表现

- 可能有助于诊断畸形

影像学建议

- 寻找畸形
  - 双胎畸形的发生率是单胎的 2～3 倍
  - 单卵双生的畸形发生率较双卵双生高 50%
- 监测生长情况
  - 生长发育受限在多胎妊娠中更常见
- 发现挤压现象
  - 畸形足
- 确定羊水量是均衡的
  - 在双胎中测 AFI 困难
  - 使用**单平面最大液池**
    - 矢状扫描平面
    - 探测**最深平面的垂直线**，而不是垂直于母亲的腹部

鉴别诊断

单绒毛膜双羊膜囊

- 一定是同一性别
- 单一胎盘

- 胎儿间的膜薄

病理

概述

- 遗传学
  - **双卵双胎随母亲的阳性家族史发生率增加**
  - 与父亲的家族史不相关
- 病因及发病机制
  - 胚胎学
    - 卵裂球在受精后的 3 日内分开
    - 细胞系的完全复制
    - **独立绒毛膜、羊膜囊和胚胎**的形成
- 流行病学
  - 在美国，双胎在妊娠中的发生率为 1∶90
    - 双胎占围产儿发病率和死亡率原因的 10%（MC＞DC）
  - DZ
    - 在美国，每 1 000 例分娩可有 7～11 例（地区发生率存在差异）
    - 随着母亲年龄和经产次数增加而增加
    - 随着辅助生殖的发展更加普遍
    - 母亲的阳性家族史
  - MZ
    - 每 1 000 例分娩可有 4 例
    - 与种族、年龄和经产次数不相关

临床要点

临床表现

- 在早孕期的阴道超声（EV）扫描时容易发现
- 当下列情况时有可能发现
  - 子宫大小＞妊娠周数
  - 妊娠剧吐

治疗

- 每月超声监测胎儿的生长和羊水量

- 如果出现合并症，增加监测的频率

预后

- 母亲的合并症＞单胎妊娠
  - 先兆子痫/高血压
  - 前置胎盘/胎盘早剥
  - 出血：产前/产后
- 高发生率
  - 早产
    - 双胎发生率是单胎的 5 倍
  - 胎儿宫内发育受限
  - 畸形
- 围产儿死亡率报道为 10％

参考文献

1. Shere DM: Adverse perinatal outcome of twin pregnancies according to chorionicity: Review of the literature. Am J Perinatol 18:23-37, 2001
2. Kiely JL: What is the population-based risk of preterm birth among twins and other multiples. Clin Obstet Gynecol 41:3-11, 1998
3. Benirshke K: The biology of the twinning process: How placentation influences outcome. Semin Perinatol 19:342-50, 1995

单绒毛膜双羊膜囊双胎

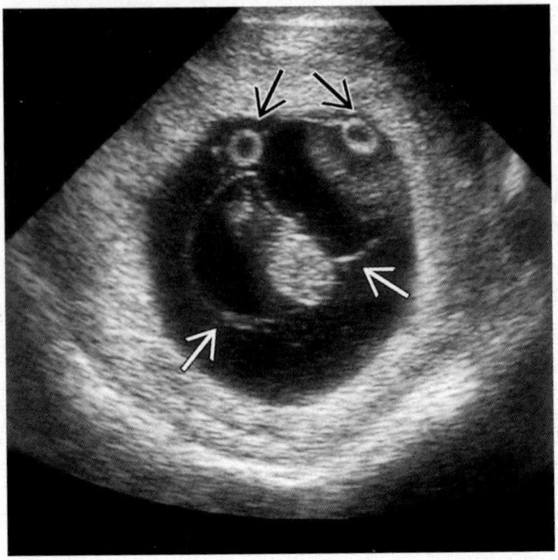

单绒毛膜双羊膜囊双胎。阴道超声显示妊娠 6.8 周时一个单一绒毛膜囊，包含 2 个胚胎，黑色箭头所示的卵黄囊和白色箭头所示的羊膜囊。羊膜融合形成胎儿间的薄膜

要点

- 同义词：单卵双生双胎
- 定义：两个胎儿来自于受精后 4～8 天同一卵裂球的分离
- 典型影像学表现
    - 两个胎儿
    - 一个胎盘
    - 胎儿间的薄膜
- 单受精卵（MZ）双生
- 单绒毛膜囊（MC）胎盘形成→胎儿之间有血管相连
- 特定的并发症可能发生
    - 双胎输血综合征（Twin-twin transfusion syndrome, TTTS）
    - 双胎动脉反向灌注综合征（Twin reverse arterial perfusion

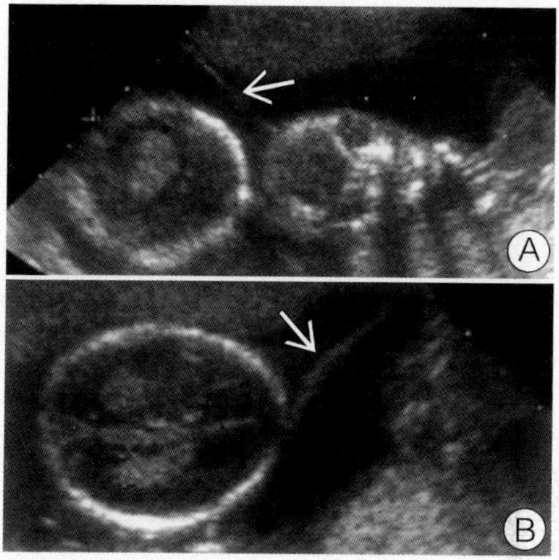

单绒毛膜双羊膜囊双胎。经腹部超声显示在妊娠中期两例双胎间的薄膜（白色箭头）

syndrome，TRAP）
- 双胎栓塞综合征（Twin embolization syndrome，TES）

影像学表现

一般特征

- 最佳影像学提示：**双胎间的胎膜薄**
  - 主观的
  - 无特定的测量方法
  - **在妊娠晚期确定困难**：所有的膜看起来都是薄的

超声表现

- **在早孕期有两个卵黄囊**
- 单一胎盘
- 双胎间的薄膜
- 同一性别
- 无“双胎峰”（Lambda 征）

MR 表现

- 可能有助于诊断畸形

- 产前和产后对胎儿的干预

影像学建议

- 寻找畸形：在所有的双胎中发生率增加
- 试图确定**脐带进入胎盘**的部位
  - 脐带在胎盘边缘进入几率增加
    - 胎盘的不均分配
    - 不均衡生长的几率增加
  - 血管前置的几率增加
    - 胎儿血管跨过宫颈内口
    - 分娩→血管破裂→胎儿的血流出
  - 监测生长情况：生长发育受限在多胎妊娠中更常见
- **不均衡生长**
  - 估计胎儿体重（EFW）的差值＞15％～20％
  - 腹围的差值＞20mm
  - 根据惯例，只有当双胎之一为胎儿宫内发育受限（IUGR）时才采用
  - 如果双胎中无 IUGR 发生，用非对称性生长
- 检查**羊水量是否对称**
  - 不对称分布是 TTTS 的重要征象
  - 如果发生不均衡生长，较小的胎儿可能会羊水过少
  - 腔内羊水过少→畸形
- 寻找单绒毛膜囊双胎的特定并发症
  - TTTS/TRAP/TES

鉴别诊断

双绒毛膜双羊膜囊

- **融合的胎盘可能认为是一个**
- 出现“双胎峰”征
- 双胎间的膜更厚
- 双胎间的膜由四层组成
  - 高分辨率的探头可能显示多层
  - 在孕晚期出现更有用

- 在单受精卵 DC 双胎中，胎儿**性别**可能不同

单绒毛膜单羊膜囊

- 无双胎间的膜
- 脐带缠绕可能发生

病理

概述

- TTTS：参见“双胎间输血综合征”
- TRAP：参见“双胎动脉反向灌注综合征”
- 双胎栓塞综合征：两种理论
    - 传统假说
        - 双胎之一死亡→组织坏死
        - 存活的胎儿栓塞
    - 目前理论
        - 双胎之一死亡→外周阻力缺失
        - MC 胎盘形成→双胎之间血管的吻合
        - 外周阻力的突然下降→存活的胎儿血压过低
        - 相同的最终结果：脑/肾脏的低灌注缺血损伤
        - 脑穿通畸形/脑室周围白质软化/肾脏梗死
- 遗传学
    - MZ 双胎与种族/家族史不相关
- 病因及发病机制
    - 胚胎学
        - 囊胚的内部细胞团在受精后的第 4～8 天分离
        - 绒毛膜已经形成
        - 分离的结果是形成两个羊膜囊和两个胚胎
        - 在第 8 天后分离→单绒毛膜单羊膜囊双胎
- 流行病学
    - 占单受精卵双胎的 60％
    - 每 1000 例分娩中有 4 例 MZ 双胎
    - 用药物方法导致妊娠大多数是 DZ
        - 但 MZ 双胎率是正常人群的 8 倍

临床要点

临床表现

- 在早孕期的阴道超声（EV）扫描时最容易发现

治疗与预后

- 每月监测胎儿生长和羊水情况
- 严密监测并发症
  - 参见“双胎间输血综合征”
  - 参见“双胎动脉反向灌注综合征”
- **MC 双胎的围产儿发病率和死亡率是 DC 双胎的 3～5 倍**
- 早期诊断、积极监测和尽早住院治疗可获得更好结局

参考文献

1. Gaziano AP et al: Diamniotic monochorionic twin gestations: An overview. J Matern Fetal Med 8:89-96, 2000
2. Al-Kouatly HB et al: Twin Pregnancy. Curr Opin Obstet Gynecol 11:125-9, 1999
3. Monteagudo A et al: Early and simple determination of chorionic and amniotic type in multifetal gestations in the first fourteen weeks by high-frequency transvaginal ultrasonography. Am J Obstet Gynecol 170:824-9, 1994

单绒毛膜单羊膜囊双胎

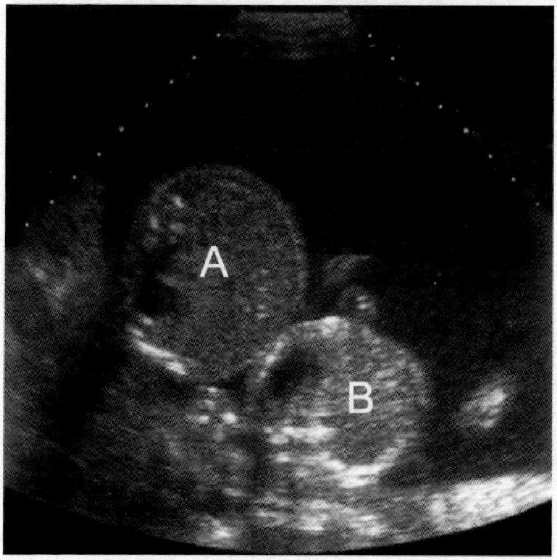

单绒毛膜单羊膜囊双胎。在妊娠中期的超声显示同一囊中的双胎，无双胎间的膜。此为经腹部的横切面影像。B胎儿较小

要点

- 定义：双胎胎儿共处于同一羊膜囊
- 典型影像学表现：双胎之间无胎膜分隔
- 单绒毛膜囊双胎
  - 单一胎盘
  - 双胎同一性别
- 卵裂球的分离发生在受精 8 天后
  - 最初 3 天→双绒毛膜双羊膜囊双胎
  - 在 4～8 天之间→单绒毛膜双羊膜囊双胎
  - 在 13 天后→联体双胎
- 围产儿死亡率为 54%

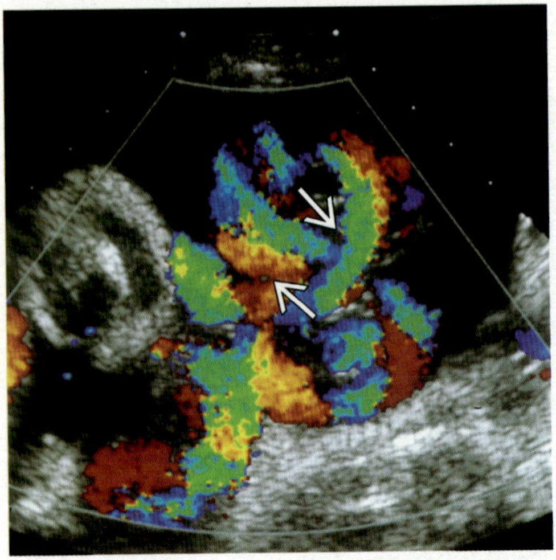

单绒毛膜单羊膜囊双胎。彩色多普勒显示脐带缠绕并可见脐带明显形成分支样变化（箭头）

影像学表现

一般特征

- 最佳影像学线索：胎儿之间无胎膜分隔

超声表现

- 在早孕期单一卵黄囊
- 单一胎盘
- 同一性别
- 胎儿之间无胎膜分隔
- **脐带缠绕**
  - 脐带似乎出现分支
  - 血管团中伴随不同的胎儿心率
  - 脐带进入胎盘的位置越靠近，危险度越大
- 脐动脉多普勒
  - 脐动脉收缩末期出现切迹为异常
  - 可能反映脐带打结血管变窄时血流动力学的变化

MR 表现

- 用于评价脑损伤

- 如果存在，可解释畸形情况

影像学建议

- **卵黄囊的数目＝羊膜囊的数目，**但卵黄囊容易早发现
  - 如果只有一个卵黄囊，早期随访，有时第二个囊发育延迟
- 胎儿性别：如果不同→双受精卵双胎
- 评价脐带
  - 进入胎盘的部位
  - 缠绕
  - 频谱分析
- 仔细寻找畸形

鉴别诊断

联体双胎

- 在同一解剖学平面由相连的皮肤覆盖
- 脐带可能融合，但不是打结

双胎间膜“缺如”的双羊膜囊双胎

- 双胎输血综合征（TTTS)
  - 供血的胎儿处于固定的位置＝“固定”胎儿
  - 分流的胎儿较大，羊水过多＋/－水肿
- 双胎之一死亡
  - 在死亡的胎囊中无羊水
  - 膜紧紧地附在已死亡胎儿的表面，因而看不到
  - 已死亡胎儿处于固定的位置，没有心脏的搏动
- 双胎畸形
  - 双胎之一患有肾脏发育不全/并腿畸形
- 胎膜早破
  - 在此种情况下，受累的胎儿周围无羊水
- 宫内胎膜破裂
  - 早期已确诊，但以后不可见
  - 外伤/感染
  - 胎膜发育异常

病理

概述

- 胚胎学
  - 卵裂球在受精第 8 天后分离
  - 细胞已经形成绒毛膜和羊膜
  - 2 个胚胎在同一羊膜囊内
- 流行病学
  - 在单受精卵双胎中<1%
  - 女性 >男性
  - 罕见，准确的发病率不清

临床要点

临床表现

- 脐带缠绕早在 10 周时就有描述
  - 尽管病理最终证实脐带打结，但报道妊娠结局良好

治疗

- 每月进行超声扫描
  - 生长情况
  - 羊水过多
  - 双胎间输血综合征
- 加强监测
  - 自妊娠 26 周起，每天进行无应激试验（NST）
  - 减速频率的增加可能是脐带严重受压的先兆
  - 如果变异减速的频率和严重程度有增加，应进行连续的胎心监测
  - 对无反应性的 NST 应进行生物物理评分
- 对大于 34 周的妊娠采取期待处理法的安全性尚未得到证实
  - 母亲给予皮质醇激素用药后，在 34 周可进行选择性分娩
  - 在肺成熟时分娩
- 剖宫产：首选，但成功的阴道分娩已有报道

预后

- 54%的围产儿死亡率

- 早产
- 发育受限
- 畸形
- 脐带意外
- 血管畸形
- 双胎间输血综合征

- 以往资料显示两个胎儿（双胎）极少都存活
- 现代处理措施→两个胎儿均存活可能性更大

参考文献

1. Sherer DM et al: Diagnosis of umbilical cord entanglement of monoamniotic twins by first trimester color Doppler imaging. J Ultrasound Med 21:1307-9, 2002
2. Su LL: Monoamniotic twins: Diagnosis and management. Acta Obstet Gynecol Scand 81:995-1000, 2002
3. Seibre NJ et al: First trimester diagnosis of monoamniotic twin pregnancies. Ultrasound Obstet Gynecol 16:223-5, 2000

联体双胎

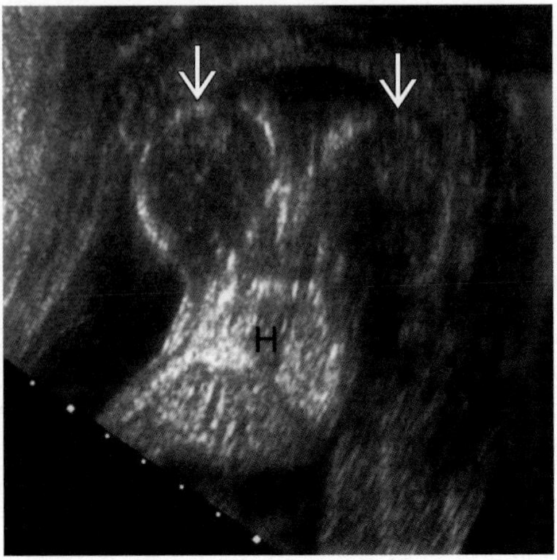

联体双胎。头部可分离联胎的超声影像。可见两个头颅骨的顶部穹窿（箭头），但双胎均无独立的面部。在完整的横隔上方可见肺样回声，并可见单一的心脏（H）。这位母亲被建议终止妊娠

要点

- 定义：不同程度胎儿间的融合
- 典型影像学表现：双胎间在同一解剖平面有相连的皮肤覆盖
- 单绒毛膜囊双胎
- 命名法
  - 融合部位＋“pagus”的后缀
    - 胸部联胎（Thoracopagus）：在胸部融合
    - 脐部联胎（Omphalopagus）：自剑突至脐部融合
    - 胸部-脐部联胎（Thoraco-omphalopagus）：胸部和腹部的广泛融合
  - “Di”＋完全分离的部分
    - 头部可分离的联胎（Dicephalus）：相邻的团块，有可分辨的两个头部

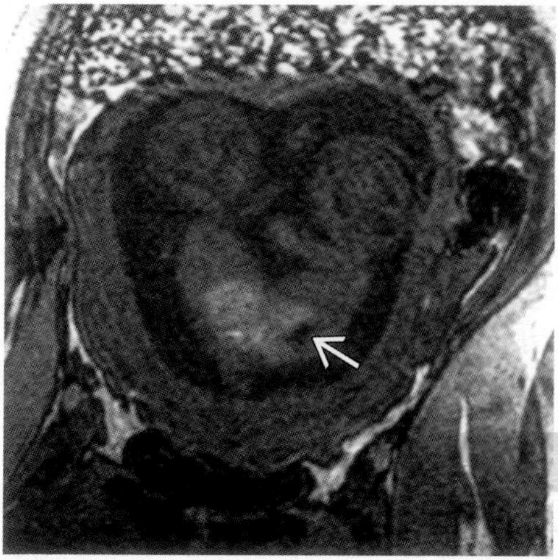

联体双胎。冠状面 FMPSPGR 胎儿 MRI。肝脏是高信号的（箭头）。这是胸部-脐部联胎。在母体右侧的胎儿占有了肝脏的大部分，这对联体双胎是在 34 周分娩的，当他们长大强壮后，将尝试分离术

影像学表现

一般特征

- 最佳影像学线索：胎儿间有相连的皮肤覆盖

超声表现

- 胎儿间不可分离
- 不均衡的表现不能排除诊断
  - 融合组织可能是易受影响的，相对位置不是一直不变的
- 双胎间无胎膜
- 单一胎盘
- 经常发生颈椎过伸
- 肢体位置异常
- 融合的脐带，2～7 根血管
- 胎儿超声心动图
  - 在宫内比产后可获得更好的影像学评价
  - 胸部联胎共享心包的占 90%，共享心脏的占 75%

- 脐部联胎共享肝脏的占80%，30%合并先天性心脏病

CT 表现

- 偶尔用于证实

MR 表现

- 外科手术前的计划
  - 无需使用镇静剂
  - 胎儿依靠胎盘支持
- 器官，尤其是脑部的分配
  - SSFSE
    - 扫描脑部、肾脏、胸部的细节极好
  - FMPSPGR
    - 肝脏显示为高信号
    - 充满胎粪的肠管显示为高信号

影像学建议

- 寻找不同的心率：证明心脏不是共用/融合的
- 在颅骨联胎中用彩色多普勒
  - 部分：脑是分开的，颅骨是共用的
  - 完全：除了分开的部分，共用脑实质
  - 如果只是蛛网膜分开，由静脉窦决定分离
- 三维图像能有助于父母们明白联合体的解剖
- 二维/多普勒可以提供有关共用器官可靠特定的信息
- 胎儿 MRI

鉴别诊断

双胎动脉反向灌注（TRAP）

- 其中一个胎儿有头盖骨/躯干上部的畸形
- 异常胎儿的灌注来自同胞双胎
  - 脐动脉中的血流向异常的胎儿
- 如果是双羊膜囊，存在双胎间的胎膜

单羊膜囊双胎

- 无胎儿间的胎膜
- 在同一羊膜囊中的胎儿无相连的皮肤覆盖

- 两条脐带
  - 可能有共同起源
  - 脐带打结：血管呈分支状

病理

概述

- 胚胎学-解剖学
  - 在受精 13 天后胚盘的不完全分裂
- 流行病学
  - 发病率为每 50 000～100 000 例分娩中发生 1 例
  - 70％为女性

临床要点

临床表现

- 在早孕期能够诊断

治疗

- 建议终止妊娠
- 如果妊娠继续
  - 胎儿超声心动图
  - 在三级医疗中心分娩
- 需要剖宫产
  - 有机械梗阻可能，不采用经阴道分娩
  - 在妊娠后三个月需要“古典式”子宫切口
    - 增加母亲的发病率
    - 以后的分娩不建议阴道分娩
- 早期分娩没有指征
  - 围产儿的发病率和死亡率随低出生体重而增高
- 如果可行，应行分离手术
  - 迟后的分离术
  - 有潜在致死情况时可考虑紧急分离术
    - 其中一个胎儿的心脏未完全发育

预后

- 大多数分娩为早产

- 40％为死产
- 75％在生后的第一个 24 小时内死亡
- 如果可以活到分离手术
    - 新生儿期的分离有 50％存活
    - 大于 4 个月的分离有 90％存活
        - 长大强壮一些的婴儿
        - 术前要放置皮肤扩张器
- 远期的发病率来源于与之相关的缺陷，肢体和主要器官的不均等分配

参考文献

1. Bonilla-Musolles F et al: Two-dimensional and three-dimensional sonography of conjoined twins. J Clin Ultrasound 30:68-75, 2002
2. Mackenzie TC et al: The natural history of prenatally diagnosed conjoined twins. J Pediatr Surg 37:303-9, 2002
3. Spielman AL et al: MRI of conjoined twins illustrating advances in fetal imaging. J Comput Assist Tomogr 25:88-90, 2001

双胎间输血综合征

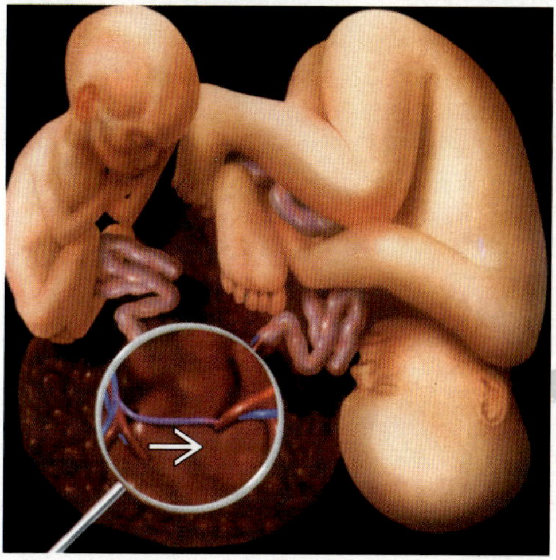

双胎间输血综合征。图解显示一例不均衡的双胎。较大的是受血胎儿，较小的是供血胎儿。可以在胎盘表面看见异常的动静脉相通（箭头），从供者动脉来的低氧合的血与静脉中氧合的血返回至受血胎儿

要点

- 同义词：双胎羊水过少和羊水过多并存（TOPS）
- 定义：单绒毛膜囊双胎胎盘上的**动静脉吻合**，使供血胎儿的血部分地灌注给受血胎儿
- 典型影像学表现
    - 单绒毛膜囊（MC）双胎
    - 不均衡生长
    - 较小胎儿：羊水过少
    - 较大胎儿：羊水过多

影像学表现

一般特征

- 最佳影像学线索：不均衡生长的单绒毛膜囊双胎羊水分配不

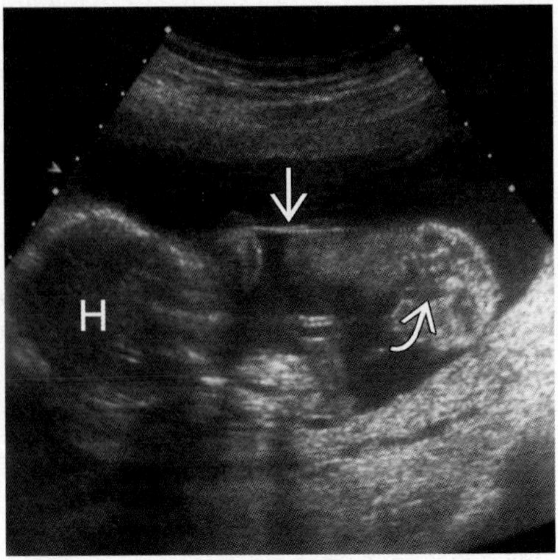

双胎间输血综合征。超声显示的是“固定胎儿”的外观，双胎间的胎膜只有在它被上下肢体牵拉时才能够看见（箭头）。膀胱空虚表明供血胎儿的肾脏低灌注（弯箭头）（H：头部）

均匀

超声表现

- 单一胎盘
- 双胎同一性别
- 两侧羊膜腔内羊水分布不均匀
    - 羊水过多定义为最深羊水液池≥8cm
    - 羊水过少定义为最深羊水液池≤2cm
- **“固定胎儿”** 较小胎儿的羊水几乎看不到
- 双胎呈不均衡生长，但不均衡生长的程度较小时也不能排除诊断

MR 表现

- 在干预前确定正常脑部的结构
- 随访激光凝固分流短路的血管所引起的不良结果
    - 颅内出血/深层白质损伤

影像学建议

- 双胎间输血综合征的分期（TTTS)
  - 1 期：供血胎儿的膀胱明显可见，多普勒正常
  - 2 期：供血胎儿的膀胱空虚，多普勒正常
  - 3 期：供血胎儿的膀胱空虚，多普勒异常
  - 4 期：水肿
  - 5 期：双胎之一或两者死亡
- 多普勒异常的标准
  - 脐动脉：舒张末期的血液缺如或反流
  - 脐静脉：搏动的血流
  - 静脉导管：反向的血液
- 胎儿超声心动图
  - TTTS 比非并发症的单绒毛膜双羊膜囊妊娠（MCDA）更容易发生先天性心脏病
    - MCDA∶TTTS＝2.3％∶6.9％
    - 受血双胎：11.9％
  - TTTS 受血胎儿与相关的功能问题
    - 双心室肥大
    - 心室功能损害
    - 三尖瓣反流
    - 心脏扩大
  - 无先天性心脏病的供血胎儿可有正常的影像回声

鉴别诊断

胎膜早破

- 询问患者

双胎之一死亡

- 在羊水过少的囊中胎儿心脏搏动消失

异常双胎

- 其中一个胎儿肾脏发育不全/并腿畸形

病理

概述

- 供血胎儿的脐带经常附着于边缘
- 病因及发病机制
  - 在 MC 的胎盘内有≥1 处的动静脉吻合
    - 单一方向血流：供血胎儿至受血胎儿
    - 输血在胎盘的绒毛部分发生
    - 血流经由共用的孔道进出绒毛
    - “nose-to-nose”外观上不同于正常成对的血管
    - 在胎儿镜下很容易看到
    - 异常的连接在超声下能够辨认，可以引导选择性激光凝固
  - 有无动脉动脉吻合的双向血流（来去均为双胎儿）
    - 在胎盘表面管腔直接连接
    - 在多数 MC 胎盘上可以发现
    - 一般的无网状分流
    - 可能是对抗 TTTS 的保护措施：代偿不均衡的供血胎儿→受血胎儿在动静脉吻合中分流
- 流行病学
  - 单绒毛膜囊妊娠 10%～20%的并发症

临床要点

临床表现

- 在早孕期能够发现
- 经常在后期发现

治疗

- 英国研究
  - 连续的羊水减量术/间隔造口术适用于早期病例
  - 短路血管的激光凝固术谨慎适用于更严重的病例
    - 与操作相关的胎儿死亡
- USA：目前多中心的研究希望由患者决定

  - 经胎儿镜激光凝固→较连续的羊水减量术提高患有严重TTTS双胎的存活率
  - 经胎儿镜激光凝固→较连续的羊水减量术改善患有严重TTTS双胎的心脏、神经和发育的结局

预后

- 如果不治疗，进行性障碍，>90%的死亡率
- 目前所处的分期与结局不相关
- 在治疗过程中，分期的改变影响其预后
  - 分期降低：94%存活率
  - 分期增加：27%死亡率
- 存活者容易患以下疾病
  - 神经的：5%～23%，尤其是同胞死亡者
  - 心脏的：大部分功能的变化能够在6个月内恢复

参考文献

1. Wee LY et al: The twin-twin transfusion syndromes. Semin Neonatol 7:187-202, 2002
2. Karatza AA et al: Influence of twin-twin transfusion syndrome on fetal cardiovascular structure. Heart 19:550-5, 2002
3. Feldstein V et al: Twin-twin transfusion syndrome: The "select" procedure. Fetal Diagn Ther 15:257-61, 2000

双胎动脉反向灌注

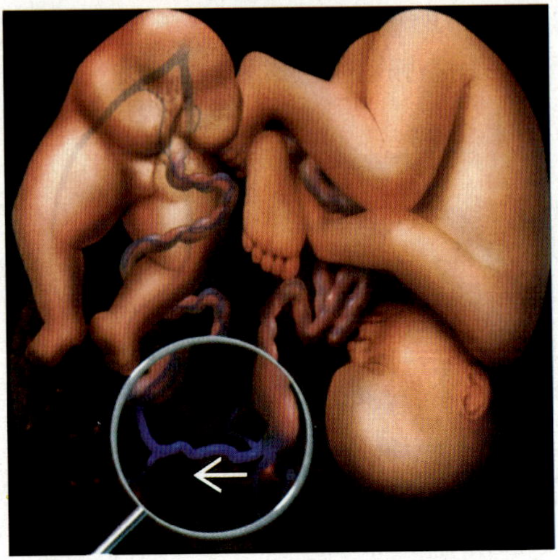

双胎动脉反向灌注。图像显示正常的双胎之一胎儿经由动脉（低氧合的血）到动脉的胎盘吻合（箭头）灌注到异常的孪生双胎之二。异常的循环损害了心脏、脑部和未分化组织的发育

要点

- 同义词：无心畸形，心脏退化畸形
- 定义
    - 无心胎儿的灌注来自于“泵动力”胎儿的低氧合血
    - 血液经由脐动脉进入胚胎＝反向灌注
        - 正常的灌注：氧合的血液从胎盘经由脐静脉而来
- 典型影像学表现
    - 单一胎盘
    - 一个正常胎儿
    - 一个胎儿无心脏搏动，且上部分是无定形的未分化组织
- 单绒毛膜囊双胎
    - 可发生在单或双羊膜腔
- 胎盘的动脉到动脉吻合

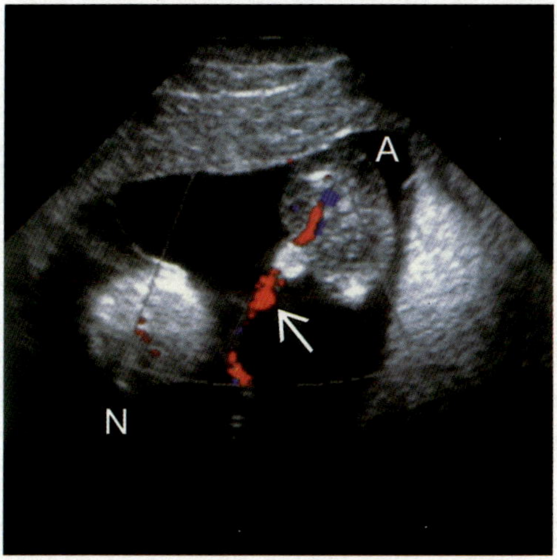

双胎动脉反向灌注。超声显示脐动脉中的动脉血流（箭头）流向异常的（A）无心畸形胎儿。正常的 UA 血流一直是离开胎儿。这些血液经追踪回至正常（N）胎儿

影像学表现

一般特征

- 最佳影像学线索：异常胎儿脐动脉的血流方向是**朝向胎儿**的

超声表现

- 无心畸形胎儿的 66％是单脐动脉
- 泵动力胎儿在结构上是正常的，但有水肿的危险
- 羊水过多
  - 与无心畸形肾脏组织的存在有较强相关
- 多普勒短路血管
  - 动脉到动脉搏动的血流
  - 反方向的静脉到静脉无搏动的血流
  - 确定有助于激光凝固

MR 表现

- SSFSE
  - 在干预前确定正常脑部结构

- 随访激光凝固分流短路的血管所引起的不良结果

影像学建议

- 监测生长发育
- 估计胎儿体重（EFW），无心畸形胎儿/泵动力胎儿 > 50%
  - 羊水过多和早产的风险增加

鉴别诊断

双胎之一死亡

- 如果是双羊膜囊，在死亡胎儿的囊中应该无羊水
- 在死亡胎儿的脐带中无血流
- 死亡可能是畸形的继发反应，但应该可以辨认头颅和上身的结构

联体双胎

- 无胎儿间的胎膜
- 相连的外部皮肤轮廓

病理

概述

- 遗传学
  - 无遗传性：无再发的风险
- 流行病学
  - 占单绒毛膜囊妊娠中的1%
  - 每35000例分娩中发生1例
- 病因及发病机制：两种理论
  - 心脏的胚胎起源的原发缺陷
    - 反向灌注导致了持续性的发展
  - 来自动脉到动脉胎盘吻合的反向灌注
    - 继发的心脏/躯干上部的异常发育
    - 可以较好地解释解剖上的发现

大体病理及术中所见

- 广泛的异常：4种亚型可描述
  - 无心无头畸形：最常见

    - 发育很好的骨盆、下肢
  - 无心无脑畸形：未发育的头颅结构
  - 未定型的无心畸形：无可辨认的人类结构
  - 无心无躯体畸形：极罕见
    - 头部发育但无身体
- 假无心畸形：心脏结构残余错构的畸形双胎

临床要点

临床表现

- 在早孕期可描述
- 有病例报道双胎均有心脏搏动
  - 后来其中一个胎儿的心脏搏动消失
  - 反向灌注使其继续但异常生长

自然病程

- 有报道分流血管自发的闭合

治疗

- 建议终止妊娠
- 建议进行染色体核型分析：33%有异常
- 姑息、不干预
- 干预
  - 在＜24周时，内镜下激光凝固分流血管
  - 在24周后，无心畸形脐带的结扎
    - 内镜下或超声引导
  - 其他报道的方法
    - 子宫切开使无心畸形选择性分娩
    - 超声引导下无心畸形脐动脉的栓塞

预后

- 双胎中受血胎儿的畸形是致命的
- 泵动力胎儿的死亡率50%～75%：随下列情况增加
  - 泵动力胎儿出现水肿
  - 羊水过多
  - 早产

  - 无心胎儿有上肢、耳朵和肾脏的发育
- 随着胎儿手术的发展，泵动力胎儿的死亡率降至13.6%
  - 共摘自文献综述22例

参考文献

1. Driggers RW et al: Pathogenesis of acardiac twinning: clues from an almost acardiac twin. Fetal Diagn Ther 17:185-7, 2002
2. Coulam CB et al: First trimester diagnosis of acardiac twins. Early Pregnancy 4:261-70, 2000
3. Arias F et al: Treatment of acardiac twinning. Obstet Gynecol 91:818-21, 1998

染色体病

21 三体综合征

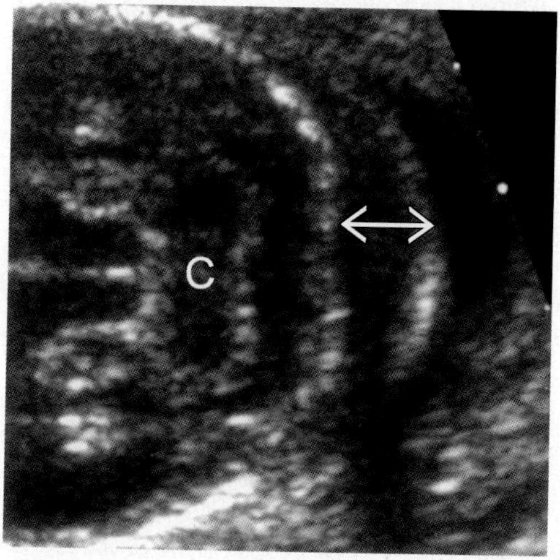

21 三体综合征的胎儿在妊娠中期颈后透明带增厚。测量的是通过后颅窝从颅骨的外面到皮肤/羊水的界面的轴线距离。注意不能在冠状面成角度，因为颈后透明带可能增厚（C：小脑）

要点

- 同义词：Down 综合征
- 定义：多一条第 21 号常染色体
- 典型影像学表现：妊娠初期颈部透明带的增厚，妊娠中期出现 21 三体综合征（T21）的次要标志，伴或不伴胎儿畸形
- **颈部皮肤厚度的增加是妊娠中期最敏感的标志**
- 50%～70%的 T 21 胎儿在妊娠中期超声可以识别
    - ＜ 20%有主要畸形，因此次要标志也是重要的
- 根据母亲血清生化的结果可有 60%～70%的检出率
    - 5%的假阳性率
- 可以活产的最常见的染色体异常
- 与母亲年龄增加相关（分娩时 ＞ 35 岁）

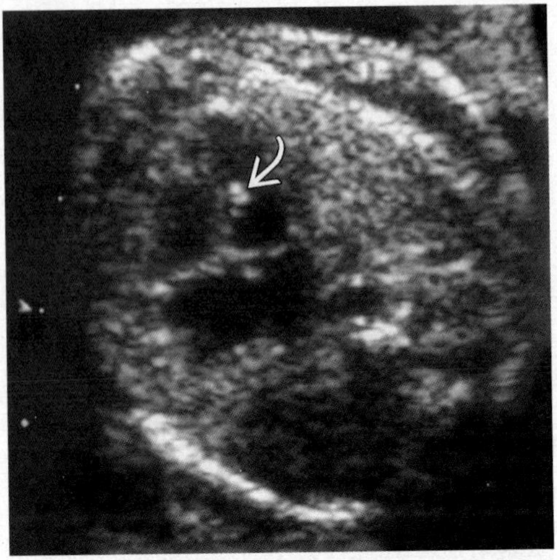

21 三体综合征。在左心室（箭头所示）有心脏的点状回声（强度跟骨骼一样亮）。这是 21 三体综合征的一项次要标志，由钙化的乳头肌引起。这个 21 三体综合征的胎儿还有肠管和肾盂扩张的回声

影像学表现

一般特征

- 最佳影像学线索：妊娠早期颈部透明带的增厚或妊娠中期数个 T 21 的次要标志

超声表现

- 主要畸形（＜20％）
    - 心脏缺陷（25％）
        - **房室隔的缺损**（心内膜垫的缺损）
        - 室间隔缺损
        - 法洛四联症
    - 胃肠道畸形（8％）
        - **十二指肠闭锁**：极少在 20 周前发现
        - 食道闭锁：妊娠后期羊水过多
        - 脐膨出
    - 中枢神经系统畸形（4％）

  - 脑室扩大：最常见
- **妊娠中期次要标志**（15～21 周）：在 50%～70%中有一项或更多项
  - 颈后皮肤增厚
    - 常规后颅窝视野测量皮肤> **5mm**
    - 从颅骨的外面到皮肤/羊水的界面
    - 更敏感及单一特异性指标，假阳性率<1%
    - 概率比=11（对 T 21 而言，是演绎法推出的风险可能性的 11 倍）
  - 股骨长度（FL）和肱骨长度（HL）短
    - 长骨测量值与双顶径（BPD）对照
    - FL 理论值=-9.3+0.90（BPD）
    - HL 理论值=-7.9+0.84（BPD）
    - 异常比=测量值/理论值，FL≤0.91，HL≤0.90
    - 概率比=短肱骨 5.1，短股骨 1.5
  - 肠道强回声
    - 跟骨骼一样强度的局限性肠道回声（2 级）
    - 概率比=6.7
  - 心脏内强回声点
    - 骨骼样强回声点，在心脏的左或右心室
    - 3%～4%正常胎儿可见，亚洲人群中更常见
    - 多发的或双侧的 IEF 增加风险
    - 概率比=1.8
  - 肾盂扩张
    - 液体充满肾盂，测量前后径
    - > 3mm
    - 3%正常胎儿可见
    - 概率比=1.6
  - 在 T 21 可见的其他次要标志
    - 第五指（趾）弯曲：中指（趾）和末指（趾）的发育不良
    - Sandle 足：在第一和第二脚趾之间的裂隙增宽

影像学建议

- 适当的时候寻找附加的次要标志

- 所有15～22周的胎儿**常规测量颈后皮肤厚度**

鉴别诊断

孤立的次要标志

- 单发的次要标志在正常胎儿中常见
- 多发次要标志的出现应高度怀疑

病理

概述

- 遗传学
  - 第21号常染色体的三倍体
- 流行病学
  - 妊娠中期发生率为**1∶504**
  - **风险与年龄相关**：20岁：1∶1176；35岁：1∶274；42岁：1∶42

分期或分级标准

- 遗传学详细调查，寻找次要标志，可用于改变患者T 21的风险（演绎法推出），有助于决定羊膜腔穿刺
- **评分指数系统**：当相加分数≥2时行羊膜腔穿刺术
  - 颈后皮肤厚度增加＝2
  - 主要畸形＝2
  - 每项次要标志＝1

临床要点

临床表现

- 在低危人群中常规产科检查时B超发现
- 在高危人群中应做针对遗传的超声检查
- **异常的母亲血清4联检测结果**
  - 甲胎蛋白低（AFP）
  - 人类绒毛膜促性腺激素（hCG）高
  - 雌三醇低
  - 抑制素A蛋白高

预后

- 平均可存活至 20 岁（预后与并存的畸形相关）
- 智力受限：平均 IQ 50～60
- 患急性白血病的风险增加 20 倍
- 90％听力丧失

参考文献

1. Bromley B et al: The genetic sonogram: A method of risk assessment for Down syndrome in the second trimester. J Ultrasound Med 21:1087-96, 2002
2. Nyberg DA et al: Age-adjusted ultrasound risk assessment for fetal Down syndrome during the second trimester: Description of the method and analysis of 142 cases. Ultrasound Obstet Gynecol 12:8-14, 1998
3. Benacerraf BR et al: Sonographic scoring index for prenatal detection of chromosomal abnormalities. J Ultrasound Med 11:449-58, 1992

18 三体综合征

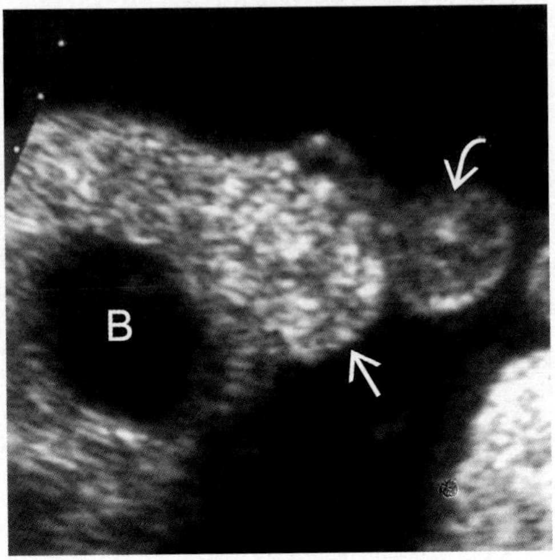

18 三体综合征。超声影像显示的是仅包含肠管的脐膨出（箭头）。标出的肠管不能自由浮动（如同腹裂的情况），脐带嵌入脐膨出的囊内（弯箭头）。此胎儿亦有脉络丛囊肿（未显示）。（B：膀胱）

要点

- 同义词：Edwards 综合征，T 18
- 定义：多一条第 18 号常染色体
- 典型影像学表现：妊娠中期的胎儿**多发畸形**，包括多个器官系统
- **脉络丛囊肿（CPC）**：T 18 的超声标志
  - 1/3 的 T 18 的胎儿患 CPC（＋其他畸形）
  - 2％的正常胎儿可单发 CPC（－其他畸形）
  - CPC 在妊娠后期可以吸收
- 预后差：90％是致命的
- 在常染色体三体畸形中为第 2 位常见
- 随母亲年龄增加患病风险增加
- 母亲血清学筛查 T 18

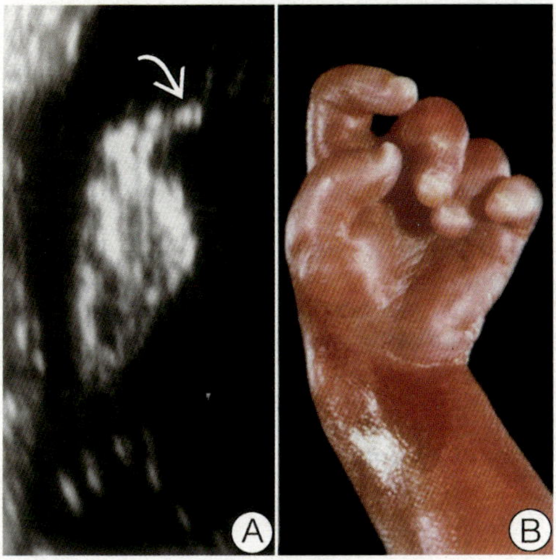

18 三体综合征。（A）超声图像是一个 18 三体综合征胎儿紧握的手掌和重叠的示指（弯箭头）的典型表现。（B）相对应的大体病理

影像学表现

一般特征

- 最佳影像学线索：多发畸形，包括 T 18 的次要标志。例如
  - CPC＋内含肠管的脐膨出＋早期匀称型的胎儿宫内发育受限（IUGR）
  - 草莓头＋摇椅足
  - 脊柱裂＋水囊瘤＋心脏畸形

超声表现

- 80％在妊娠中期有可发现的畸形
  - 经常可见多发畸形
- 与 T 18 相关的主要畸形
  - **心脏缺陷**（90％）：38％在产前见到，90％是尸检时发现
    - 室间隔缺损（VSD）、房间隔缺损（ASD）、右位心
  - **IUGR**（51％）：28％早期 IUGR（14～24 周）
  - 水囊瘤（20％）
  - 胃肠道畸形

    - **内含肠管的脐膨出（21%）**：通常很小
    - 膈疝
  - 脊髓脊膜膨出/脊柱裂（17%）
  - 肾脏（15%）：肾盂积水最常见
- 与 T 18 相关的次要畸形
  - 颅内表现
    - CPC（33%）
    - 草莓头：侧颅骨的膨胀
    - 增大的小脑延髓池
    - 脑室扩大
    - 胼胝体发育不全
  - 脐带两根血管：单脐动脉
  - 肌肉骨骼系统表现
    - **手掌紧握**，示指重叠
    - 畸形足或**摇椅足**
    - 桡骨发育不良
  - 面部畸形
    - 小颌
    - 耳朵位置低
    - 眼距过宽

影像学建议

- 如果发现任一主要或次要畸形，仔细检查胎儿
- 常规的胎儿超声心动图
- **一旦发现 CPC，仔细检查胎儿的手掌和心脏**

鉴别诊断

单发的胎儿畸形

- 发现的畸形不与 T 18 相关
- 单发的 CPC
  - 占所有胎儿的 2%
  - T 18 的风险 ＜ 1∶400
  - 在低危人群中通常不必行羊水穿刺术

Pena Shokeir 综合征（假 18 三体综合征）

- 神经源性关节弯曲症
- IUGR，手掌紧握，多发关节挛缩
- 常染色体隐性遗传
- 92%在生后第一个月内死亡

Smith-Lemli-Opitz 综合征

- 手掌紧握，IUGR，小头畸形，外生殖器异常
- 常染色体隐性遗传
- Ⅱ型是致命的

三倍体

- 多发畸形：早期严重 IUGR，异常胎盘
- 所有染色体均多一条
- 致命的

9 三体综合征

- 多发畸形：IUGR，小头畸形，唇腭裂
- 常染色体三倍体综合征
- 通常是致命的，存活者有严重的智力和运动障碍

病理

概述

- 遗传学
    - 常染色体三倍体综合征
- 流行病学
    - 第二位常见的常染色体三倍体：21 三体最常见
    - 发生率：每 3000 例分娩可有 1 例发生
    - 随母亲的年龄增加发生率增加

临床要点

临床表现

- 胎儿发生畸形：尤其 CPC
    - 当发现畸形时，遗传咨询很重要
- **异常的母亲血清三联筛查结果**

  - 低甲胎蛋白（AFP）、雌三醇、人类绒毛膜促性腺激素（hCG）
- 在低危人群中，发现单发的 CPC，不必行羊膜腔穿刺术
  - 孕母年龄和三联筛查是风险的最好预测方法

治疗

- 一旦作出诊断，大部分终止妊娠

预后

- 胎儿经常胎死宫内
- 90％的活产儿在生后第一年内死亡
- 存活者严重智力低下，为残疾人

参考文献

1. Gupta JK et al: Clinical significance of fetal choroids plexus cysts. Lancet 346:724-9, 1995
2. Nyberg et al: Prenatal sonographic findings in trisomy 18: Review of 47 cases. J Ultrasound Med 2:103-13, 1993
3. Benacerraf B et al: Sonographic detection of fetuses with trisomies 13 and 18: Accuracy and limitations. Am J Obstet Gynecol 158:404-9, 1988

13 三体综合征

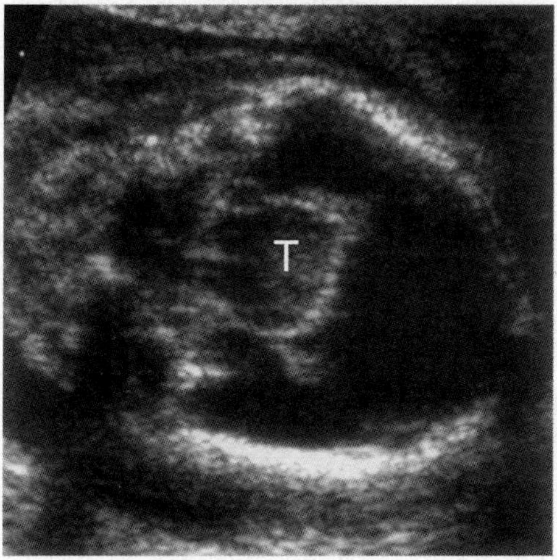

一个 13 三体综合征胎儿的前脑无裂畸形。胎儿头部斜冠状面图像显示融合的丘脑（T）被单一马蹄形的脑室包围。同时显示脑镰缺失。面部图像显示一个喙鼻和严重的眼距过宽

要点

- 同义词：Patau 综合征
- 定义：多一条第 13 号常染色体
- 典型影像学表现：胎儿有多器官的多发畸形；最明显的是中枢神经系统和面部畸形
- **前脑无裂畸形**是 13 三体（T 13）的典型畸形
- 预后差：95％是致命的
- 常见常染色体三体病的第三位

影像学表现

一般特征

- 最佳影像学线索：**脑部和面部正中线上的畸形**和肾脏回声增强，多指（趾）畸形和心脏缺陷

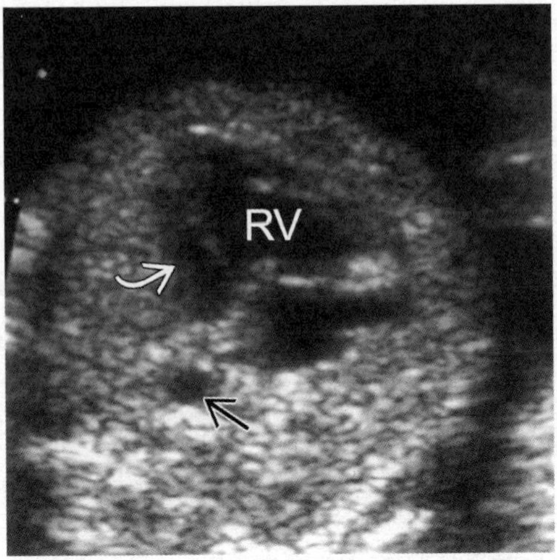

同一个 13 三体综合征胎儿左心发育不良。左心室（弯箭头）与正常大小的右心室（RV）比较时明显发育不良。同时此胎儿患有 IUGR（黑箭头：降主动脉）

超声表现

- ＞90％在妊娠中期有可发现的畸形
- 中枢神经系统和颅骨畸形（70％）
  - 前脑无裂畸形（40％）：叶状、半叶和无叶
    - 大脑半球和脑室分离的失败
    - 融合的丘脑
    - 透明隔的缺如，脑镰的不同表现
    - 大部分合并相关的面部畸形
  - 胼胝体发育不全
  - 小脑畸形
    - Dandy-Walker 异常/畸形
    - 小脑发育不良并小脑延髓池增宽
  - 脑室扩大
  - 小头畸形
- 面部畸形（50％）
  - 在 CNS 畸形的胎儿中 80％可见
  - **正中或两侧的唇裂＋/－腭裂**

    - 在轮廓图上可见前颌前突
  - **独眼畸形**或眼距过窄（36%）
  - **喙鼻**：管状鼻，经常长于眼眶
- 肢体畸形（50%）
  - 多指（趾）畸形（75%）
  - 畸形足或摇椅足
  - 紧握的手掌/重叠的指（趾）
- 50%胎儿宫内发育受限（IUGR）
  - **IUGR＋羊水过多时应高度怀疑 T 13 和 T 18**
- 肾脏畸形（50%）
  - **回声样肾脏**：囊性肾发育不良
  - 肾盂积水
- 心脏缺陷（50%）
  - 左心发育不良
  - 室间隔缺损
- 胃肠道畸形
  - 脐膨出：通常内含肠管＋/-肝脏
  - 肠管强回声
- T 13 的次要标志：极少单发
  - 心脏内点状强回声（30%）
  - 单脐动脉（25%）
  - 颈后部透明带增厚（20%）
  - 肠管强回声（5%）

其他形态学表现

- 胎儿 MR 有助于诊断细微的 CNS 缺陷
  - 胼胝体的发育不良，透明隔的缺如

影像学建议

- 当发现面部正中线发育畸形时，检测脑部畸形
  - “面部预测脑部”
- 当 CNS 表现很细微时，应考虑胎儿 MR

鉴别诊断

Meckel-Gruber 综合征

- 脑膨出，多指（趾）畸形，增大的有回声肾脏

- 前脑无裂畸形，有时可见 Dandy-Walker 综合征
- 常染色体隐性遗传，25％复发率

前脑无裂畸形不伴有 T 13

- 极少严重病例存活

病理

概述

- 遗传学
  - 常染色体三倍体综合征
- 流行病学
  - 每 6000 例分娩可有 1 例发生
  - 较 21 三体和 18 三体少见
  - 与母亲高龄相关

临床要点

临床表现

- 胎儿发生多发畸形：尤其前脑无裂畸形
  - 遗传咨询和羊膜腔穿刺术
- 母亲血清学筛查可能提示甲胎蛋白（AFP）低

治疗

- 一旦作出诊断，大部分建议终止妊娠

预后

- 一部分胎死宫内，但大部分可存活至出生
- 75％在生后 6 个月内死亡
- ＜5％ 可存活 3 年以上

参考文献

1. Tongsong T et al: Sonographic features of trisomy 13 at midpregnancy. Int J Gynecol Obstet 76:143-8, 2001
2. Lehman CD et al: Trisomy 13 syndrome: Prenatal US findings in a review of 33 cases. Radiology 194:217-22, 1995
3. Nicolaidies KH et al: Ultrasonographically detectable markers of fetal chromosomal abnormalities. Lancet 340:704-7, 1992

Turner 综合征

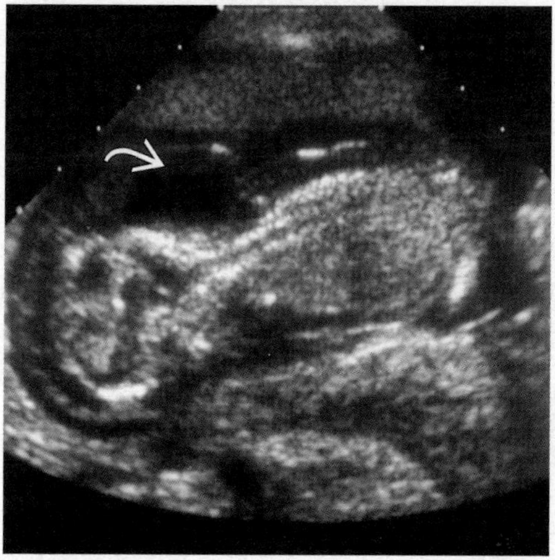

Turner 综合征。14 周的胎儿有一个囊性水囊瘤（箭头），显示明显的胎儿全身皮肤水肿。2 周后超声检测胎死宫内。染色体分析证实为 45X 核型

要点

- 同义词：X 单倍体，45X
- 定义：**一条性染色体的缺如**引起遗传的缺陷
- 典型影像学表现：女性胎儿有颈背部的囊性水囊瘤（CH），经常伴水肿，+/— 其他结构的异常
- CH 病人中最常见的染色体异常
- Turner 综合征（TS）的大部分胎儿**胎死宫内**
- 与母亲的高龄不相关
- 在妊娠早期可能发现**颈后部透明带增厚**
- 淋巴引流的异常导致了大部分畸形

影像学表现

一般特征

- 最佳影像学线索：在妊娠早中期**女性胎儿有分隔的囊性水囊**

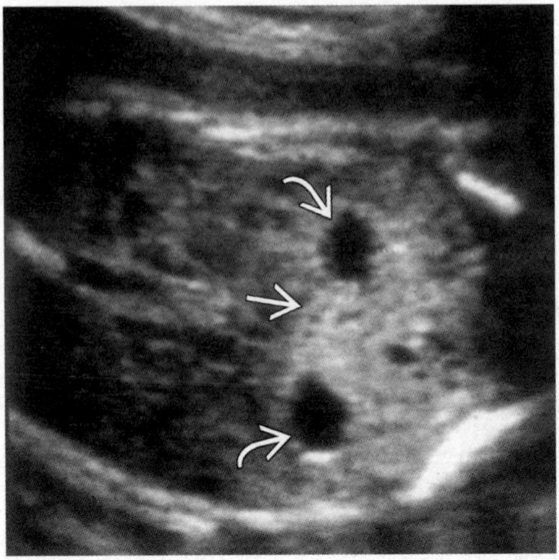

Turner 综合征。通过一个 Turner 综合征胎儿腹部的冠状面图像。一只马蹄形肾脏，其峡部跨过正中线（箭头），双侧肾盂扩张（弯箭头）

瘤，伴水肿，+/− 心脏畸形

超声表现

- 妊娠中期的颈背部囊性水囊瘤
  - TS 的特征性畸形
  - 后颈部和侧颈部的液体聚集
  - 通常体积大，明显可见
    - 可能与羊水平面混淆
  - 内有多条细分隔
- 在妊娠早期颈背部透明带厚度的增加
  - 颈背部皮肤透明区带 ＞ 3mm 认为异常
  - 如果有分隔，相对于 21 三体综合征，TS 更常见
  - 妊娠早期可能发现相关联的水肿
- **非免疫性水肿**
  - 多余的胎儿水分积聚在皮肤和身体的腔隙内
  - 皮肤水肿：淋巴管扩张
  - 双侧胸水

  - 腹水
  - 心包积液：尤其当心脏畸形存在时
- 心血管系统畸形（25%）
  - **大动脉的缩窄**：最常见
    - 宫内可能难以诊断
    - 继发的征象，包括左心室缩小
- 泌尿生殖系统畸形
  - **马蹄形肾脏**
    - 肾脏下极融合
    - 肾脏组织的峡部位于大动脉的前面
    - 最好观察面是横断面或冠状面
    - 宫内可能难以诊断
  - 两性外生殖器（罕见）
  - 卵巢发育不全：宫内不能诊断
- 四肢短小
  - 股骨和肱骨轻度短小

影像学建议

- 可能需要调节分辨率以发现 CH 内的分隔
- 一旦发现 CH，记录胎儿性别
- 仔细测量羊水，体积大的水囊瘤可与羊水相混淆
- 行**常规胎儿超声心动图**以寻找大动脉的缩窄

鉴别诊断

水囊瘤不伴 Turner 综合征

- 也可见于 21 三体、18 三体和染色体正常者
- 所有水囊瘤的 2/3 与染色体异常有关联

Noonan 综合征

- 表型特征与 Turner 综合征相似
- 核型正常
- 男性和女性均可发生
- 在一些患者表现为常染色体显性遗传

病理

概述

- 遗传学
  - 核型是 **45X**
  - 通常父亲的性染色体缺如
  - 病例中 15%的 45X 是镶嵌型的
  - 一条性染色体的部分异常能够导致 TS 的表型
- 病因及发病机制
  - 颈内静脉与淋巴囊的连接失败/延迟
  - 来自超负荷体液的水肿是淋巴系统障碍的继发反应
- 流行病学
  - 所有自发分娩的染色体畸形中 25%为 45X
  - 所有早期流产中的 9%为 45X
  - 每 3000 例女婴分娩可有 1 例活产
  - 与母亲高龄不相关

临床要点

临床表现

- 胎儿畸形：尤其是 CH
- 母亲生化筛查异常
  - 53%的检出率
  - 雌三醇非常低
  - 甲胎蛋白低
  - 人类绒毛膜促性腺激素（hCG）
    - 水肿存在，则升高
    - 无水肿，降低
  - 抑制素
    - 水肿存在，则升高
    - 无水肿，降低

自然病程

- TS 的大部分在妊娠中期自然流产或死亡

预后

- 如果水肿发展，预后差
- 预后取决于相关畸形
- 镶嵌型的 TS（15%）预后较好
- 存活者
    - 蜘蛛网样颈部，短小身材，不孕，马蹄形肾脏，窄颌骨，小下腭，肘外翻
    - 言语 IQ 正常
    - 运动技巧能力延迟

参考文献

1. Gravholr CH et al: Prenatal and postnatal prevalence of Turner's syndrome: A registry study. BMJ 312:16-21, 1996
2. Saller DN et al: Multiple-marker screening in pregnancies with hydrops and non-hydropic Turner syndrome. Am J Obstet Gynecol 167:1021-4, 1992
3. Phillips HE et al: Intrauterine fetal cystic hygroma: Sonographic detection. AJR 136:799-802, 1981

三 倍 体

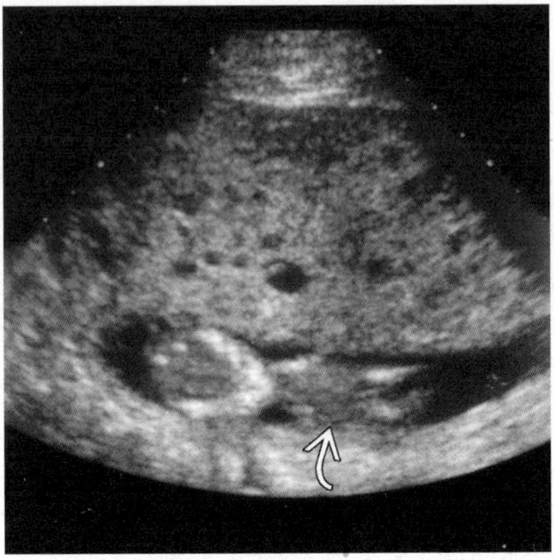

三倍体。一例 14 周妊娠子宫的纵切面，显示明显增大、不均质、囊性外观的胎盘，同时合并羊水过少和挤在后面的一个小胎儿（弯箭头）

要点

- 同义词：部分性水泡样胎块
- 定义：69 条染色体（一套完全额外的单倍体）
    - 额外的一套通常是来自父亲的
- 典型影像学表现：胎儿有**严重的胎儿宫内发育受限（IUGR），异常胎盘和多发畸形**
- 妊娠早期流产的常见染色体异常
- 大部分妊娠在 20 周前流产
- 与母亲年龄不相关

影像学表现

一般特征

- 最佳影像学线索：早期非均称型 IUGR

超声表现

- 妊娠早期颈后部透明带增厚

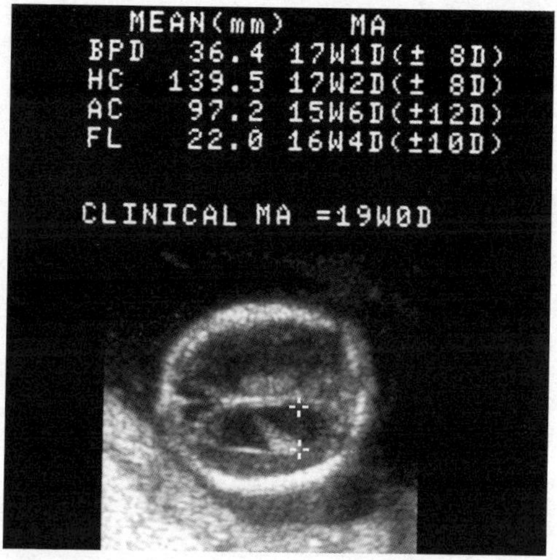

三倍体。胎儿生物指标显示早期非均称型 IUGR，腹部受影响最严重。脑室扩大（光标）和其他畸形可见，羊膜腔穿刺术证实核型为 69XXX

- 严重 IUGR
  - 早期发生
    - 11 周前可以诊断
  - 非均称型
    - 腹部受影响最严重
- 通常**胎盘**异常（有不同的表现）
  - **体积大，水肿，不均质**
    - 多余的一套单倍体染色体来自父亲
  - **体积小，钙化**
    - 多余的一套单倍体染色体来自母亲
- **CNS**
  - **脑室扩大**
  - Dandy-Walker 畸形
  - 胼胝体发育不良
  - 前脑无裂畸形
- 其他相关畸形

  - 脐膨出
    - 内含小肠
  - 囊性水囊瘤
  - 肾盂积水和肾脏发育不良
  - **心脏缺陷**
  - 畸形足
  - **第三和第四指（趾）的并指/（趾）畸形**
  - 小颌骨
- 羊水过少时常发生
- 有时可见卵巢黄体囊肿

影像学建议

- 发现异常外观的胎盘应高度怀疑
- 阴道超声以辨清胎儿解剖结构
  - 在妊娠早期行短期随访干预（7～10 天）
  - 早期发现 IUGR 和畸形

鉴别诊断

葡萄胎并存胎儿

- 活胎有一独立的正常外观的胎盘
- 胎儿应有正常的解剖和发育

由胎盘水肿退化导致的胎儿死亡

- 不伴有滋养层增生的水肿性改变
- 可大体表现相同，必须病理学家作出诊断
- 人类促绒毛膜激素（hCG）水平低

胎盘的假性胎块

- 胎盘间质发育不良导致绒毛水肿
- 在先兆子痫和正常胎儿中经常见到
- 可能发现合并胎盘肥大和 Beckwith-Wiedeman 综合征

18 三体，13 三体

- 许多胎儿超声发现可相同
- 胎盘一般正常
- IUGR 不容易早期发现

Neu-Laxova 综合征

- 早期 IUGR
- 鱼鳞癣
- 严重小头畸形

病理

概述

- 遗传学
  - 散发
- 病因及发病机制
  - 双雄授精：额外的一套染色体来自父亲（70%～90%）
    - 2 个精子授精最常见（双精入卵）
    - 二倍体精子授精
  - 双卵受精：额外的一套染色体来自母亲
    - 二倍体卵子
- 流行病学
  - 占受孕中的 1%～2%
  - 30%在妊娠早期流产

临床要点

临床表现

- 妊娠早期可见畸形和 IUGR
- 实验室的异常根据额外染色体的来源而不同
  - 来自父亲：hCG 和甲胎蛋白（AFP）升高
  - 来自母亲：hCG、AFP 和雌三醇降低

自然病程

- 大部分妊娠在 20 周前自然流产

治疗

- 绒毛膜绒毛取样或羊膜腔穿刺术进行染色体核型分析
- 建议终止妊娠

预后

- 致死

参考文献

1. Genest DR Partial hydatidiform mole: Clinicopathological features, differential diagnosis, ploidy and molecular studies, and gold standards for diagnosis. Int J Gynecol Pathol 20:315-22, 2001
2. Jauniaux E et al: Partial mole and triploidy: Screening patients with first-trimester spontaneous abortion. Obstet Gynecol 88:616-9, 1996
3. Jauniaux E et al: Prenatal diagnosis of triploidy during the second trimester of pregnancy. Obstet Gynecol 88:983-9, 1996

综合征

Meckel-Gruber 综合征

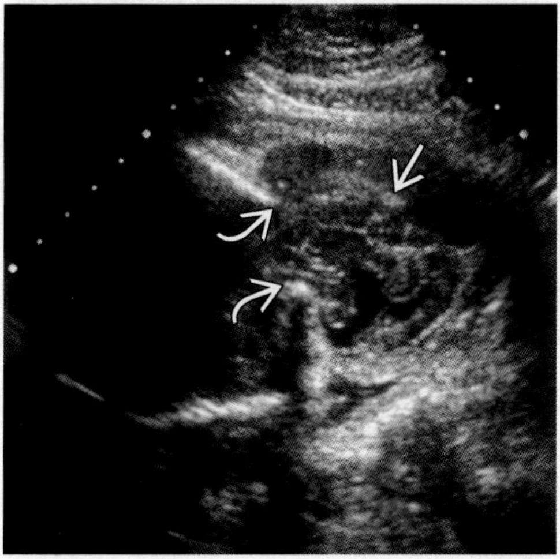

Meckel-Gruber 综合征。胎儿颅骨的超声图像显示有一大部分颅骨缺如（弯箭头）的脑膨出，形成脑组织疝（箭头）

要点

- 同义词：脑功能障碍的内脏囊性变
- 定义：**常染色体隐性**疾病，特征有
  - 脑膨出 60％～80％
  - 肾脏囊性发育不良 100％
  - 多指（趾）畸形
- 典型影像学表现：胎儿有增大的有回声肾脏、脑膨出和多指（趾）畸形
- 广泛的表型变异
- 在妊娠 11～14 周能够作出确定诊断
- **致命的**畸形

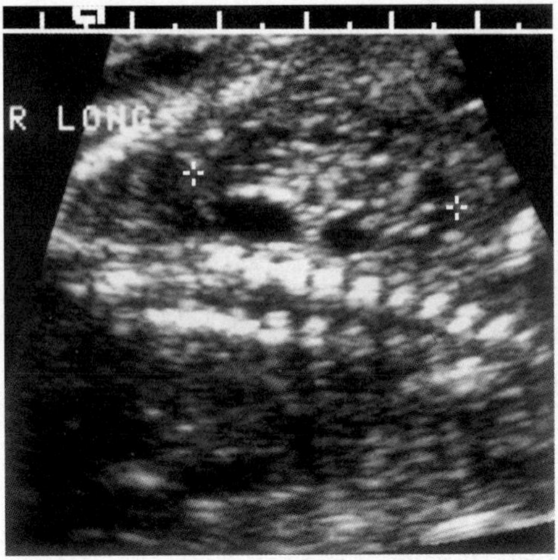

Meckel-Gruber 综合征。同一胎儿的右肾图像显示肾脏囊性发育不良（光标），增大，有数个不连续肉眼可见的囊（左肾图像类似）。肾脏显影困难是由于继发的羊水过少

影像学表现

一般特征

- 最佳影像学线索：胎儿核型正常，有**上述 3 个中至少 2 个**典型特征

超声表现

- CNS
    - 脑膨出
        - 大小不一
        - 枕骨的
    - 小头畸形常见
    - Dandy-Walker 畸形
    - 胼胝体发育不良
    - 脑室扩大
- 肾脏
    - **肾脏囊性发育不良是最一致的表现**

  - 体积增大
  - 从显微镜下可见的囊到肉眼可见的囊大小不等
  - 膀胱可能小或缺如
  - **妊娠中期羊水过少**
- 肢体
  - **多指（趾）畸形**
    - 如果羊水过少，可能发现困难
    - 多余的指（趾）可能小或成角
  - 畸形足常见
  - 四肢短小
- 面部畸形
  - 唇/腭裂
  - 小颌骨
  - 小眼球
  - 耳畸形
- 心脏
  - 间隔缺损
  - 缩窄
- 其他畸形
  - **肝脏纤维化**
    - 尸检时普遍可见
    - 宫内难以诊断
    - 寻找肝脏肥大和肝内血运不良
  - 隐睾
  - 外生殖器发育不良

影像学建议

- 寻找相关发现
- 在羊水过少限制显像时，MRI 有帮助

鉴别诊断

13 三体综合征

- 肾脏通常较小

- 前脑无裂畸形
- 脑膨出有报道但不常见

病理

概述

- 遗传学
  - 常染色体隐性遗传
  - 与染色体 17q 和 11q 相关
- 病因及发病机制：假定的
  - 中胚层分化异常
- 流行病学
  - 每 10 000 例分娩可有 0.1～0.7 例发生
  - 芬兰人群 1：9000
  - 5％合并神经管缺陷

临床要点

临床表现

- 可能有既往病史
- 母亲血清甲胎蛋白水平升高
- 小于胎龄儿继发于羊水过少

自然病程

- 羊水过少导致肺发育不良
- 大部分死产或生后几小时内死亡

治疗

- 染色体核型除外 13 三体综合征
- 建议终止妊娠
- 由经验丰富的病理学家/产科专家根据客观检查和尸检确定诊断
- 再次妊娠时应遗传咨询

预后

- 致命
- **25％的复发率**

参考文献

1. Sepulveda W et al: Diagnosis of the Meckel-Gruber syndrome at eleven to fourteen weeks gestation. Am J Obstet Gynecol 176:316-9, 1997
2. Nyberg DA et al: Meckel-Gruber syndrome. Importance of prenatal diagnosis. J Ultrasound Med 9:691-6, 1990
3. Salonen R The Meckel syndrome: Clinicopathological findings in 67 patients. Am J Med Genet 18:671-89, 1984

VACTERL 联合征

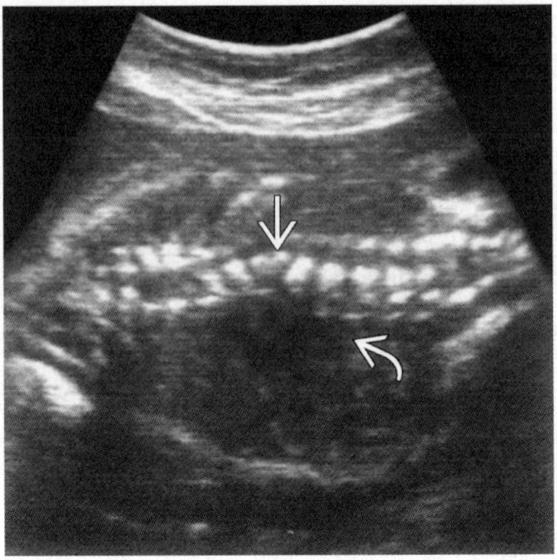

VACTERL 联合征。脊椎的冠状面超声显示脊柱侧凸，继发于融合的椎骨（箭头），同时有多囊发育不良的肾脏（弯箭头），双侧发生可导致无羊水，使显像困难。尸检时发现还合并食道闭锁和室间隔缺损

要点

- 同义词：VATER、VACTER 综合征
- 定义：非随机相关的异常，包括
  - 椎骨异常（Vertebral anomalies） V
  - 肛门闭锁（Anal atresia） A
  - 心脏畸形（Cardiac malformations） C
  - 气管-食管瘘（Tracheo-Esophgeal fistula） T
  - 肾脏异常（Renal anomalies） R
  - 四肢畸形（Limb malformation） L
  - 符合 2 或 3 项发现可否诊断目前尚存在争议
- 典型影像学表现：多发异常包括多个器官系统
- **CNS 的畸形不是**此类相关的一项特征

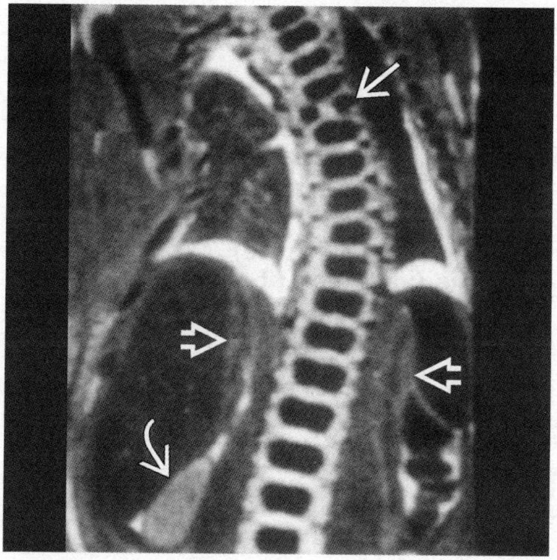

VACTERL 联合征。尸检 T2WI 冠状面显示一蝴蝶状椎骨和脊柱侧凸。肾脏发育不良导致肾上腺出现异常伸长的外观（空箭头）。同时合并肛门闭锁，肾脏窝内可见部分扩张的肠襻（弯箭头）

- VACTERL＋脑积水（VACTERL-H）被认为预后更差

影像学表现

一般特征

- 最佳影像学线索：**肾脏和椎骨**的异常最容易识别

超声表现

- 椎骨异常
  - 半脊椎畸形
    - 脊柱后凸
    - 脊柱侧凸
    - 在冠状面显示最佳
  - 蝴蝶状椎骨
  - 椎体或后面成分的融合（封闭椎骨）
  - 尾椎骨的退化
- 肛门闭锁

    - 正常肛门有回声环
    - 闭锁者不存在回声环
    - 结肠偶尔是扩张的
    - 出生前可能不能识别
- 心脏畸形
- 气管-食管瘘
    - 胃泡缺如或小
    - 在 VACTERL 联合征中最常见的异常
        - 经常难以诊断
- 肾脏异常
    - 发育不良的多囊肾
    - 肾盂积水
    - 发育不全
- 四肢畸形
    - **桡骨畸形常见**
    - 手异常
        - 多指畸形
        - 并指畸形
- 羊水量变异
    - 由于食道闭锁，大部分经常发生羊水过多
    - 由于双侧的肾脏异常引起羊水过少
- 其他相关畸形
    - 胎儿宫内发育受限（IUGR）
    - 单脐动脉
    - 唇/腭裂
    - 肋骨异常

影像学建议

- 如果发现了联合征中任一项缺陷，寻找其他异常
- 进行仔细胎儿超声心动图检查

鉴别诊断

18 三体综合征，13 三体综合征

- **CNS 畸形常见**

- 许多与 VACTERL 重叠的特征
- 所有的胎儿应行染色体核型分析

有重叠发现的综合征

- Holt-Oram（心脏-手掌综合征）
- 血小板减少症，桡骨缺如（TAR）
- Roberts 综合征（假反应停综合征）
- Jarcho-Levin 综合征（椎骨、肋骨异常）

病理

概述

- 遗传学
  - 散发
  - 与染色体病不相关，但共有许多特征
  - **VACTERL-H**
    - 一种类型
    - **X-连锁和常染色体隐性遗传**
    - **预后差**
    - **严重发育受限**
- 病因及发病机制
  - 异常的中胚层发育（机制不明）
  - 危险因素：母亲糖尿病
- 流行病学
  - 产前人群 1∶10 000

临床要点

临床表现

- 在常规扫描中发现多发畸形

治疗

- 染色体核型分析除外三体畸形
- 建议终止妊娠
  - 鼓励尸检以明确诊断
- 如果妊娠继续，应在三级医疗机构分娩

预后

- 根据类型和异常的数目不同
  - 28%的新生儿死亡率
- 如果不是 VACTERL-H，智力通常正常

参考文献

1. Miller OF et al: Prenatal diagnosis of VACTERL association. J Urol 166:2389-91, 2001
2. Tongsong T et al: Prenatal sonographic diagnosis of VATER association. J Clin Ultrasound 27:378-84, 1999
3. Froster UG et al: VACTERL with hydrocephalus and branchial arch defects: Prenatal, clinical, and autopsy findings in two brothers. Am J Med Genet 62:169-72, 1996

其他

羊 水 过 多

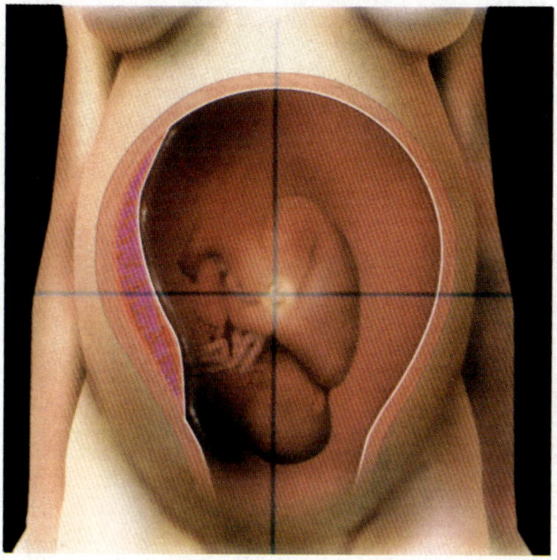

羊水过多。过量的羊水包围着胎儿，使子宫膨胀。子宫被分为 4 个象限，每个象限羊水最大平面的数值来确定羊水指数

要点

- 同义词：羊水多
- 定义：过量的羊水
- 典型影像学表现：胎儿被多量的羊水包围（AF）
- 羊水过多常见（所有妊娠中的 1%～4%）
- **2/3 的病例是特发的**、轻度的（排除诊断）
- 1/3 的病例与**胎儿异常或母亲患糖尿病有关**
- 胎儿异常的可能性随羊水过多程度增加而增加
- 可能是胎儿水肿或双胎间输血综合征的早期征象
- 严重时可引起早产

影像学表现

一般特征

- 最佳影像学线索

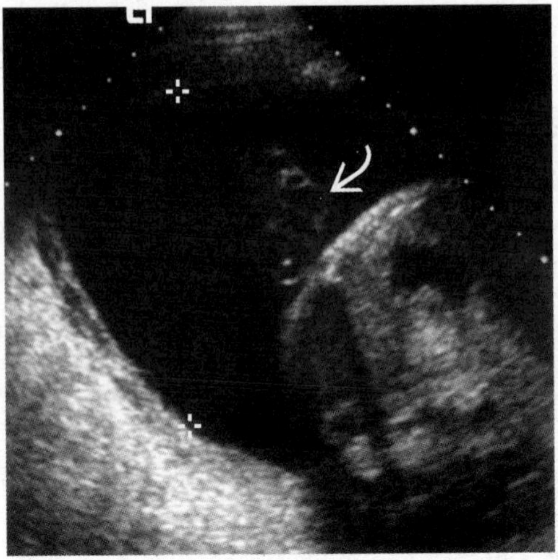

羊水过多。测量羊水最大垂直液池（光标）。注意脐带（弯箭头）不包括在测量范围内。这是一例轻度的特发性羊水过多

  - 妊娠中期：AF 相对胎儿，比率大于 1∶1
  - 妊娠后期：在子宫壁和胎儿之间，可见 AF 明显增加

超声表现

- 有经验的超声医生能够准确地检测增加的 AF
- AF 的**半定量测量法**可确定诊断
- 最大垂直液池（MVP）测量法
  - 除外胎儿部分和脐带的 AF 的最大液池
  - 在垂直面上测量（前-后测量）
  - 用**彩色多普勒**以避免测量脐带
  - 如果＞8cm，则羊水过多（正常 2～8cm）
- **羊水指数（AFI）测量**
  - 子宫分为四个平均象限
  - 每个象限 MVP 的总值＝AFI
  - **如果 AFI＞20cm，则羊水过多**
- 液池两直径（TDP）测量
  - 最大液池的垂直方向和水平方向的测量值相乘

- 如果 TDP>50cm²，则羊水过多（正常是 15～50cm²）
- 1/3 的病例有一项相关发现
  - **巨大胎儿**（有或无糖尿病）
  - 任何原因的水肿
  - **胎儿胃肠道的异常**
    - 闭锁：食管、十二指肠、空肠/回肠
    - 腹壁缺陷：腹裂畸形，脐膨出
    - 膈疝
  - **胎儿中枢神经系统（CNS）异常**
    - 任一 CNS 原因引起的吞咽障碍
    - 神经管缺陷：无脑畸形，脑膨出，脊柱裂
    - 脑积水，小脑畸形，Dandy-Walker 综合征
  - 胎儿心血管系统异常
    - 心律失常，先天性畸形，心脏肿瘤
  - 胎儿呼吸系统异常
    - 胸部肿块，支气管闭锁，胸水
  - 胎儿肌肉骨骼系统异常：可能与胎儿皮肤为 AF 通道相关
    - 骨骼发育不良
    - 任何胎儿运动的功能缺损
  - 双胎间输血综合征

影像学建议

- 仔细寻找胎儿异常和监测胎儿生长
- 双胎间输血综合征时寻找固定胎儿
- 特发性羊水过多是一个排除诊断

鉴别诊断

正常 AF

- AF 可能短暂增加，但随访正常

病理

概述

- 病因及发病机制

- ○ AF 量的调节反映的是生成和吸收的平衡
- ○ 主要 AF 的生成
  - ▪ **胎儿肾脏**：近足月时，**800～1200ml/d**
  - ▪ 胎儿肺：近足月时，170ml/d
- ○ 主要 AF 的吸收
  - ▪ 胎儿吞咽/肠道：近足月时，500～1000ml/d
  - ▪ 胎儿肺：近足月时，170ml/d
- ○ 其他主要 AF 的传输通道
  - ▪ 胎盘、胎膜、胎儿皮肤和脐带
- ○ 胎儿解剖、胎儿运动、胎儿大小或其他传输通道的异常能影响 AF 的平衡

临床要点

临床表现

- 在常规产科检查时可发现：特发的
  - ○ 常见的
  - ○ 需进行随访检查，但遗传学的羊膜腔穿刺不必要
- 母亲患糖尿病

自然病程

- 严重的羊水过多与早产、胎膜早破和胎盘早剥相关联
- 可能是轻度和慢性的，或出现急性增加

治疗

- 在可疑胎儿异常或羊水过多合并胎儿宫内发育受限时应行染色体核型分析
- 治疗性羊膜腔穿刺术
- 消炎痛
  - ○ 快速胎盘通路
  - ○ 减少胎儿泌尿道和肺液体的出量
  - ○ 1 周内羊水量减少
  - ○ 有效率＞90％
  - ○ 副作用：潜在的动脉导管的收缩

预后

- 依赖于羊水过多的原因

- 特发性预后良好

参考文献

1. Mcgann EF et al: The amniotic fluid index, single deepest pocket, and two diameter pocket in normal human pregnancy. Am J Obstet Gynecol 182:1581-8, 2000
2. Moise KJ: Polyhydramnios. Clin Obstet Gynecol 40: 266-79, 1997
3. Many A, et al: The association between polyhydramnios and preterm delivery. Obstet Gynecol 86:389-91, 1995

羊水过少

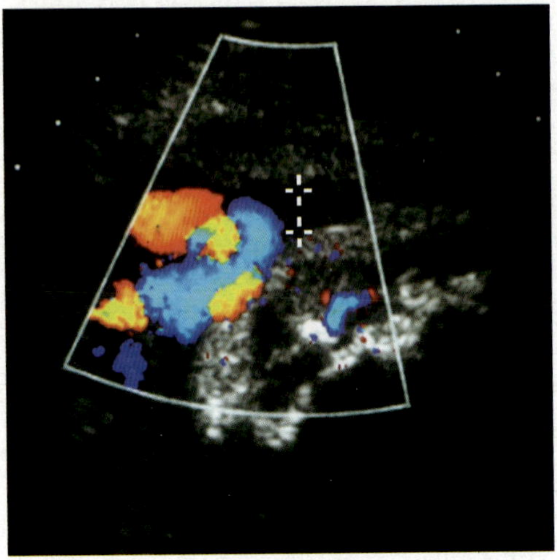

羊水过少。在这例并发胎膜早破的妊娠病例中测量羊水的一个小液池（光标），这是可见羊水的最大液池。同时显示如何应用彩色多普勒以避免测量脐带

要点

- 同义词：无羊水（无可测的羊水）
- 定义：羊水缺乏
- 典型影像学表现：胎儿受挤压和羊水（AF）正常液池的缺乏
- 不像羊水过多，**特发性羊水过少罕见**（＜1%）
- **与胎儿泌尿道的畸形相关**
- 在合并胎儿宫内发育受限（IUGR）时通常可见
- 是生物物理评分试验异常最重要的发现
- 可能是胎儿缺氧的早期提示
- 严重慢性羊水过少与不好预后相关，归咎于肺的发育不良
- 一过性和晚期的羊水过少结局良好

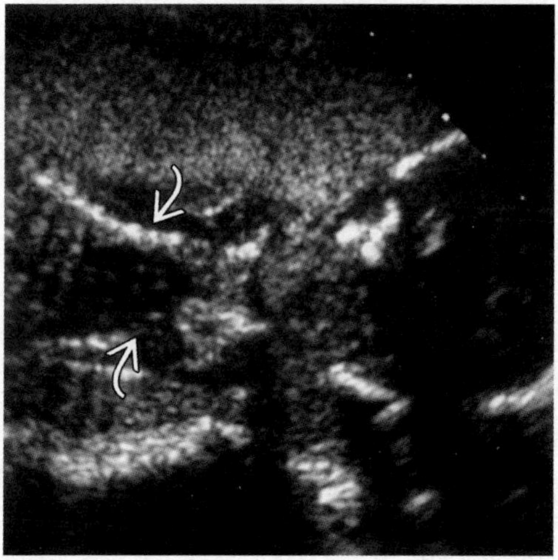

羊水过少。表明羊水的缺乏和子宫压迫胎儿的胸部（箭头）

影像学表现

一般特征

- 最佳影像学线索：当严重时，胎儿看上去受限制，解剖难以辨别

超声表现

- 有经验的超声医生能够主观判断 AF 的减少
- **AF 的半定量测量法**可确定诊断
- 最大垂直液池（MVP）测量法
  - 除外胎儿部分和脐带的 AF 的最大液池
  - 在垂直面的测量（前-后测量）
  - 用彩色多普勒以避免测量脐带
  - 如果＜2cm，则羊水过少（正常 2～8cm）
- **羊水指数（AFI）**测量
  - 子宫分为四个平均象限
  - 每个象限 MVP 的总值＝AFI
  - **如果 AFI ＜5cm，则羊水过少**

- 液池两直径（TDP）测量
  - 最大液池的垂直方向和水平方向的测量值相乘
  - 如果 TDP＜15cm²，则羊水过少（正常是 15～50cm²）
- 生物物理评分的羊水测量
  - 2 分＝在两个垂直平面羊水液池＞2cm
  - **0 分＝无 2cm×2cm 羊水液池**
- 羊水过少的相关异常（所有病例中的 20%）
  - 泌尿道的异常最常见（60%）
    - **肾脏发育不全**，膀胱流出道梗阻，双侧多囊性肾发育不良，常染色体隐性多囊肾疾病
    - 肾动脉的彩色多普勒有助于排除肾脏发育不全
    - **在妊娠早期可能出现羊水**
  - 10%出现多发异常
  - 受限制的胎儿有发生**四肢和面部畸形**的危险
    - 畸形足，Potter 面容
- IUGR（所有病例中的 20%～40%）
  - 估计胎儿体重＜第 10 百分位
  - 脐带的彩色多普勒波形可能显示阻力增加
- **过期妊娠**
  - 妊娠周数＞42 周
- **胎膜早破（PROM）**
  - 在早期（＜25 周）和持续时间长时（＞14 天）预后差

影像学建议

- 仔细寻找胎儿异常和 IUGR
- 可能需要经阴道超声（TVUS）
  - TVUS 胎膜早破（PROM）时禁用
- 在做胎儿 MRI 时，行羊膜腔注入较适宜，可更好地显示解剖结构
- **对于临界的病例应定期随访（1～2 次/周）**

鉴别诊断

正常 AF

- 羊水过少可能是轻度的和一过性的

- 可能与母亲的脱水状态有关，并可以改善

病理

概述

- 病因及发病机制
    - AF 量的调节反映的是生成和吸收的平衡
    - 主要 AF 的生成
        - **胎儿肾脏：**近足月时，**800～1200ml/d**
        - 胎儿肺：近足月时，170ml/d
    - 主要 AF 的吸收
        - 胎儿吞咽/肠道：近足月时，500～1000ml/d
        - 胎儿肺：近足月时，170ml/d
    - 其他主要 AF 的传输通道
        - 胎盘、胎膜、胎儿皮肤和脐带
    - 胎儿解剖、胎儿运动、胎儿大小或其他传输通道的异常能影响 AF 的平衡

临床要点

临床表现

- 在常规产科检查时可发现
- 与胎儿泌尿生殖系统畸形相关
- PROM 或过期妊娠
- 与双胎间输血综合征相关

治疗

- 母亲的水化
    - 如果因为胎儿异常或胎膜早破则没有作用
- 如果因为胎盘功能减退，应卧床休息
- 在分娩过程中，可行羊膜腔注入术
    - 降低脐带受压的风险

预后

- 依赖于羊水过少的原因和发生时期
    - **小于 25 周生存率为 10%**

- 在妊娠晚期发生的单发的羊水过少结局良好
- 如果双侧肾脏畸形的原因，预后差
- 妊娠中期的羊水过少与肺脏的发育不良相关
- 如果羊水过少的持续时间>14 天，预后更差

参考文献

1. Mcgann EF et al: The amniotic fluid index, single deepest pocket, and two diameter pocket in normal human pregnancy. Am J Obstet Gynecol 182:1581-8, 2000
2. Shipp TD et al: Outcome of singleton pregnancies with severe oligohydramnios in the second and third trimester. Ultrasound Obstet Gynecol 7:108-13, 1996
3. Shenker L et al: Significance of oligohydramnios complicating pregnancy. Am J Obstet Gynecol 164:1597-1600, 1991

胎儿水肿

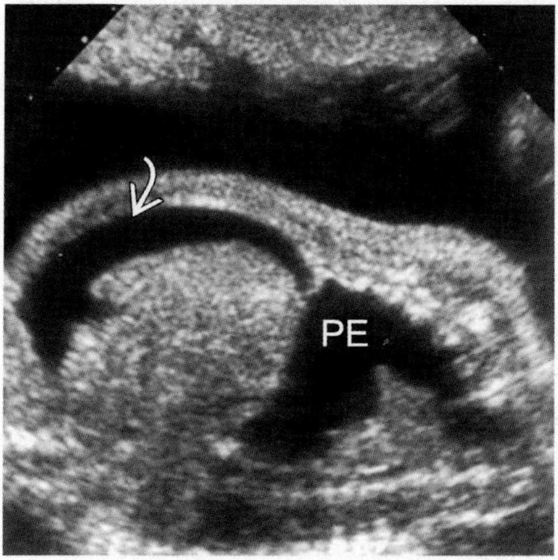

胎儿水肿。在这例非免疫性水肿胎儿胎体的矢状面显示胸水（PE）和腹水（箭头）。注意羊水过多和轻度皮肤水肿的存在

要点

- 同义词：水肿胎儿
- 定义：胎儿总体液的过量
- 典型影像学表现：腹水和胸水＋全身性水肿＋羊水过多＋胎盘肥大
- 2类主要类别
  - **免疫性：**由母亲的抗胎儿红细胞引起的胎儿贫血（通常来自母亲 **Rh 的致敏作用**）
  - **非免疫性：**胎儿液体的不平衡，原因由畸形、感染、染色体异常（最常见）引起
- 母亲血液化验可确定是免疫性还是非免疫性原因
- 20％的病例是特发的
- **40％也有可发现的结构异常**
- 如果不治疗预后差

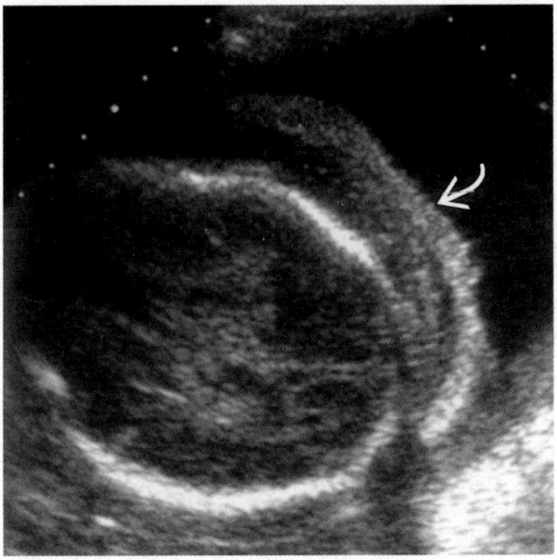

胎儿水肿。在这个全身性水肿的胎儿颅骨的横断面显示头皮水肿（箭头）

- **免疫性和非免疫性原因在超声中特征相似**

影像学表现

一般特征

- 最佳影像学线索：**液体积聚在两个体腔或一个体腔以及全身性水肿**（皮肤/皮下水肿）

超声表现

- 两部分区域液体积聚需要诊断
- 体腔浆液渗出
    - **腹水**：在免疫性水肿时经常是最早的发现
    - **胸水**：双侧的
    - 心包积液：在心脏畸形时早期发现
- 皮肤和皮下的增厚
    - 头皮水肿是最明显的部位
- 因胎盘水肿引起的**胎盘肥大**
    - 厚度＞4cm 是异常的
    - 表现不一

- **羊水过多**
  - 可以是早期单一的征象
  - 在免疫性水肿中更常见
- 羊水过少
  - 晚期发现的病例预后差
- **大脑中动脉（MCA）多普勒**
  - **在水肿发生以前，就可以识别多数贫血的胎儿**
  - 在零角度时测量收缩期的峰值
  - 与妊娠周数比较，>中位值的1.5倍是异常的
  - 当怀疑贫血时，通常被采用（Rh同种免疫病人）
- 与非免疫性水肿相关的异常
  - **心脏异常**（30%）
    - 快速型心律失常：可治疗
    - 结构异常，收缩力弱
    - 心脏肿瘤或肿瘤影响心脏
  - 染色体异常和胎儿综合征的标志（16%）
    - Turner综合征、三倍体、Noonan综合征、肌强直性营养障碍、13三体、18三体、21三体的标志
    - **Turner综合征：**囊性水囊瘤＋水肿
  - 胸部异常（6%）
    - 先天性囊腺瘤样畸形，膈疝，肺隔离症，肿瘤
    - 肿瘤作用于心脏，阻塞静脉回流
  - 感染（微小病毒B19最常见）
    - 钙化：心包，脑部，肝脏，腹膜
  - 胎盘绒毛膜血管瘤
    - 羊水过多较水肿更常见

影像学建议

- 仔细寻找非免疫性水肿的原因
- 胎儿心脏的M型超声除外快速型心律失常

鉴别诊断

单发的腹水

- 来自泌尿道的梗阻或胃肠道穿孔更可能

- 可能是水肿最早的征象，要进行随访

单发的心包积液

- ＜2mm 被认为正常的
- 当异常时，可能与心脏畸形相关

单发的单侧胸水

- 乳糜胸最可能

骨骼发育不良合并皮肤冗长

- 多余的皮肤不应该与水肿混淆

病理

概述

- 病因及发病机制
  - 免疫性水肿
    - 胎儿贫血→↑心脏输出量＋髓外红细胞生成（绝大部分在肝脏）
    - 加重的贫血导致高输出性心力衰竭＋门静脉高压→水肿
    - 20％～25％未经治疗的 Rh 致敏患者发展为水肿
  - 非免疫性水肿：来自各种原因
    - 感染引起的贫血（如免疫性发病机制）
    - 由于原先的心脏畸形或肿瘤影响引起的心衰
    - 淋巴管阻塞（Turner 综合征）

临床要点

临床表现

- Rh 致敏患者或暴露于微小病毒的患者
- 大于胎龄儿（羊水过多）

治疗

- 免疫性水肿
  - 先去除致敏因素：人免疫球蛋白制剂
  - 一旦致敏：监测 MCA，用**宫内输血**治疗贫血（脐带穿刺术）
- 非免疫性水肿

  - 如果可能，先治疗病因
  - **药物治疗快速型心律失常**
- 感染引起的贫血需宫内输血治疗

预后

- 宫内输血治疗免疫性水肿可达75％的生存率
- 如果水肿＋胎儿异常（除外快速型心律失常），几乎100％的致死率

参考文献

1. Isakaros J et al: Outcome of nonimmune hydrops fetalis diagnosed during the first half of pregnancy. Obstet Gynecol 3:321-5, 1997
2. Copel JA et al: Alloimmune disorders and pregnancy. Semin Perinatol 15:251-6, 1991
3. Mahony BS et al: Severe nonimmune hydrops fetalis: sonographic evaluation. Radiology 151:757-61, 1984

感　染

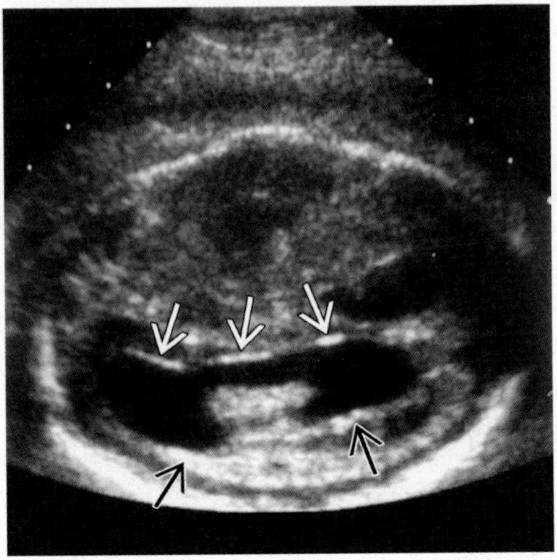

CMV 感染。轴面图显示侧脑室扩大和侧脑室壁回声（箭头），经新生儿头颅 CT 证实为钙化。头部是小头畸形，测量值比预期的小大约 4 周

要点

- 定义：胎儿的经胎盘感染
- 典型影像学表现：多发的不同的表现，可能包括脑室扩大、钙化（颅内，肝脏）、水肿和胎儿宫内发育受限（IUGR）
- **一个正常外观的胎儿不能排除感染**
    - 诊断需要母亲病史、血清学和直接的胎儿检测

影像学表现

一般特征

- 最佳影像学线索：发现**颅内和肝内的钙化**，应高度怀疑感染
    - 钙化经常**不伴声影**

超声表现

- CNS：脑部是最容易受影响的区域
    - **脑室扩大，小头畸形**，白内障形成，脉络膜视网膜炎

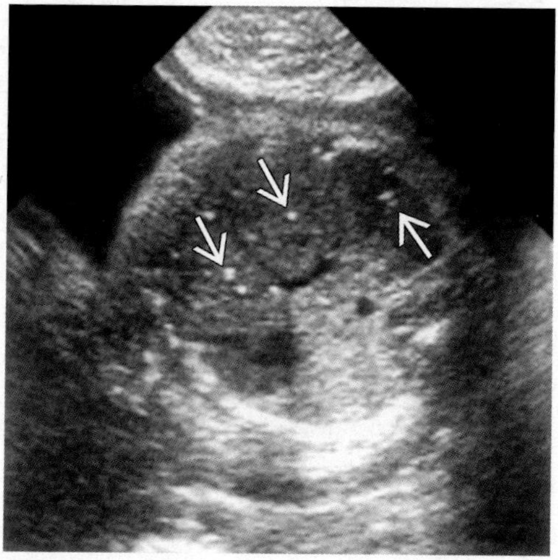

弓形体感染。肝脏图像显示多发的、小的、无声影的光点散布全肝（箭头）

- 肝脾大
- IUGR 和有严重疾病的水肿
- 羊水过多（合并水肿时更常见）和羊水过少（合并 IUGR 时更常见）均可发生

影像学建议

- 对所有病例严密随访，发现包括 IUGR 和水肿在内的合并症

鉴别诊断

巨细胞病毒

- 成人感染经常是无症状的或类单核细胞增多症症状
- 主要宿主是 2 岁以下的儿童
- **宫内感染最常见**
    - 占所有妊娠的 0.5%～2%
- **在妊娠期原发感染，胎儿的危险更大**
- 原发感染，**胎儿感染率 30%～40%**
    - **其中 10%将有症状**
        - 30%～60%在 2 年内死亡

    - 80%～90%的存活者有神经系统后遗症
  - 90%的感染胎儿在宫内无症状
    - 5%～15%在儿童时期有神经系统后遗症
- 在母亲的再发感染中，胎儿感染率<2%
- **钙化常见**
  - **脑室周围**和皮质的
    - **侧脑室回声**通常无声影
  - 肝脏和脾脏（同时肝脾大）
- CNS：脑室扩大，小头畸形
- **肠管强回声**

微小病毒 B19（五号病）

- 在成人出现斑丘疹
- >50%的女性有免疫力
- 在感染的女性中 20%～30%可能影响胎儿
- 微小病毒攻击红细胞的前体→贫血
- 可出现**腹水**
- **水肿是贫血的继发反应**
  - 10%～20%的胎儿或新生儿有死亡的危险
  - **输血治疗**
- 在严重病例中出现钙化（颅内和肝脏）

弓形体病（鼠弓形体属）

- 猫是明确的宿主：芽胞排入粪便
- 人类感染自污染的土壤、水、未烹制的肉
- 15%～40%的胎儿感染率
  - 在妊娠后三个月感染率较高，但不严重
- **颅内钙化**
  - **散在的，**回声无声影
- **肝脏钙化**和肝脾大

水痘

- 水痘原发感染
- 潜伏的病毒在背侧神经节根部→带状疱疹
- >90%的女性有免疫力

- 对胎儿的传播率低
- 病毒影响神经组织→**挛缩**，四肢发育不良
- 钙化（肝脏、心脏、肾脏），皮肤病变

单纯疱疹（2型）

- 大部分感染来自阴道分娩
- 宫内感染罕见
- 肠管强回声，脑室扩大

梅毒（苍白螺旋体）

- 感染的风险与螺旋体的数量相关
- 肝脾大，扩张的肠管，长骨弯曲
- 严重病例出现水肿
- 50％自然流产或围生期死亡

HIV

- 20％经胎盘感染
- 特征性**颅面异常**：侧面隆起，眼距过宽，短鼻，平鼻梁
- IUGR，严重病例胎死宫内
- 羊膜腔穿刺术和**其他介入性操作是禁忌的**
  - 增加了胎儿暴露的风险

风疹

- 在美国罕见
- **心脏缺陷**，小头畸形，IUGR

病理

概述

- 病因及发病机制
  - 早期暴露增加胎儿感染的风险
  - 感染的因子有直接的细胞毒性作用

临床要点

治疗

- **采集完整的母亲病史**
- 母亲血清学检查

- 羊水培养
- 脐带穿刺术进行血清学检查和红细胞压积检测
- 聚合酶链反应（PCR）
  - 使 DNA 序列增幅，快速诊断
- 电子显微镜

预后

- 根据感染的病原体和时期不同，通常是严重的
- 大部分有长远期的后遗症，包括听力、视力和神经的异常

参考文献

1. von Kaisenberg CS et al: Fetal Parvovirus B19 infection. Ultrasound Obstet Gynecol 18:280-8, 2001
2. Fowler KB et al: The outcome of congenital cytomegalovirus infection in relation to maternal antibody status. N Engl J Med 326:663-7, 1992
3. Drose JA et al: Infection in utero: US findings in 19 cases. Radiology 178:369-74, 1991

对称型 IUGR

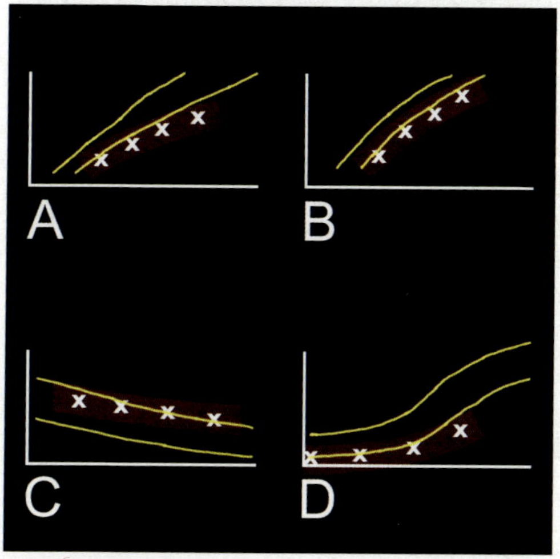

对称型 IUGR。图表显示对多参数均小的胎儿进行生物统计。胎儿发育欠佳，是最不好的类型。（A：AC，B：HC，C：HC/AC 比率，D：EFW）

要点

- 同义词：宫内发育受限（IUGR），宫内发育迟缓，小于胎龄儿（SGA）
- 定义：估计胎儿体重（EFW）＜同胎龄（GA）的头部和腹部生物学统计值的 10 个百分位数
- 典型影像学表现：对称型小胎儿，经常与畸形相关
- **在作出此诊断时明确胎龄是很重要的**
- 新生儿出生体重是影响新生儿死亡率的单一最重要因素
- IUGR 影响一生的发病率和死亡率
- 区分为对称型/不对称型是有一些重叠的
  - 不对称型 IUGR
    - 胎盘因素
    - 腹围最受影响
    - 在妊娠中三个月晚期到后三个月发生

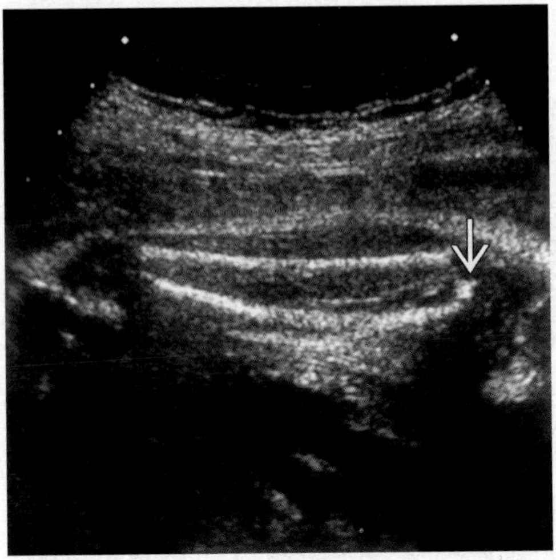

对称型 IUGR。此患者无产前保健，在妊娠后三个月出现。根据 LMP 推断 GA 为 37.5 周，根据超声标准为 33.1 周。其近端胫骨成骨中心（箭头）是明显可见的，确定此胎儿孕周至少为 35 周

    - 与不良的围产儿结局相关
    - 加强检测和多普勒的应用可以改善结局
  - 对称型 IUGR
    - 胎儿因素
    - 所有参数均发育受限
    - 更早发生，甚至在妊娠前三个月
    - 一般预后欠佳
    - 结局不可能好转

影像学表现

一般特征

- 最佳影像学线索：测量数值小于同孕龄值，所有的生物统计的参数均受同等影响

超声表现

- 如果感染或非整倍体，可以是正常的，也可以是多发畸形

- 肠管强回声：16%与 IUGR 相关
- MR 表现
  - 在评价畸形时可能应用
  - 有助于确定感染造成的颅内破坏程度
    - 影响分娩方式
    - 如果脑部已经损伤，对胎儿窘迫是否行剖宫产尚不明确

影像学建议

- 准确的孕周测定是必需的
  - 妊娠前三个月：+/−0.7 周
    - 头臀长（CRL）
  - 妊娠中三个月：+/−1.5 周
    - 双顶径（BPD）
    - 头围和腹围（HC，AC）
    - 股骨长（FL）
  - 妊娠后三个月：+/−3～4 周
    - BPD，HC，AC，FL
    - 远端股骨骨骺≥32 周
    - 近端胫骨骨骺≥35 周
  - 早期扫描测量最准确：晚期扫描测量决不能用于推断孕周
- 羊水的评估
  - IUGR+羊水过多=不良组合
    - 18 三体的高风险
- 仔细寻找畸形：与非整倍体高相关
- 寻找宫内感染的征象
  - 脑室扩大
  - 水肿
  - 钙化
    - 颅内：巨细胞病毒（CMV），弓形体
    - 肝脏：CMV，弓形体，单纯疱疹

鉴别诊断

孕周不准确

- 月经史

- 哺乳
- 节育
- 周期不规律

- 与正常的生物学指标相差大约 4 周
- 测定解剖结构正常
- 在随访检查中，区间阶段生长发育正常

胎儿小但正常

- 根据定义，10％妊娠将会发生胎儿过小
- 体格上：观察父母亲
- 区间生长发育正常
    - 胎儿停留在 SGA 但呈现出正常生长
    - 病理性的 SGA：区间生长发育差
- 既往分娩史：胎儿小但正常

病理

概述

- 遗传学
    - 18 三体综合征，13 三体综合征，10 三体综合征
        - IUGR 不是 21 三体的主要特征
    - 三倍体
- 病因及发病机制
    - 综合征/染色体病
    - 宫内感染
    - AIDS
        - 垂直传播
        - 特征性颅面异常：侧面隆起，眼距过宽，短鼻，平鼻梁
- 流行病学
    - 根据定义，IUGR 占妊娠的 10％
    - 占死产中的 20％

临床要点

临床表现

- 主要表现为胎儿的问题
  - 较非对称型出现更早，经常在妊娠中三个月的早期

治疗与预后

- 如果结构畸形：染色体核型分析，感染检测，建议终止妊娠：鼓励尸检，以获得确定诊断
- 如果已知妊娠为不良预后，例如 18 三体综合征，在分娩过程中不监测胎儿：胎儿不是干预的指征
- 如果妊娠进展中无明确诊断，应行充分的复苏术，一直至原因和预后明确
- 预后差

参考文献

1. Resnick R: Intrauterine growth restriction. Obstet Gynecol 99:490-6, 2002
2. Bromley B et al: Is fetal hyperechoic bowel on second-trimester sonogram an indication for amniocentesis? Obstet Gynecol 83:647-51, 1994
3. Barkin SZ et al: Sever polyhydramnios: incidence of anomalies. AJR 148:155-9, 1987

不对称型 IUGR

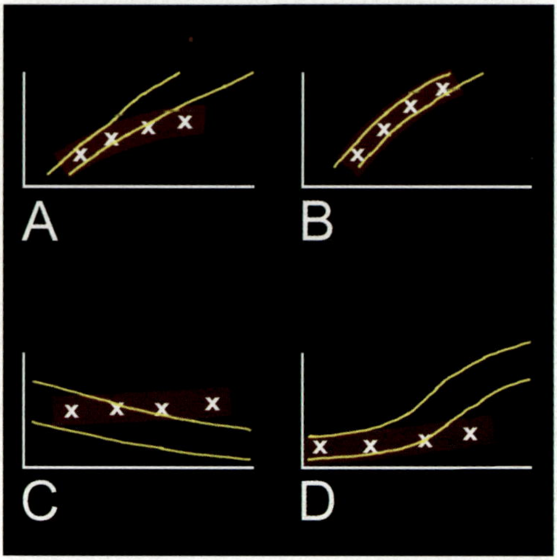

不对称型 IUGR。生物统计学图表显示 EFW＜第 10 百分位数（D），同时大部分标明的腹围生长延迟（A）。HC/AC（C）比值可预测头部生长（B）的异常

要点

- 同义词：小于胎龄儿（SGA），宫内发育迟缓
- 定义
  - 估计胎儿体重（EFW）＜同胎龄的第 10 百分位数
  - **不对称型**：腹围＜其他的生物统计学参数
- 典型影像学表现：测量值小于预期值，羊水量少
- 胎盘功能不全为最常见原因
- **多普勒研究对 IUGR 虽不具有诊断性，但有助于指导处理**
- 需要对胎儿胎盘的血流动力学的理解
  - 异常的胎盘形成→增加了胎盘血管阻力（PVR）
  - 异常的 PVR→脐动脉（UA）波形的高阻抗
    - S/D 比值
    - 收缩峰值血流速度（PSV）/舒张末期血流速度（EDV）

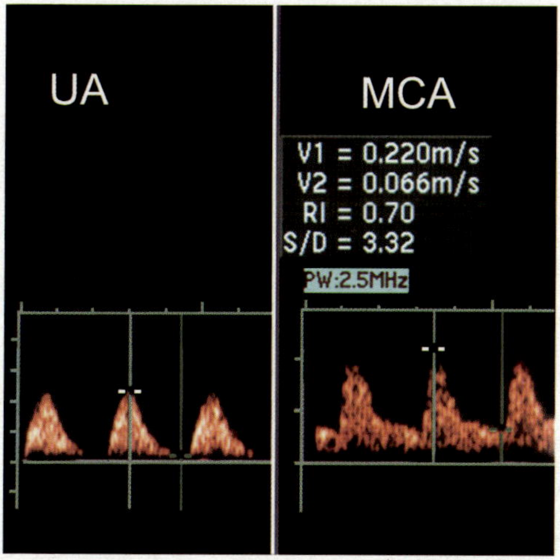

不对称型 IUGR。脐动脉（UA）和大脑主动脉（MCA）的多普勒描记。UA 显示 AEDF，MCA 多普勒显示 S/D 比值 3.3 的低阻抗血流。在 AEDF 中 S/D 比值不能测量，UA 的 S/D 比值通常较 MCA 的 S/D 比值小

- 胎儿动脉血流的重分布："脑保护效应"
  - 血流分流至颅内，周围血管收缩
  - 肾脏灌注降低→羊水过少
  - 大脑中动脉血流更充分→低阻抗
  - S/D 比值
- 增加的 PVR→增加 RV 的后负荷→增加 RV 舒张末期压力（EDP）
- RV EDP→"影响"右心房
  - 静脉导管（DV）异常的血流
- 异常的 DV 血流→
  - 对下腔静脉施加压力（IVC）→反流
- 脐静脉（UV）→搏动的
  - 首先是腹腔内的，然后是游离的脐带襻

影像学表现

一般特征

- 最佳影像学线索：胎儿的 HC/AC 率异常和羊水过少

超声表现

- 异常的生物统计学参数
- 羊水过少
- 多普勒改变

影像学建议

- 监测羊水量：羊水指数
- 监测生长发育：最小间隔期为 3 周
- UA 多普勒
    - S/D 比值："拇指原则"，在妊娠后期 S/D 比值<3
    - 舒张末期血流消失（AEDF）
    - 舒张末期血流反流（REDF）
- **MCA** S/D 比值：在妊娠任何时期均应>UA S/D 比值
- **DV**：心房收缩时无血流或反流→预后差
- **UV** 搏动的血流→对胎盘高阻抗的代偿作用使胎儿循环受损
- 胎儿 IVC：有异常逆行血流
- 母亲子宫动脉（Ut A）
    - SGA 胎儿的 UA 多普勒正常
    - Ut A 和 MCA 的异常→86%有行急诊剖宫产的可能
        - 当 RI>0.5 或双侧有压迹时，Ut A 异常
        - 当 PI 相对于均值<2.1 SDs 时，MCA 异常
        - 此组中考虑在肺成熟时分娩
- **生物物理评分（BPP）**：胎儿对不良环境的反应
- BPP 证明急性缺氧（更提示严重性）
    - 胎儿的呼吸
    - 胎儿的活动
    - 胎儿的张力
- 羊水：减少→慢性缺氧
- 无应激试验（NST）：评价胎儿反应的第 5 参数

鉴别诊断

胎盘功能不全的原因

- 原发的
- 母亲的因素
  - 高血压
  - 胶原性血管疾病
  - 糖尿病
  - 吸毒/酒精/吸烟
  - 营养不良

病理

概述

- 胎盘激素因子的数目异常
  - 血管内皮生长因子等
- 在妊娠前期螺旋动脉的重构异常
  - 胎盘正常的血管低张力不能进一步发育
- 胎盘转送氨基酸、其他代谢基质的能力减低
- 严重病例甚至糖转运受损害
- 流行病学
  - 根据定义发病率为 10%
    - 3%“正常”妊娠
    - 有既往史或母亲因素的妊娠可达 25%

临床要点

临床表现

- 妊娠中三个月晚期和后三个月早期

治疗

- 积极监测
- **妊娠中三个月处理困难**
  - 有显著的早产危险
  - 有显著的胎死宫内危险

  - 无单一参数可以确定分娩的时机
- 妊娠后三个月出现异常多普勒表现、羊水、BPP→分娩

预后

- **不良围产儿结局**
  - 合并 IUGR 增加 4 倍
  - 如果 IUGR＋异常多普勒则再增加 4～8 倍
- 50％的远期发病率，尤其是神经智力发育方面
- “胎儿来源”假说
  - IUGR 婴儿：当成人时，可增加高血压、糖尿病、中风的危险

参考文献

1. Severi FM et al: Uterine and fetal cerebral Doppler predict the outcome of third trimester small for gestational age fetuses with normal umbilical artery Doppler. Ultrasound Obstet Gynecol 19:225-8, 2002
2. Galan HL et al: Intrauterine growth restriction (IUGR): Biometric and Doppler assessment. Prenat Diagn 22:331-7, 2002
3. Hofstaetter C et al: Venous Doppler velocimetry in the surveillance of severely compromised fetuses. Ultrasound Obstet Gynecol 20:233-9, 2002

巨 大 儿

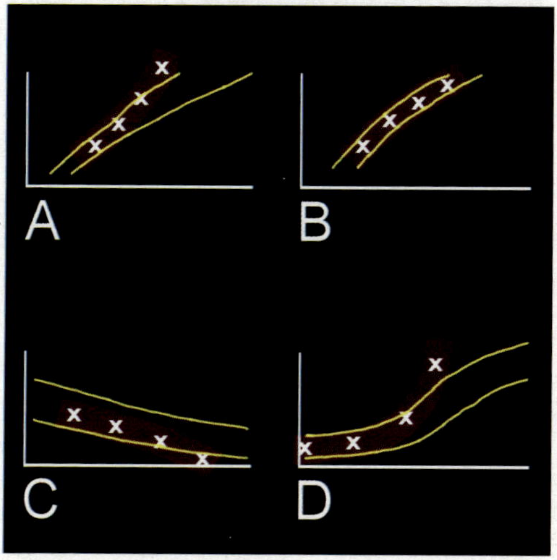

巨大儿。合并妊娠期糖尿病患者的胎儿生长测量。(A) 腹围>第 90 百分位数。(B) 头围生长保持正常。(C) 低的头/躯干比反映出腹部大。(D) 估计胎儿体重>第 90 百分位数提示有巨大胎儿的风险

要点

- 定义：**估计胎儿体重>第 90 百分位数**，出生体重>4500g
- 典型影像学表现：胎儿较预期的要大，尤其是躯干部
- 经常与羊水过多相关联
- 超声测量可预测胎儿有患巨大儿的危险
- 腹围测量与胎儿体重相关性最好
- **与糖尿病相关联**
- 围产儿发病率和死亡率增加
- 出生前预测导致较早分娩和较高的剖宫产率

影像学表现

一般特征

- 最佳影像学线索：比同孕龄胎儿大，腹围大，+/-羊水过多

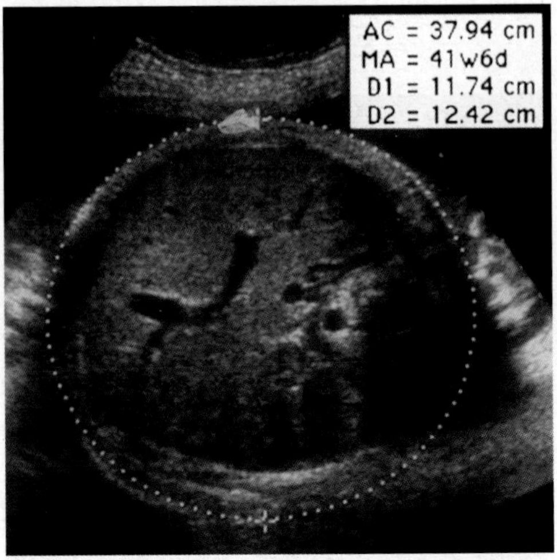

巨大儿。一个 36 周胎儿的腹围。测量的 AC 较根据 LMP 的预期值大 6 周，估计胎儿体重大于第 90 百分位数

超声表现

- 胎儿主观上看起来大，尽管羊水量丰富
- 显示皮下脂肪组织厚
  - 躯干肥胖最常见
  - 常规腹围图像观察最好
- **估计胎儿体重（EFW）＞第 90 百分位数**
  - 标准表用多项生物指标测量法
    - 颅骨的测量：双顶径、头围
    - 腹围
    - 股骨长
    - 增加额外的测量不能提高准确性
  - **AC 常第一位增加**
  - 增加的 EFW 在妊娠后三个月证实
  - 在发生巨大儿时，EFW 的错误率增加
    - 15％（正常时 10％）
- **单一 AC 可预测巨大儿**

- AC < 35cm
  - 出生体重（BW）>4500g 的风险率 < 1%
- AC > 37cm
  - BW >4500g 的风险率是 37%

- 特发性羊水过多（IP）
  - 1/3 胎儿是巨大儿
  - 病因尚不清楚
  - IP 的严重程度与巨大儿的严重程度不相关

影像学建议

- 当 AC 大于预期值时，随访发现可能发生的巨大儿
- **生长发育图表是非常有用的工具**

鉴别诊断

Beckwith-Wiedemann 综合征

- 过度生长开始得更早
- 大头畸形是更显著的特征
- 畸形经常在出生前即诊断
  - 增大的有回声肾脏
  - 巨舌症：舌头突出张开的口
  - 脐膨出
  - 羊水过多

其他与巨大儿相关的罕见综合征

- Werver 综合征
- Soto 综合征
- Marshall-Smith 综合征

病理

概述

- 病因及发病机制
  - 羊水过多和巨大儿：可能的病因学
    - 大胎儿肾脏血流增加
    - 羊水通透经过面积更大（胎儿，胎盘）

临床要点

临床表现

- 临床表现：**宫底高度测量大于预期值**
- 羊水过多
- 在发生巨大儿的高危妊娠人群筛查
  - 妊娠期糖尿病和孕前糖尿病
  - 在妊娠期间体重过度增加
  - 过期妊娠
  - 巨大儿史
  - 母亲肥胖
  - 肩难产史
  - 母亲的出生体重
  - 经产妇
  - 母亲年龄＞35 岁

自然病程

- 90％的巨大儿（＞4500g）无并发症

治疗

- **早期分娩**
  - 与增加的剖宫产率相关
    - 选择性和分娩过程中

预后

- 通常很好
- 并发症与分娩有关
  - **肩难产（病例中的 10％）**
  - 窒息
  - 低血糖（合并糖尿病）
  - 低血钙（合并糖尿病）
- 围产儿死亡率接近 1∶100 000 例分娩

参考文献

1. Gilby JR et al: Fetal abdominal circumference measurements of 35 and 38 cm as predictors of macrosomia. A risk factor for shoulder dystocia. J Reprod Med 45:936-8, 2000
2. Sohaey R et al: Idiopathic polyhydramnios: Association with fetal macrosomia. Radiology 190:393-6, 1994
3. Hadlock FP et al: In utero analysis of fetal growth: A sonographic weight standard. Radiology 181:129-33, 1991

索　　引